薬に頼らずラクになる

やさしいうつの治しかた

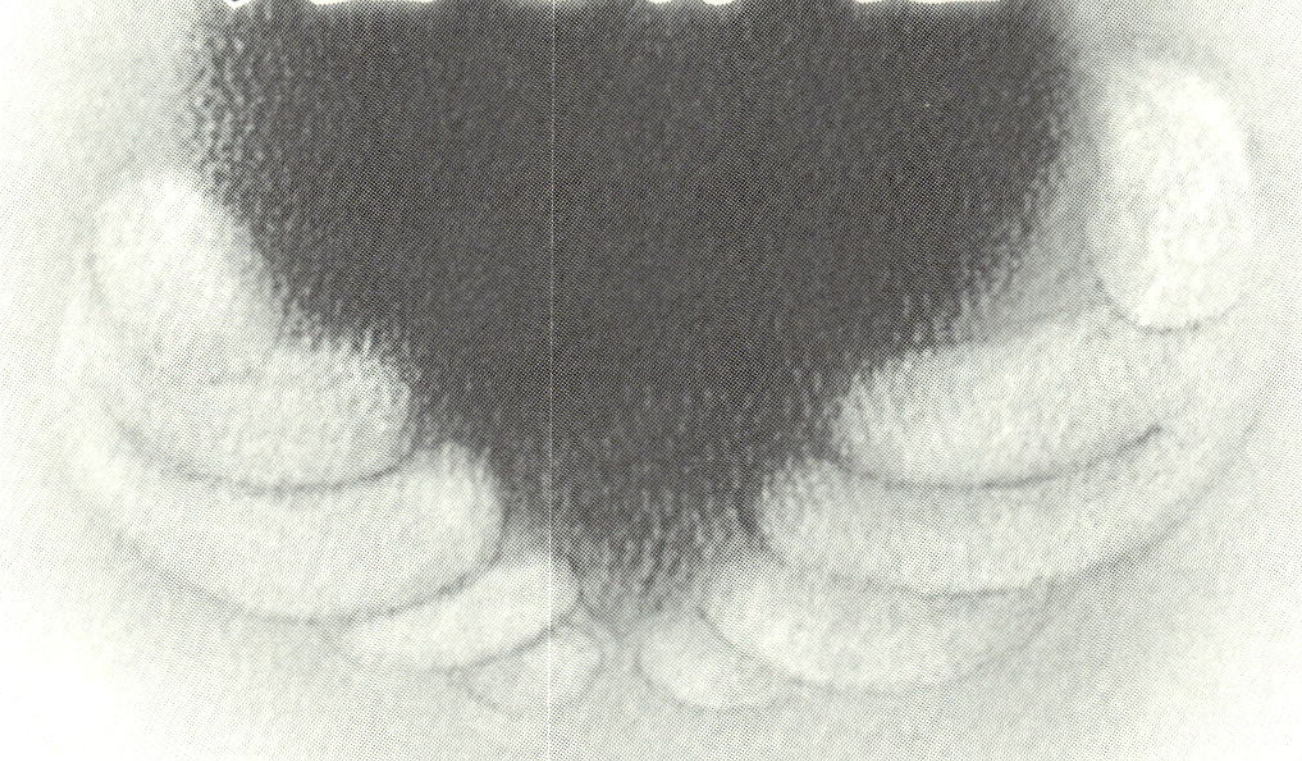

薬に頼らないカウンセラー看護師

弥永　英晃

はじめに

うつでがんばっているあなたへ・悩んでいるあなたへ

あなたは今、次のような状態で困っていませんか？　悩んでいませんか？

・うつと診断されて薬を飲んでいるが、つらい症状をまわりに隠している。
・職場はもちろん、家族や友人にも伝えられず、うつの症状と闘いながら、たった一人きりでがんばって働いている。
・うつと診断されて薬を飲みながら自宅で療養しているが、どのように過ごしていけばよいのかわからず悩んでいる。
・薬を飲み続けていても調子がよくならず、「このままどうなってしまうのだろう」と不安を感じて日々を過ごしている。
・薬に頼らないでうつを克服できる方法を知りたい。
・病院に行ってはいないけれども、ふだんの生活の中で抑うつ気分が続いたり、体調がすぐれないことがあり困っている。

本書はそんなあなたのために書いた本です。**心の教科書・実践書としてすぐに役に立ちます。**

あなたは、薬に頼らないでうつが回復し、最終的にうつを乗り越えられる方法があるとしたら、その方法に興味がありますか？

そして、うつには**「ある秘密」**があるとしたら、あなたはそれを知りたいですか？

もし答えがＹＥＳならば、あなたは本書を読むことで、ご自身のうつや考え方が楽になると思います。

おどろかすつもりはありませんが、日本では、うつの薬を飲んでいる人の約６割が再発してしまう、つまり、うつの人が二人いたら必ず一人は再発してしまうという現実があります。

・副作用に耐えながら抗うつ薬・睡眠薬を飲み続けている。
・仕事を退職せざるをえなくなった。

・家族や友人にも心配をかけてしまっている。
・うつの症状に苦しみつらいけれど、なんとかがんばって働きながら治している。

こんなふうに苦労しながら、やっと症状がおさまったとしても、いつかまたこの苦しみを味わってしまう可能性があるということなんです。

「それでも治さなきゃ……その方法を知りたくてこの本を読んでるんです」

と思った方もいるかもしれませんね。

では、**10人いれば、6人はうつが再発してしまうのに、残りの4人はなぜうつが再発しないのでしょうか。**

うつが再発する6人と何が違うのでしょうか。

本書では、あなたが再発しない4人の中に入るための**「秘密」**を紹介しています。

ですから、もうこれ以上自分を責めたり、苦しめたり、無理をしてがんばらないでください。

うつの経験者だからこそわかること・伝えたいこと

現在、日本にはうつで苦しんでいる人が１００万人以上います。そして、その約８割の人は専門家のカウンセリングを受けたことがないともいわれています。気軽に悩みを相談できる専門家がいないのが現状なのです。

・精神科のお医者さんもカウンセラーの先生も「考え方を変えればいい」というけれど、それができないから悩んでいる。どうしたら考え方を変えることができるのか。
・病院で処方された薬を飲み続けていても改善しないのはなぜか。
・お医者さんに相談したくても5分診療で本音の話もできない。
・症状や気分の変化が激しくて、そのたびに落ち込み、「一生治らないのではないか」と思ってしまう。

このような人が大多数を占めるのではないでしょうか。

私は、うつで苦しんでいる人たちの気持ちにとても共感できます。なぜなら、私もうつを経験した一人だからです。

しかし、今はうつを完全に乗り越え、自身の経験を生かした、「薬に頼らずにうつ・パニック障害を改善するカウンセラー看護師」として活動しています。

ですから、あなたのその心の奥から湧き上がる疑問にも答えることができます。

「もっと早く楽になれたのに……なれるはずなのに……」

「知識さえあったら楽になるのに……」

私は、自分自身の経験や多くの患者さん・クライアントさんと接してきて、ずっと悔しい思いをしてきました。

だから、あなたにはこの本の内容を知ることで楽になってほしいのです。

うつが治らない人には、3つの特徴があります。

- **薬がうつを治してくれると思っている。**
- **うつの回復ステージとその適切な過ごし方を知らない。**
- **適切なセルフケアの方法を知らない。**

これから、この3つの答えを述べていきたいと思います。
心のプロといわれる精神科医・看護師・カウンセラーも教えてくれなかった、**「本当のうつの原因」「うつのときの過ごし方」「うつをどのように乗り越えて薬に頼らずに回復していくのか」**などについてお伝えしていきます。

ほんの少しだけ**「秘密」**の答えをお話ししておきましょう。
実は、うつの原因は人の心の9割を占める潜在意識にあります。本書はその**うつと潜在意識**という新しい切り口から、うつを読み解いていきます。
そして、うつ状態から回復して健康を取り戻す、**33の具体的なセルフワークの方法**を私の体験を交えながら、わかりやすくイラストつきで解説していきます。

もし、うつのつらい症状が出ていて「文字を見るのもつらい」というときは、ご家族や気の許せる恋人・友人にこの本の内容を読んでもらったり、それを録音しておいて気分のよいときに聴かれるのもよいと思います。

今、うつで苦しんでいるすべての人たちに寄り添えるように、精いっぱいの愛情を込めて書かせていただきました。

本書を読み、内容をゆっくり実践して、あなたがうつから解放されて幸せになられることを心から祈っています。

薬に頼らないカウンセラー看護師　弥永英晃

もくじ

第2章 うつの回復ステージとは

第3章 セルフワークに取り組む前に

第4章 うつを克服して健康を取り戻す33のセルフワーク

第5章 うつが再発しない生き方を選択しよう

第1章

あなたのうつがよくならない理由

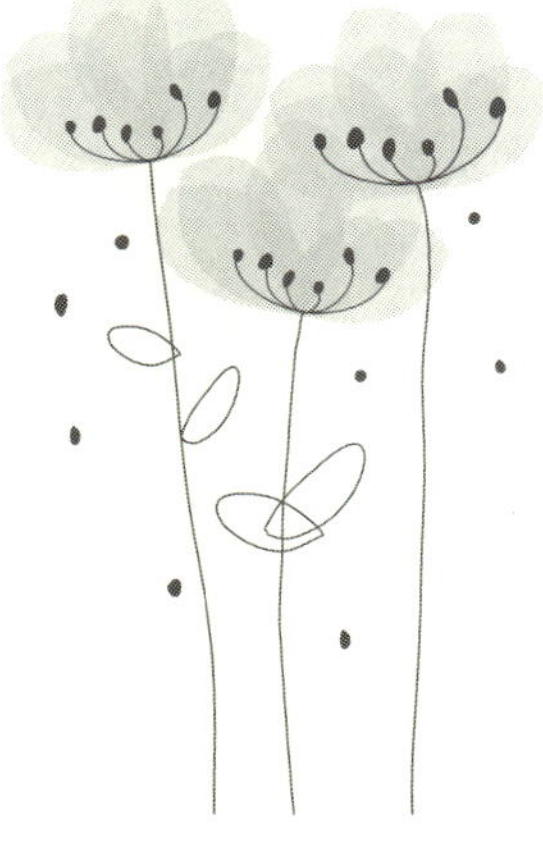

なぜ、うつ患者さんは薬漬けになってしまうのか

「どうも調子が悪い。私、もしかしてうつかも？」

こう思い、最初に行くところが精神科医や心療内科医のいるメンタルクリニックだと思います。そして、通院した多くのうつの患者さんからは、「待合室で何時間も待ったのに……5分診療で薬を出されただけだった。カウンセリングしてもらい、もっと話を聞いてほしかったのに……」という話をよく聞きます。

実は、ここには「保険点数」のからくりがあるんです。保険点数とは、診療報酬点数のことで医療行為の値段です。1点につき10円で計算されます。

心療内科では、初診（初めての診察）は30分以上診療することが保険診療で義務づけられており、保険点数は330点になります（2013年度）。しかし、2回目以降の「再診」の場合は、5分以上〜30分未満の診察でも保険点数は330点。つまり、患者さんの話を5分しか聞かなくても、30分間聞いても、保険点数は330点で取れるお金は同額なのです。ですから、2回目以降の再診は5分間で短く話を切り上げられてしまう現状があるのです。

あなたのかかっている病院は多くの患者さんでいっぱいではないでしょうか。病院は、一人あたりの診察時間を短くして、回転数を多くして、薬をたくさん出すことによって潤います。診察時間を短くして、たくさんの薬を出して点数を取るのです。薬を出せば保険点数が取れるしくみなのだから仕方ありません。このようにして精神科医は患者さんを薬漬けにしてしまうのです。

「精神科医や精神科看護師さんは心の専門家でしょ？　カウンセリングの勉強も心理学の勉強もしてるんですよね？」

あなたはこのように考えているかもしれませんが、医師や看護師は精神医学や精神看護学などの病名診断やその看護については勉強していますが、カウンセリングについてはまったくといっていいほど勉強しません。医大での心理学の単位はわずか1単位、しかもテストで単位を取るための勉強なので、精神科医・精神科看護師になってもカウンセリングは残念ながらできないんです。

精神科医の仕事は病名を診断して、薬を出すこと。看護師は患者さんの看護診断・看護計画を立てて、看護をすること。その中にカウンセリングなんて入っていません。だからはっきりいうと、したくてもできないのです。

メンタルクリニックの治療は根治療法ではない

さらに、医師も看護師も病気の治療や看護については学んでいますが、どうしたら健康になるのか、どうすれば病気を防ぐことができるのかについてはほぼ学んでいません。

西洋医学は、人の身体の一部分に焦点を当て、細かく分けられています。たとえば、消化器内科は胃腸しか診ませんし、眼科は目の疾患しか診ません。精神科は病気の診断さえはっきりしない分野です。

風邪をひいたら、鼻水や熱、のどの痛みなどの症状が出ると思いますが、そのときに、一般的な病院ではどのような処置をするのでしょうか。

実は風邪を治す薬はありません。実際は鼻水には鼻水止めの薬、熱が出たら、熱を下げる解熱剤、痛みには痛み止めが出るだけで、本当に風邪を治しているのは、私たちの身体に備わっている自然治癒力という力によるものです。身体は自然に熱を出して38℃の高熱で風邪のウイルスや病原菌を殺してくれています。

つまり、医師は薬を処方するだけで、風邪を治せないということです。

うつの現代医療もまさに同じ。薬による対症療法が主で、根本治療は行われていません。これが現実です。

私は、うつで病院にかかられた何万人という患者さんの外来から入院、退院までをこの目で見てきました。その中で退院してからも再発する人をたくさん見てきました。

もし本当に薬がうつを治しているのならば、再発はしないですよね？　しかも、下のグラフのように、年々うつになる人は増えています。投薬でうつが治るのであれば、どうして患者さんの数が増えているのでしょうか。

抗うつ薬の売り上げと患者数のグラフ

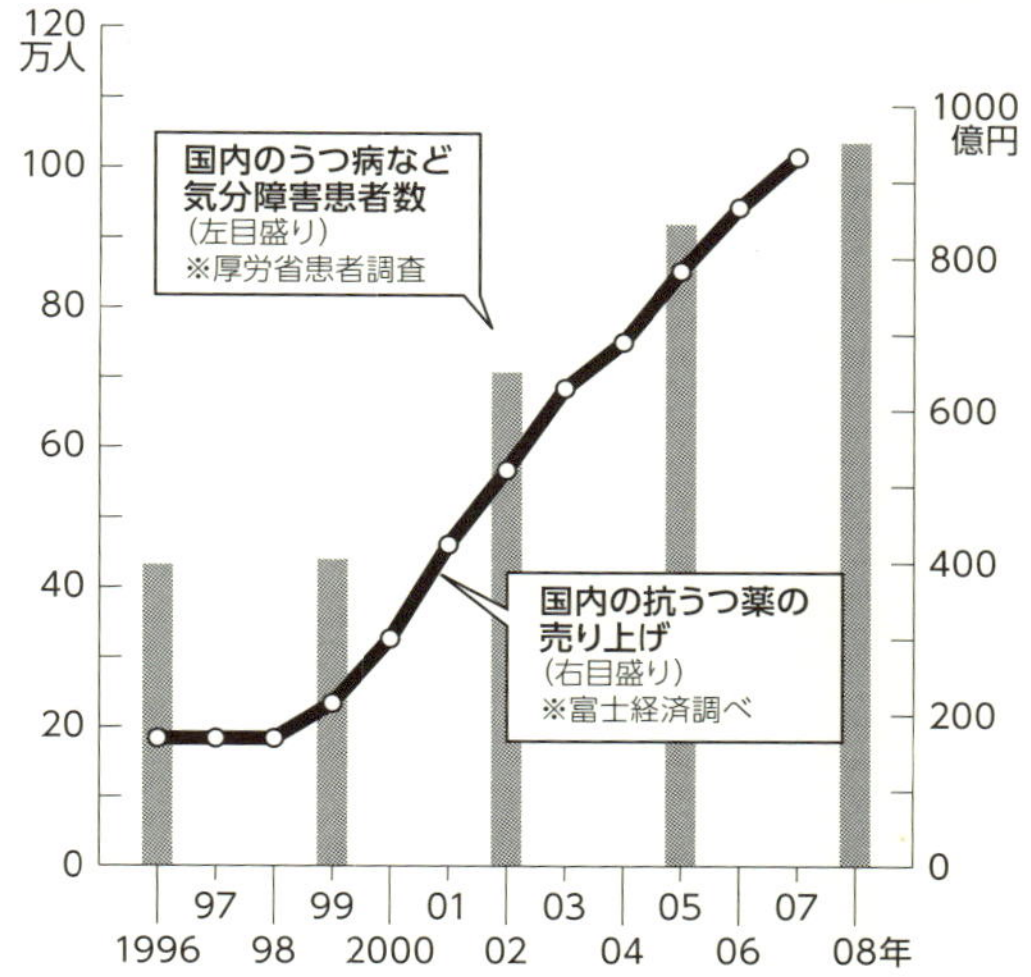

出典：読売新聞（2010年１月６日）

ちなみに、うつ患者に抗うつ剤と偽薬（本物の薬のように見えるが、薬として効く成分は入っていない偽物の薬のこと。プラセボ）を飲ませた場合の効果はほぼ変わらない、むしろ、抗うつ剤は副作用が出るので、偽薬のほうがいいという海外データさえもあります。

だから、私は西洋医学（薬物投与）で治らない人に、心理療法をしているんです。薬ではアプローチできない心に働きかける方法です。

なお、薬を飲むことの怖さについては、コラム（55ページ）にくわしくまとめてありますので、そちらをご覧ください。

うつの本当の原因はあなたにはわからないものだった！

「うつの原因は疲労やストレスだ」

よく一般のうつの本ではこのように書かれているのですが、実はこれだけが原因ではないのです。

「今の職場でいじめやストレスを受けていてうつになったから、この職場がうつになった原因です」という方がいます。しかし、それはひとつのきっかけに過ぎません。

私の場合は、病院の夜勤がストレスになり、パニックの発作が出て、うつへと移行していきましたが、これもひとつのきっかけであり、根本の原因ではありませんでした。

では、何が根本の原因なのか――。

それは潜在意識下に入り込んでしまった幼少期の「トラウマ」なのです。

まずは、トラウマを理解するために必要な「潜在意識」についてお伝えしておきます。

人の心は大きく分けて2つあります。「意識」と「潜在意識（無意識）」です。

人の心に潜在意識があることを発見したのが、「心理学の父」として有名な精神分析医のジークムント・フロイト博士です。

25ページのイラストのような感じで、船から見えているほんのわずかな氷山の上の部分が意識。船から見えていない海面下の大きな隠れた氷山が潜在意識です。人の心はこのような構造になっています。

・意識は私たちが意識できる領域10％
・潜在意識は私たちが意識できない心の領域90％

といわれています。

意識している状態とは、自分でやっていることを実感し理解できている状態です。脳も意識を使っています。意識＝脳の働きという解釈でかまいません。

たとえば、料理をつくることで意識を説明してみますね。

「今日はどんな料理をつくろうかな？」と考えます。さらに、思考・理論・計算・判断を使って、「オムライスをつくろう」「じゃあ、用意するものは……フライパンと、ケチャップ・卵・ご飯……」「どういう手順でつくっていこうかな」と考えます。これらはすべて意識して考えていることです。

ちなみに、薬は脳に作用します。意識＝脳の神経に作用させて治そうとするのが薬物療

人の心のしくみ

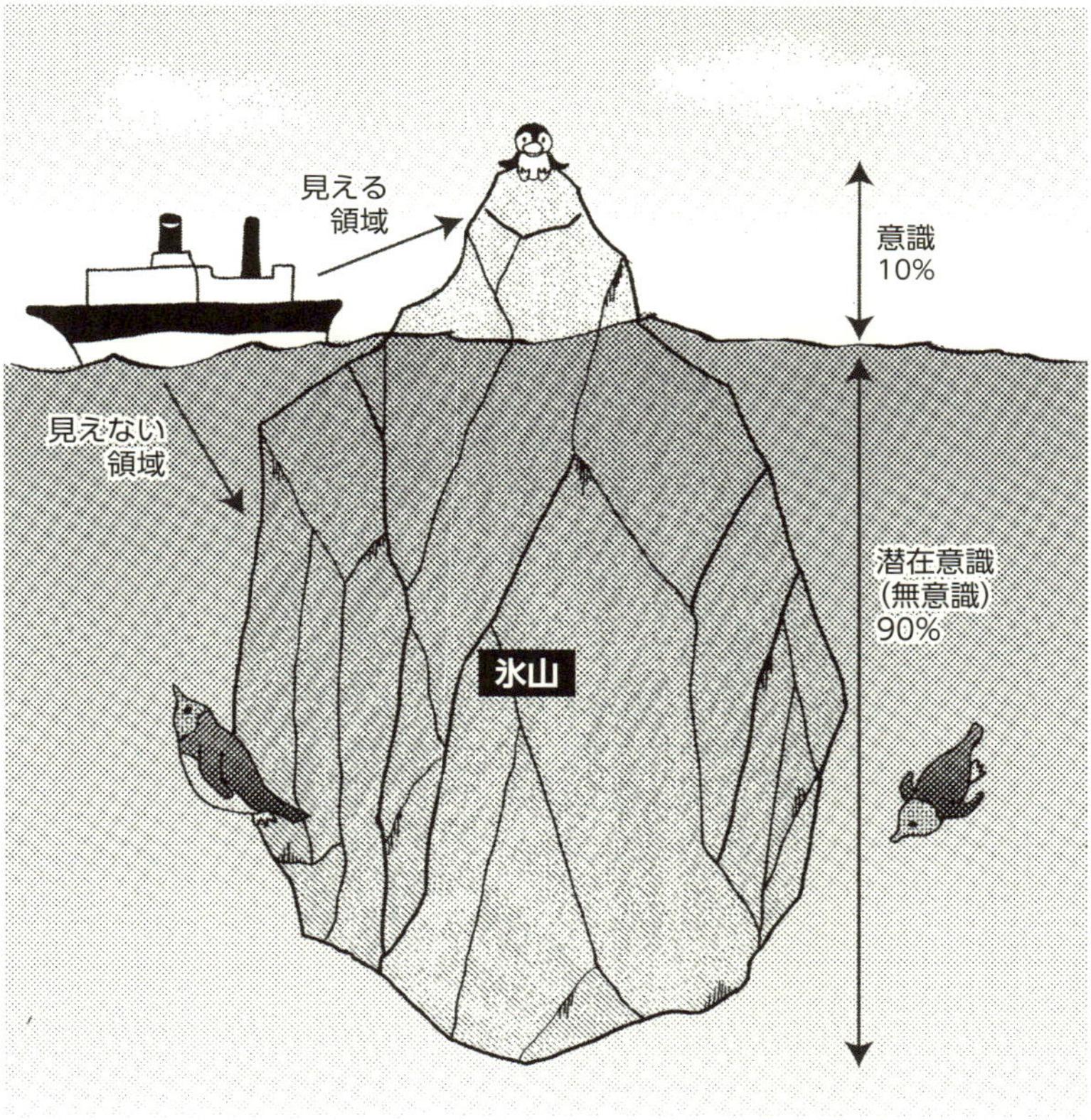

見える
領域
意識
10%
見えない
領域
潜在意識
(無意識)
90%
氷山

法です。

一方、潜在意識は「無意識」と呼ばれるものです。

たとえば、あなたがマイカー通勤をしていたとします。仕事が終わって自宅に戻るとき、気がついたら自宅の駐車場に車を停めていた。このような経験はないでしょうか。

信号は赤だからブレーキを踏んで、ウインカーを出して……などとは「意識」していなかったはずです。このようなときが無意識でしていることになります。

あとはその人の癖というものも無意識のひとつです。人前で話すときに、必ず左手で左のズボンのポケットを触っていたりするなど、本人は特に気づいていなくて、人からいわれて初めて気づくような場合です。

トラウマとは

トラウマの話に戻りましょう。

心理的に大きな打撃を与え、その影響が長く残るような体験のことを「トラウマ」といいます。もっと簡単にいえば、心に傷を残す体験がトラウマ体験です。

トラウマは、潜在意識の奥深くに入り込んで、大人になってもずっと残っています。

たとえば、幼少期に、かわいい犬がいて、頭をなでようとしたら、突然、手を噛まれてしまったとします。そのとき、潜在意識には「犬＝怖い・危険」とインプットされ、ずっと残ります。

大人になっても犬を見ると、怖い、嫌いと思ってしまうのは、無意識（潜在意識）に「犬＝怖い・危険」というデータが残っているからです。どんなに大人しくて噛まない犬だといわれても、触ろうとすると身体が硬直したり、手が震え出したりします。実はこれがトラウマです。

逆にいえば、よい体験は心地のよい快の体験として潜在意識に残ります。うれしい・楽しい・心地いい・気持ちいいなどは快の感情として保存されます。

トラウマは、特に、胎児期から幼少期（0～8歳まで）のときに、強烈に潜在意識に入り込みます。親からの行為や態度・言動などをはじめ、大事故に遭った、虐待を受けていたなど、命の危険・危機を感じる事柄がもっとも深く入り込みやすいのです。

トラウマというのは、人の生命を脅《おびや》かす状況が一番入り込みやすく、ほかにも自分自身を否定される状況、逆に無関心な状況でも入り込みます。そして、**潜在意識の中にはトラウマから派生した「思い込み（信念）」をつくり出します。**

過干渉は、「自分一人では何もできない人間だ」という思い込みをつくります。

自分を否定されるということは、**「自分は無価値だ」**という思い込みをつくります。

無関心は、**「愛される価値のない見捨てられた人間なんだ」**という思い込みをつくります。

ちなみにうつの方は、**「私は存在してはいけない」**という思い込みをもたれている方が多いです。

これらの思い込みは、恐れ・恐怖・痛み・恥・否定・無関心・言葉の暴力・無価値といったトラウマに結びついています。

また、トラウマは、その人の気質や性格・人格にも影響を及ぼしていきます。

私が出会った、うつで苦しんでいる方は、おどろくことにすべての方が幼少期に何かしらのトラウマ体験をして性格が変化した、あるいは、そこまではいかなくても、心の中で深く傷ついた経験をされていました。

幼少期の体験がうつをつくる

ここで私のトラウマをお話ししましょう。

私はよく「先生は物静かで温厚そうですね」といわれます。はい、外見のとおり私の性格は温厚で内向的です。読書が大好きで、書店や図書館なら何時間でも飽きずにいることができます。

でも、幼少期はそんな大人しい子どもではなかったんです。どこにでもいる田舎のわんぱく少年でした。

そんな私が変わっていったのは、父親・母親が関係しています。

父は、典型的な昔の九州男児で、「家のことは女がすべてやるもの。男は外に出て働いてお金を稼げばいい」という考えで、学歴志向が強く、プライドが非常に高い人でした。「勉強でもスポーツでもなんでも一番になれ！　他人に負けるな！　競争に勝て！　そうすれば自分が大人になって幸せになれる！」ということを私にことあるごとにいっていました。だからテストの点が悪いと怒鳴る、叩くは当たり前でした。

幼少期のころの父はとにかく怖い存在でした。理不尽なことで八つ当たりされる。頭に血が上ると見境もなしに叩く。頭に当たったら死ぬような大きな岩を投げられ本気で逃げ回ったこともあります。生命の危険を感じることも何度かありました。

父がそのような性格だったので、母ともよく衝突していていました。車中でけんかが始まり、母は衝動的に走行中の車のドアを開け、飛び降りようとしたこともありました。私は何度もそういう危機的な夫婦げんかを見て育ってきたのです。

幼少期の子どもにとって親は絶対的な存在です。その父親からお前はダメな子どもだとレッテルを貼られ、怖い思いをしたことにより、「生きていくことは怖い」と刷り込まれていきました。そして自分の存在価値がとても低くなっていきました。

このことが当時の私の心に深く刻まれて、小学校に上がるまでは自分の意見もきちんといえて、活発に友だちと遊んでいた少年が、「自分はテストでいい点数を取れないからダメな人間なんだ。価値がないんだ。そんな自分はダメなんだ。愛してもらう価値がない人間なんだ。できないと叩かれるんだ」と思うようになりました。

その刷り込まれた恐怖体験が私の性格を180度変えたのです。明るかった自分が180度変わり、なるべく目立たないでなんでも平均点を目指して、叩かれないように大人しい人間にならなければ生きていけないと私の心が思い、そのような内向的な人間に変わってしまったんです。

心に深い傷を負ったわけですね。これが私のトラウマです。もちろん、当時は、「この体験がトラウマになっている」なんてわかりませんでした。

今では父も年をとったせいか温厚になりました。当時は仕事のストレスを私にぶつけていたのだと、今は理解できます。また、優秀な子どもに育ってほしいという思いからあのような行為をしたのであって、それは当時の父なりの精いっぱいの愛情表現であったということも理解できます。しかし、何もわからなかったあのころの私は、(父の本意は)理解できませんでしたから、心がボロボロになったのです。

後に聞いた話ですが、父も実の母親（私にとっての祖母）から、「人に負けてはいけない。一番になれ」と競争させられるように育てられたそうです。

このことを知った私は、**「世代間でトラウマは連鎖しているのだ」**ということを感じました。そして、それは罪であるということも。なぜなら、**条件つきの愛が子どもに何かを達成しないと愛されないという不安を与え、それがトラウマになってしまったからです。**

うつの原因はずっと潜在意識の中に隠れている

トラウマは人の五感（見る・聞く・身体で感じる・嗅ぐ・味わう）から情報を取り込んで、パソコンのファイルのように、ハードディスクドライブ（潜在意識）に保存されてしまいます。

たとえば、私の例では父親から怒られ、叩かれるという体験は、

・怒られる➡耳から聞いて潜在意識に入り込む
・叩かれる➡身体で感じた痛みとして潜在意識に入り込む

わけです。

どのように保存されるかというと、34ページの図を見てください。

A（父親にテストの点数を見せる）↓B（大声で叱られる）↓C（叩かれる）

この一連の体験を何度か繰り返すと、

A（父親にテストの点数を見せる）＝B（大声で叱られる）＝C（叩かれる）

へと変化します。

そして、最終的に「恐れ・恐怖」と結びついて1つのトラウマファイルがつくられ、潜在意識にデータとして保存されていきます。

0～8歳まではこの手順で潜在意識に保存されます。

しかし、9歳以降になると、意識と潜在意識を分けている心の膜ができて、

こうしてトラウマファイルはつくられる

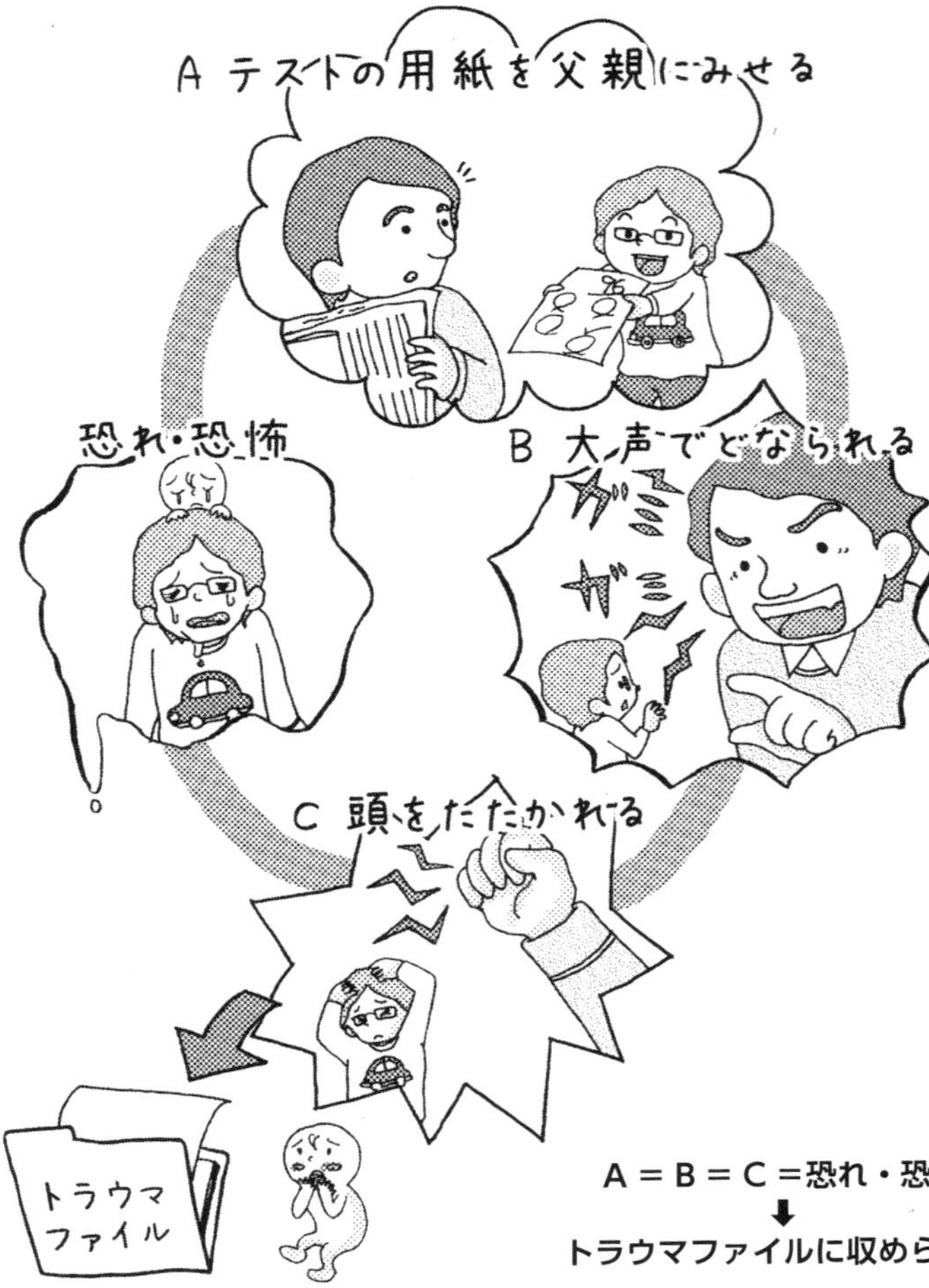

A テストの用紙を父親にみせる
B 大声でどなられる
ガミ
ガミ
C 頭をたたかれる
恐れ・恐怖
トラウマ
ファイル

A＝B＝C＝恐れ・恐怖
⬇
トラウマファイルに収められる

A（父親にテストの点数を見せる）
B（大声で叱られる）
C（叩かれる）
と別々にファイリングされていきます。

心の膜とは、専門用語で「クリティカル・ファクター」といい、別名、「心の門番」ともいわれています。これは人が生きていくうえでなくてはならないものです。心の膜がないと、24時間常に、潜在意識に体験（見たこと・聞いたこと・感じたこと）が植えつけられてしまいますので、心を守るために人は心の膜という防御壁をまとうのです。

もう少しわかりやすく説明しましょう。
0〜8歳までの心は、豆腐と同じなんです。
36ページのイラストのように、見たこと・聞いたこと・感じたことのすべてを心はゆるゆるの豆腐のように潜在意識に取り込んでしまうんです。イラストでは見たこと・聞いたこと・感じたことを石のような物体で表していますが、これが後のトラウマになるものです。

0～8歳までの潜在意識は豆腐と同じ

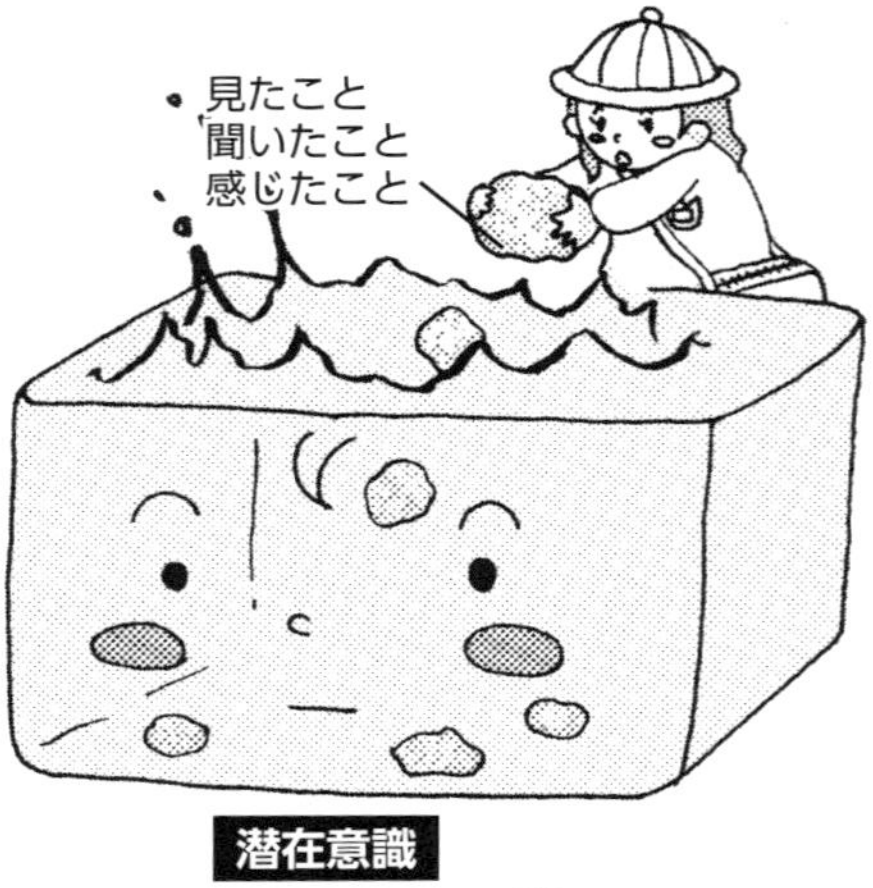
見たこと
聞いたこと
感じたこと
潜在意識

0～8歳
すべてを吸収する

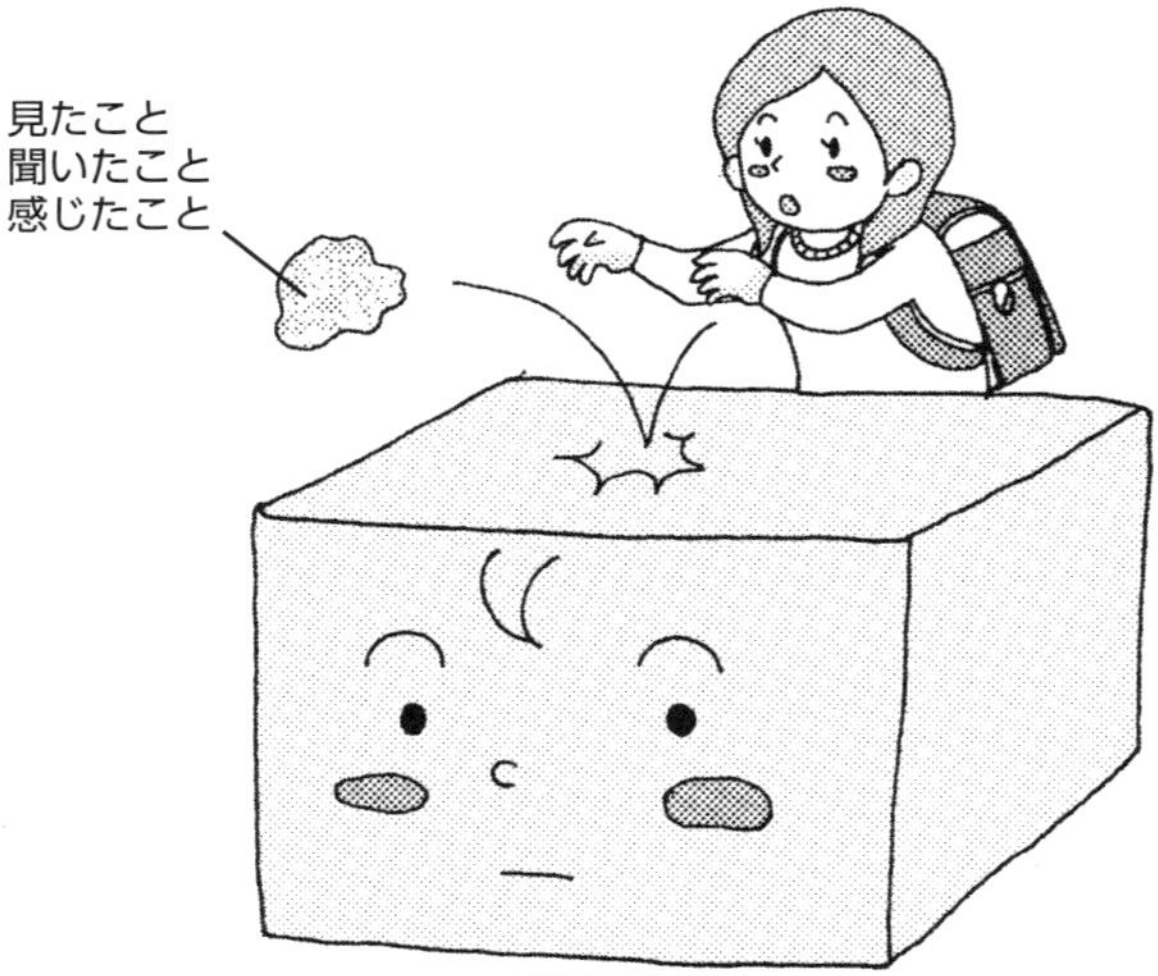
見たこと
聞いたこと
感じたこと
潜在意識

9歳以降
はね返す

それが9歳ごろになると、豆腐の表面がコンクリートで固められたようになる（心に膜ができる）ので、見たこと・聞いたこと・感じたことが豆腐の中（潜在意識）に入っていけなくなります。

9歳以降のトラウマは、潜在意識ではなく、表面意識＝脳の海馬を通して短期記憶・長期記憶に保存されます。

トラウマがあるかチェックしてみよう

心に傷をつけた、見たこと・聞いたこと・感じたことは、0～8歳までのものです。

これが後にうつ発症の原因になります。

「私にはトラウマになるような体験がない」と思った方は、38ページの項目をチェックしてみてください。

①～⑩は幼少期（0～8歳）の体験からトラウマがあるかどうかを確認し、⑪～⑰はあなたが生まれる前、出産時の体験から確認するものです。

トラウマチェックシート

幼児期（0～8歳）の体験チェック

①	父親から理由もなくいつも怒鳴られていた	□
②	母親からいつも勉強しなさいといわれていた。勉強ができないと叩かれたりした	□
③	友だちからいじめられていた。叩かれていた	□
④	学校の先生にみんなの前で立たされて、強く叱られた。あるいは叩かれた。恥をかかされた	□
⑤	いつも大人の顔色をうかがって行動や発言を変える子どもだった	□
⑥	とにかく自信がなかった	□
⑦	家族がいつもけんかしていた	□
⑧	子どもの反応に無関心な家庭だった	□
⑨	虐待されていた。または大きな事故に遭った・大きな病気をした	□
⑩	親に何から何まで干渉されてきた	□

出産前後の体験チェック

⑪	母親のお腹の中にいるときに、母親が怖い思いをした	□
⑫	出産時に、へその緒が巻きついて息苦しかった	□
⑬	吸引分娩で頭を強く引っ張られて生まれてきた	□
⑭	出産後にすぐに母親と離された	□
⑮	出産時に、親から「男の子（女の子）を期待していたのに」といわれた	□
⑯	妊娠が判明したときに堕胎するか、母親が迷った。あるいは「堕ろしなさい」と夫（父親）がいった	□
⑰	母親の産道を通るとき苦しかった	□

うつの方で①〜⑩に該当する項目がない場合は、バーストラウマ（出産時トラウマ）・胎内記憶トラウマの2つが考えられます。赤ちゃんはお母さんのお腹の中にいるときから、まわりの声は全部聞こえています。それがトラウマとして残っている可能性があるのです（胎内記憶については、103ページのコラムで紹介しています）。

生まれる前、生まれてすぐのころ、幼少期の記憶があいまいな方は、両親や兄弟・祖父母の方などに聞いてみてください。

1つでも当てはまる項目があれば、気づいていないだけで潜在意識下にトラウマを抱えています。該当する項目が多いほどトラウマを多く抱えています。

身体機能をシャットダウンさせて心と身体を守るのがうつ状態

人間は、つらい体験やストレスにさらされると、もともとその人がもっていたエネルギーが低下し、自律神経が乱れるようにプログラムされています。

ストレスは、副腎からアドレナリンやノルアドレナリンといった興奮ホルモン物質を大量に出して、人間の交感神経（興奮神経）と副交感神経（リラックス神経）の切り替えのバランスを乱します。そのため、疲れやすくなりエネルギーが低下していきます。「なんとなく調子が悪いな」という状態は、このつらい状態に耐える力がまだ残っているときです。

しかし、さらにつらい体験やストレスが重なると、その状態に耐えられなくなり、潜在意識の中にあるトラウマファイルの「暴走スイッチ」が押されます。そして、その人がもともともっていたエネルギーが枯渇するように心と身体が動き出します。

どういうことかといいますと、10％の理性を働かせている意識が、潜在意識の異常警報をキャッチし、あなたがこれ以上苦しまないでいいように防衛システムを作動させ、身体機能を麻痺させてしまうのです。

ストレスが限界に達すると、潜在意識下のトラウマファイル内では、暴走スイッチが押され、「ストーム（嵐）」が起こります。ストームは、今までのさまざまな0～8歳のファイリングデータ間を行きかい、関連するトラウマファイル同士がスパーク（火花）を起こして、ファイル内に火花をまき散らしながら混乱状態にします。心身を不安定化させ、電気をショートさせます。

この現象が起きると、脳は異常警報をキャッチし、身体機能をシャットダウンさせます。これがうつの始まりです。

イメージとしては、パソコンをシャットダウンさせているような感じです。シャットダウンするとパソコンが使えなくなりますよね？　だから、うつになると無気力でやる気がなくなるんです。うつはその状態と同じなんです。

しかも、シャットダウン後も潜在意識下ではトラウマの暴走はおさまっていません。ですから、**一番にしなければならないことは、潜在意識のトラウマ暴走を沈静化すること。**潜在意識に直接働きかけるワークをするのが効果的なのです（4章で紹介しています）。

人によっては同じ環境でもうつを発症する人としない人がいますよね？　その違いは、トラウマ体験の影響の差と、うつに対してのストレス耐性の強さなんです。

たとえば、Aさんは上司から何か嫌なことをいわれると、すぐに過去の潜在意識下のト

心と身体を守る（弥永式）シャットダウンシステム（ステップ１）

【ストレスがかかる（失恋・仕事・事故・病気など）】

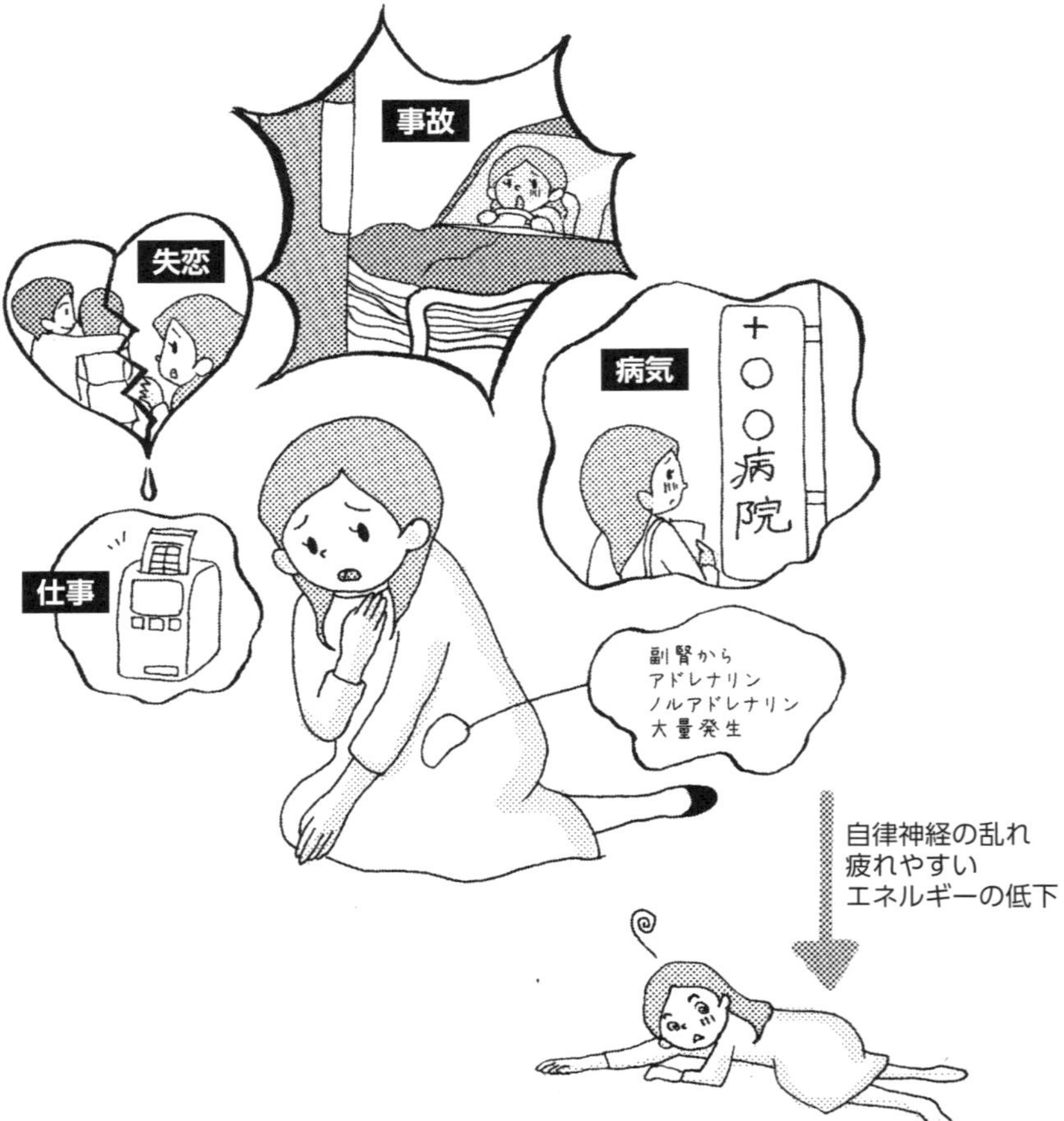

心と身体を守る（弥永式）シャットダウンシステム（ステップ2）

【これ以上苦しまないようにうつが発症する】

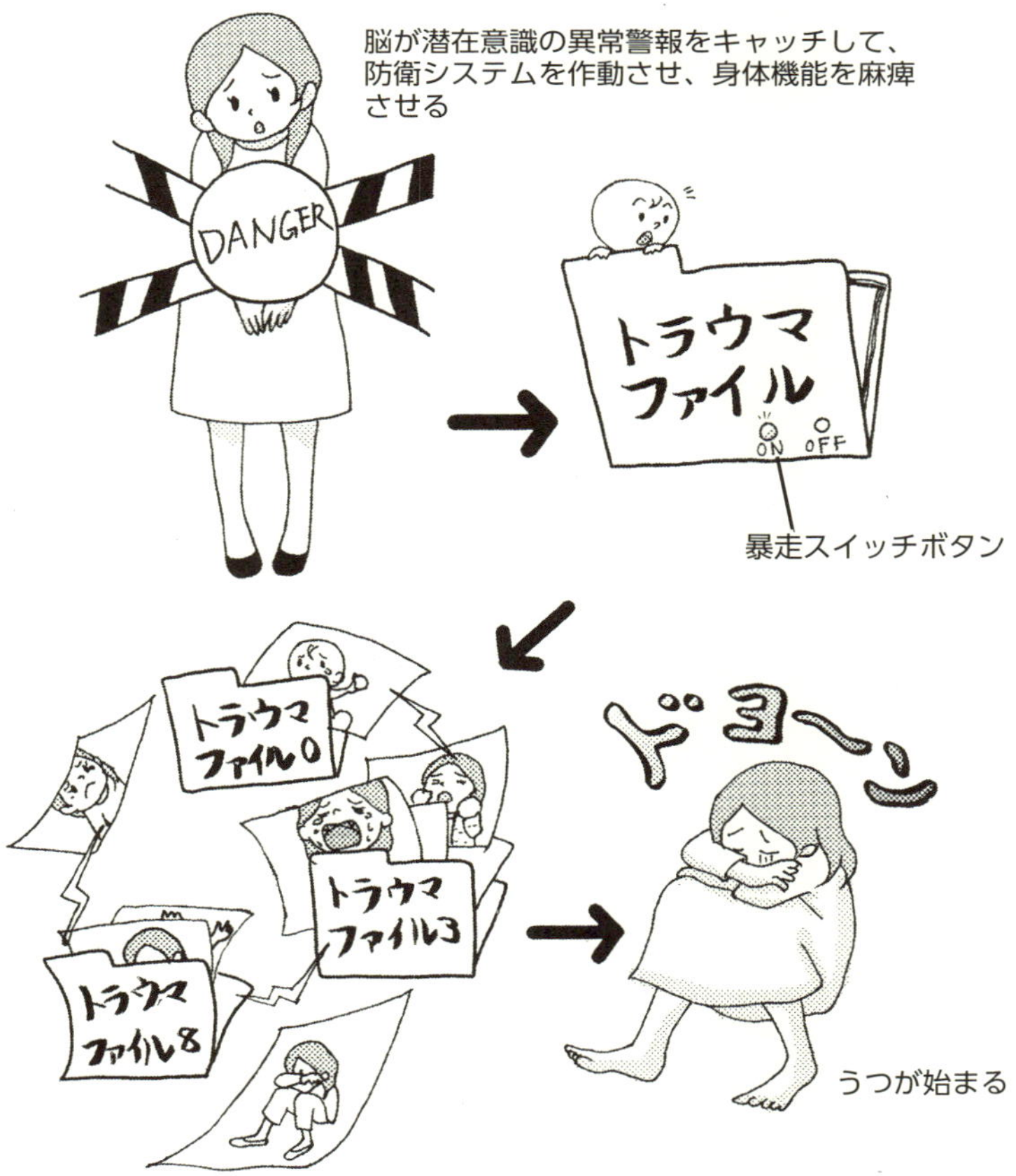

潜在意識ストームが起こり、
電気をショートさせ、完全に麻痺させる

ラウマに反応して、自己否定のループにはまるけれど、Bさんは同じ上司から同じことをいわれても気にならないというようなことが起こります。

これが西洋医学では解明されていない、うつになる人とならない人の違いなのです。

うつ発症のスイッチが押されるとどうなるか

ここで私が体験した「シャットダウン」の話をしておきます（この体験も後で「こういうことだったんだ」と理解したもので、当時は突然の出来事に苦しむばかりでした）。

私は、4年間の大学看護学部を卒業後に外科・内科さまざまな科を回りながら、精神科・心療内科の病院で心理カウンセラー・精神科看護師として多くの患者さんに接してきました。

普通の人は見ることのできない心の病で入院されている方の経過を何万人とこの目で見てきたことになります。通院から入院生活、そして退院後、あるいはその方の最期の看取りまで人の一生を実際に見てきました。看護師は患者さんを一番よく見ています。

看護師として働き始めて10年の月日が流れ、それなりのキャリアを積んでいきましたが、相変わらずあまり人前で自分の意見をいうことや目立つことは苦手で、人間関係も人の顔色を見ながらなんとかやりこなしていました。父親からの影響を大人になっても引きずっていたんです。

人の命を預かる仕事へのプレッシャー、患者さんをはじめとする、医師、職場の同僚とのコミュニケーションの問題でも悩みました。看護師はチームワークの仕事です。一人のほうが気楽な私は、「看護師には向いていないんじゃないか?」と何度もそう思いました。

仕事は一通りこなせていましたが、常に緊張感がありました。「失敗するんじゃないか、いつか医療事故を起こすんじゃないか」と、まさに自分ダメ出し症候群のような状態でした。どんなことも否定的な要素が頭に浮かんでくる状態です。責任のある部署を任されたときのストレスは相当なものでした。

ついに、私はトラウマファイルの暴走スイッチが押されたのです。

78名の病棟を私一人と看護助手さんの二人で担当する夜勤中のことでした。突然、ドクッ、ドクッドクッ……と心臓が早鐘のように打ち始め、呼吸ができなくなり、全身に力が入らずその場に倒れてしまったのです。

笑い話のようですが、看護師である私が救急車で運ばれて、勤務先の病院から救急病院へ搬送されるという事態になりました。


心療内科でパニック症と診断され、過呼吸の発作を抑えるために、薬を飲むようになりましたが、胃をかき回されるような吐き気と身体のだるさで頭が働かない状態になり、発作が怖くて自分の部屋から出られなくなってしまったのです。

仕事も辞めなければなりませんでした。そこからだんだんとうつになっていきました。初めは薬を飲んでいましたが、一向に改善せず逆に悪くなっていく一方だったのです。

シャットダウン現象とは

シャットダウン現象は、次のような症状として現れます。

❖思考

・頭がいつもボーッとして霧がかかったような感じがある。
・頭が働かない。簡単な計算ができない。
・本やテレビを見ても内容が頭に入ってこない。パソコン・携帯電話の操作ができない。
・物忘れが多くなる。
・計算力・判断力・認知力・記憶力が低下する。
・白黒思考（白か、黒か、どちらかに極端な考え）になる。

❖心

・無気力になる。
・死にたくなる。
・人と会いたくなくなる。連絡をしたくなくなる。
・人が怖くなる。
・不安・怒り・恐怖・悲しみでいつも気分が落ち着かない。
・自分は価値のない人間だと思う。
・生きている自体が申し訳ないことと思い、社会や他人に迷惑をかけていると自分を責め続ける。

・埋めようのないほどの孤独感と分離感を感じる（たとえようのない寂しさ）。

❖身体

・眠れなくなる（夜中に何度も目が覚める、なかなか眠りにつけない）。
・眠り過ぎる（起きようと思っても起きられないくらい眠い）。
・朝は調子が悪いことが多く、夕方から少し調子がよくなってくる。
・食欲がなくなる。あるいは食べ過ぎる。
・性欲がなくなる。
・身体が鉛のように重くて動けなくなる（人によっては高熱を出したときと同じほどの疲労感がある）。
・ベッド・布団から出られない。
・うつに伴い、頭痛・肩こり・腰痛・腹痛・胃痛・吐き気・疲労感・めまいなどがあり、体調がすぐれない。

❖その他の症状

・電話に出られなくなる。

・うつになる前の趣味にまったく興味が湧かなくなる。
・昼と夜が逆転している。
・コミュニケーション能力が低下、職場で孤立、ミスが多い。

私の場合は、死にたくなるというもの以外はほぼ全部当てはまりました。

ちなみに、この状態は薬を飲んでも改善されることはなく、私は薬をやめてからのほうがよくなりました。


シャットダウン現象が起きた後、睡眠・休養を心がけていくと時間とともにエネルギーが戻り、少しずつ回復していきます。それは人間の自然治癒力が働くからです。しかし、トラウマの暴走は沈静化されていきません。うつになって10年、20年間という方がいるのはそういう理由からです。脅かすわけではありませんが、潜在意識下にトラウマがある限り、再発するリスクをもち続けて生きていくことになります。

しかし、後章で紹介する潜在意識に働きかけるワークをすることで、より早くトラウマの暴走反応を沈静化して、うつの回復を早めることができます。

脳ではなく潜在意識にアプローチすることが重要

ここまで読んで、今まで聞いてきた精神科医のうつの説明とは全然違って、びっくりしているかもしれませんね。

世界で3億5000万人、日本では100万人以上が苦しんでいるうつ。**本当のうつの原因とは、潜在意識下にあるトラウマの暴走なんです。**

精神科の医師は、脳のセロトニンという物質が少なくなっているから、それを補うために脳に作用する抗うつ薬を出すという方法を選択しています。でも、**いくら薬を飲んでもそれは脳に作用するだけであって、本当の原因である潜在意識のトラウマには作用しません。**薬でアプローチする治療法では治らないのはこういう理由があるからです。

残念なことに、精神科医はとにかく脳に作用する薬を出すので、患者さんが減るどころか逆に増やしてしまっています。でも、ほかに方法を知らないから薬を出し続けるしかないんです。

「うつが薬で治る」というならば、なぜ、薬をやめた人の6割が再発してしまうのでしょうか。このことをよく考えてほしいと思います。

うつはあくまで状態であって、病気ではありません。状態だから、的確に対処する方法を知ればよい状態にすることができます。あなたは病気と診断されているから、うつが治らないと思ってしまうんです。本当はうつは病気じゃないんですよ。そういう「状態」なんです。

おさらいしておきましょう。

53ページに「うつになる5段階のプロセス」をまとめてあります（私が独自に体系化したものです）。

人はこのような段階を踏まえて、うつになっていきます。

第1段階……0〜8歳までのトラウマが潜在意識の中に入り込んでいる段階です（人間である以上、トラウマが入り込んでいないという人はいません）。

第2段階……ストレスを受けることで、身体と心のエネルギーが低下し、自律神経のバランスが乱れます。

第3段階……潜在意識下にファイリングされたトラウマファイルの暴走スイッチが押され、関連するトラウマが暴走を起こします（これを潜在意識ストームといいます）。潜在意識の中にトラウマの嵐が発生するとスパークを起こし、異常警報が発動されます。

第4段階……生命の危機を感じて、脳が心と身体を守るためにパソコンのようにシャットダウン現象を引き起こし、心と身体の機能を麻痺させます。これがうつの症状が心と身体の両方に現れる理由です。

第5段階……うつ状態・うつが発生します。

あなたがトラウマを解消すると、今までは感情的に落ち込んでいたり、怒っていたり、不安に思っていたことに、以前よりも反応しなくなってきます。それはトラウマが取り除かれると、同じトラウマの場面を思い出しても、以前のマイナスな感情が伴わなくなるからです。

4章で紹介しているセルフワークを行うと、トラウマは軽くなっていきます。潜在意識の暴走がおさまり、うつの精神状態・身体的症状から回復していきます。

さらに、ワークを続けることでストレスフルの状態を回避して、よりよい心身の状態を

（弥永式）うつになる5段階のプロセス

第1段階	0～8歳までのトラウマが潜在意識に入り込む （自分ではわからない・気づけない）
第2段階	職場・育児・家庭・学校などでストレスを受ける ▼ 身体と心のエネルギーが低下する。自律神経のバランスが乱れる
第3段階	ストレスに耐える力があれば、まだもちこたえられる状態 **潜在意識のトラウマファイルの暴走スイッチが押される 潜在意識の暴走が起こる** **潜在意識ストーム（嵐）**
第4段階	生命の危険を感じて、脳が自分の「心と身体」を守るために身体機能をシャットダウン（停止）させる。心と身体の麻痺が起こる
第5段階	**うつ状態およびうつが発生**

維持していくことが可能となります。自分の健康は生涯にわたり、自己ケアしていくことが大切です。

しかし、どうしても一人では対応できないような深刻なトラウマを抱えている人は、トラウマ専門の経験豊富なカウンセラーの助けを借りることも大切だと思います。

「うつは、脳ではなく潜在意識にアプローチすることが重要である」このことに気づくことができたあなたはラッキーです。なぜなら、うつから解放されて本来の自分を取り戻すスタートラインに立てたのですから。私もこの事実を知ってから、薬を飲まずに潜在意識へ働きかける方法で徐々にうつから回復していきました。

次章では、今あなたがどんな「状態」なのかがわかる「うつの回復ステージ」についてお伝えしていきたいと思います。

Column

薬を飲むということ

薬の副作用について

ＳＴＡＰ細胞の論文問題後から心療内科を受診し、うつの診断を受け、はっきりと会話することができない状態になるまで薬の副作用で苦しんでいた、日本を代表する天才科学者・笹井芳樹さん。映画『パッチアダムス』などさまざまな作品に出演し、名声を得た裏で長年うつと闘ってきた、世界的に有名なハリウッドスター・ロビン・ウィリアムズさん。このお二人は自殺という選択をされました。

この方たちの共通点は薬物治療を受けていたことです。

有名人・著名人が精神的な問題で自殺された場合はニュースで取り上げられますが、一般人の場合はほとんど取り上げられません。水面下で多くの方が薬の副作用で苦しんでいる現実があります。

「はっきり会話ができない状態」とは、薬により沈静化が著しく、場合により歩行困難、副作用による意識の混濁・錯乱・幻覚・妄想が出ている状態です。

この本を読まれているあなたは、現在、病院で処方された薬を飲んでいても、ここまでひどい副作用はないかもしれません。

しかし、薬を飲むとボーッとする、身体がだるい、あるいは飲んでいるときは落ち着いているけれども、薬の血中濃度が薄くなると、身体が薬剤を必要として禁断症状が出るなど、薬の副作用に悩んでいる方もいると思います。

そもそも薬の副作用とはなんなのでしょうか。具体的には脳にどう作用し、どんな影響を与えているのでしょうか。

症状を抑える作用を主作用《しゅさよう》といい、その逆に意図しないで身体に起こる薬による悪影響を副作用といいます。

よく、「私が飲んでいるのは漢方薬や胃薬・サプリメントだから副作用なんてないのよ」という会話を聞きますが、残念なことにこの世の中には副作用のない薬（化学合成薬）は存在しません。薬が効いていたら、自覚症状がなくても副作用は身体の中でじわじわと起こっています。

薬の作用と副作用はワンセットで起こると考えてください。

１９９４年、**アメリカで処方された薬の数は30億件、そのうち副作用で入院したのは２００万人、その中で10万人が薬の副作用で死亡した**という研究結果も出ています（カナダ・トロント大学発表）。これが現実です。

薬とは毒物である

薬とは、正式名称を薬物剤・毒薬といいます。現代新薬と呼ばれる病院で処方される化学合成薬は、身体に毒・あるいは異物となる毒物なのです。

現代医学では、毒を薄めて、少量を身体に入れると、一時的に痛みや症状がやわらぐことがあるため、これを薬効と呼んでいるのです。

ですから、昔は薬学といわずに毒物学といっていました。

病院で処方される薬や市販されている薬は、すべて合成された毒物です。副作用のない天然薬は、体内で自然発生する自家薬しか存在しません。これは自然治癒力や脳内神経物質やホルモンなどのことを指しています。

私たちが外部から身体に取り入れている人工的につくられた化学合成薬は、すべて身体にとって異物であり、毒物です。これは薬学部で学ぶことですから、薬剤師の人は知っている真実です。

薬物療法は一時的に症状を抑えるだけの対症療法

鎮痛剤という薬があります。いわゆる痛み止めです。

痛み止めは神経を麻痺させる薬です。神経をブロック（遮断）して一時的に治ったように錯覚させます。これが痛み止めの正体。神経を麻痺させているだけですから、薬が肝臓で分解され尿と一緒に排出されたら、また痛みが出ます。歯の治療をするときに痛み止めの麻酔薬を注射しても、時間が経過し麻酔が切れると痛みが出ますよね？ それと同じことなのです。

痛み止めに限らず、向精神薬にも同じことがいえます。

精神科・心療内科で出される薬が向精神薬です。脳に作用する薬の総称で、中枢神経（脳）に作用して、気分を変えるものです。主に次のような薬があります。

・抗不安薬……不安を取り除いて、抑制・沈静化する薬。
・抗うつ薬……うつ状態を改善する興奮作用の強い薬。
・睡眠薬……中枢神経（脳）に作用して眠気をもたらし、抑制・沈静化する薬。

すべての薬は一時的に症状を抑え込む、脳に作用して麻痺させているだけであり、症状の原因に働きかけているわけではありません。その本質とは毒作用の応用です。対症療法であり、根本療法ではないのです。

ちなみに、日本の医師が処方する睡眠薬・抗不安薬は、ベンゾジアゼピン系と呼ばれる向精神薬で、依存性（中毒性）が高いことが厚生労働省により警告されています。

薬の全副作用を知ったら、恐ろしくて飲めない

あなたは精神科医から「安全な薬だから大丈夫」と簡単な説明を受け、それを信じ飲んでいないでしょうか。

医師や薬剤師・看護師は、「医薬品添付文書」をきちんと読んでいる人もいれば読んでいない人もいます。医薬品添付文書とは、コンビニやドラッグストアで買える市販薬の中に入っているあの白い紙（薬の説明書）のことです。そこに副作用も書かれています。なぜならこの世に副作用がない薬はないからです。市販薬ではしっかり明記されて情報を入手できますが、病院で処方される薬には医薬品添付文書がついていません。

心療内科などで処方された薬の医薬品添付文書は、「○○○○（薬の名前）医薬品添付文書」などとインターネットで検索すれば見ることができます。実際に検索してみると、副作用の数におどろき、怖くなるはずです。

たとえば、「パキシル　医薬品添付文書」で検索すると、次のような副作用が書かれています。

攻撃性、衝動性、死にたくなる、吐き気、ふらつき、不安、不眠、焦燥感、錯乱、興奮、ふるえ、頻脈、けいれん、アカシジア（足が勝手に動きそわそわして落ち着かない）、下痢、白血球減少、肝機能障害、腎機能障害、食欲不振、性欲低下、頭痛、昼間の眠気、神経過敏、集中力・記憶力・判断力の低下、認知症、排尿障害、便秘、倦怠感、心臓発作、急性アナフィラキシーショック……

何しろ100以上あるので全部は書きれません。

ロバート・メンデルソン医師が書いた本で『医者が患者をだますとき』（PHP文庫）の中では、「抗不安薬（ジアゼパム）の医師向け添付文書には、主作用と副作用に同じことが書かれている」という例を紹介しています。

・主作用……不安、疲労、うつ状態、激しい感情の動揺、震え、幻覚、骨格筋のけいれん
・副作用……不安、疲労、うつ状態、激しい感情の動揺、震え、幻覚、骨格筋のけいれん

抗うつ薬は、三環系・SSRI（選択的セロトニン再取り込み阻害薬。商品名パキシル、ルボックスな

ど）・ＳＮＲＩ（セロトニン・ノルアドレナリン再取り込み阻害薬。商品名トレドミン、サインバルタ）があり、最近はＳＳＲＩやＳＮＲＩが比較的に副作用が少ないといわれ多く処方されています。

しかし、抗うつ薬の副作用はうつ症状です。「自殺願望が出る」としっかりと医薬品添付文書に書かれています。攻撃性や衝動性が高まるので事件や犯罪になることもあり、子どもや青少年には投与しないように、国が注意喚起しています。

私は、**「うつは抗うつ薬では治らない」**と主張しています。なぜなら、脳内のセロトニンが減少するのがうつの原因であるという現代精神医学の考え方に疑問を感じているからです。うつの根本原因は、脳内にではなく潜在意識の中にあります。

うつが悪化しているのは薬のせいかもしれない

ここまで読んで、あなたは、うつの症状で悪化しているのか、薬の副作用が出ているのか、わからなくなったかもしれません。

残念なことに、ほとんどの方は、「これ、薬のせいだ」という自覚をしていません。

さらに怖いことに、たとえ薬の副作用で悪くなったとしても、精神科医に相談すると、「それはもともとあなたが患っていた病気が悪化しているからです。薬を増やしましょう」といわれます。もっと薬を増量されるか、種類の違う薬を追加されてしまうのが今の日本の精神医療の現状なのです。

このように薬漬けにされる患者さんが後を絶ちません。

杏林大学教授（精神保健学）田島治先生は次のように語っています。

「うつ病を早く見つけ、治療するという流れにのって、軽いうつ状態にまで、すべて薬を投与するのは問題だ。特に若い人の場合、カウンセリングで治るケースも多く、慎重にすべきだ」（毎日新聞、２００７年６月28日）

薬で治そうとしても、それは対症療法であって、根本療法ではありません。

本当に賢い人やアメリカの知的階級層やエリート階級層の人たちはその事実を知っているから、カウンセラーや自然療法医（Naturopathic Doctor＝ＮＤ）によるカウンセリングや心理セラピー、代替医療を受けています。

薬を飲まなくても楽になる。

本書では副作用なしで楽になる方法をお伝えしています。ぜひ実践してみてください。

こういう精神科医に気をつけよう！

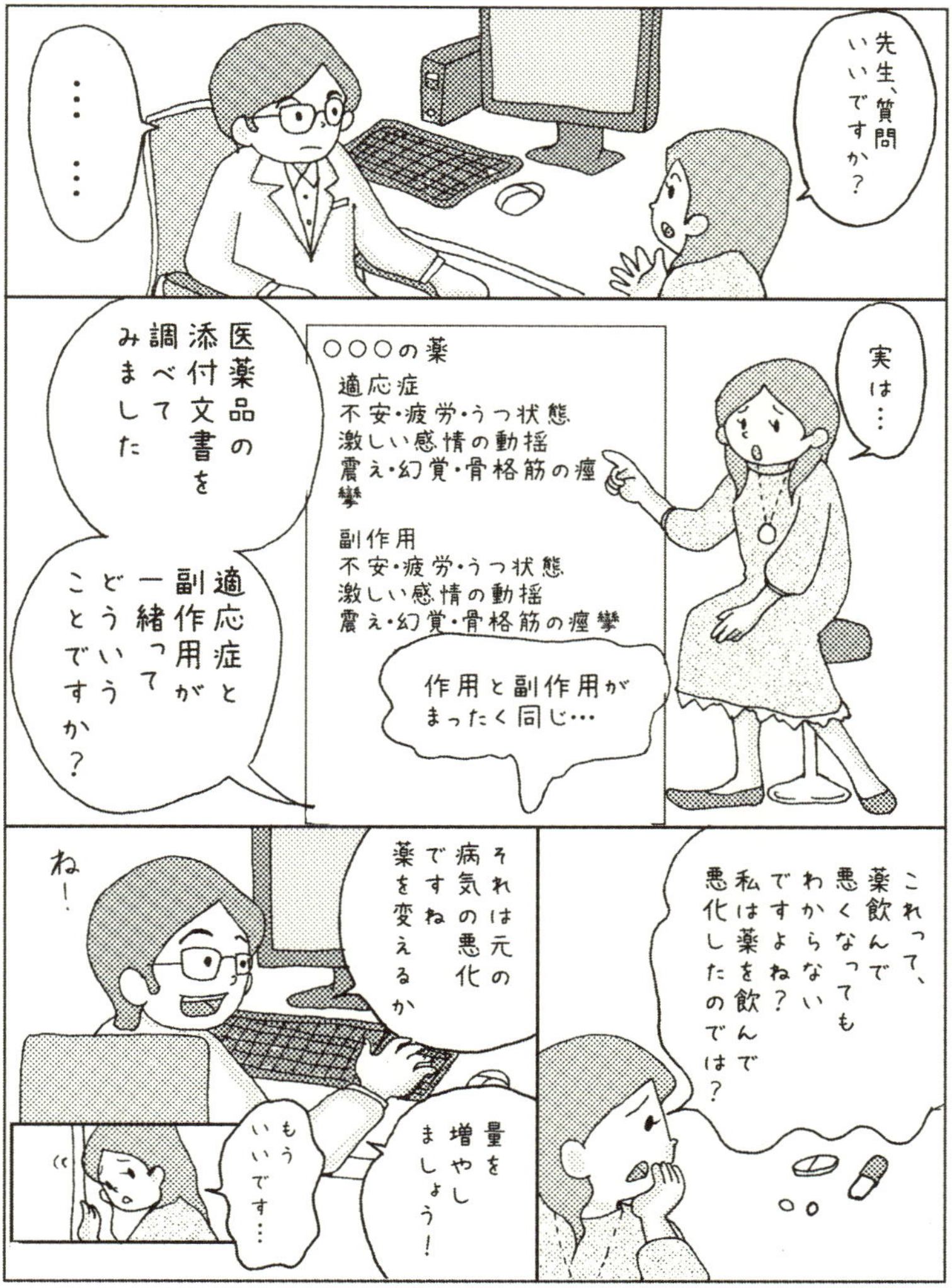

先生、質問いいですか？
…… ……
実は…
○○○の薬
適応症
不安・疲労・うつ状態
激しい感情の動揺
震え・幻覚・骨格筋の痙攣
副作用
不安・疲労・うつ状態
激しい感情の動揺
震え・幻覚・骨格筋の痙攣
作用と副作用がまったく同じ…
医薬品の添付文書を調べてみました
適応症と副作用が一緒ってどういうことですか？
これって、薬飲んで悪くなってもわからないですよね？
私は薬を飲んで悪化したのでは？
それは元の病気の悪化ですね
薬を変えるか
ね！
量を増やしましょう！
もういいです…

第2章

うつの回復ステージとは

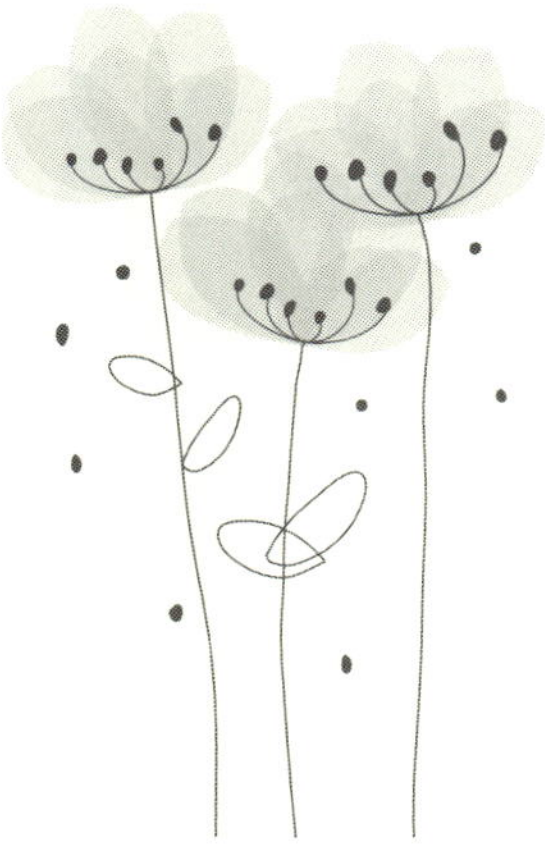

6つのうつの回復ステージ

多くの方はご存じないかもしれませんが、うつには6段階に及ぶ回復していくステージがあります。

これはあなたが今、どんな状態期にいるのか、うつがどのように回復していくのかがわかるもので、多くの患者さんやクライアントさん、私自身のうつの体験をもとに、私が独自に体系化したものです。そのことを「弥永式潜在意識うつ理論」と命名しています。その中の弥永式・回復ステージとは、次の6つになります（68ページ図表も参照のこと）。

①**隠れうつ期**……うつになる手前の段階。うつ度3％。

②**うつの沈み期**……エネルギーが低下し、沈んだ底辺にいるようなもっともつらい時期。うつ度100％。

③**第1うつのリカバリー期**……動けない状態から脱した時期。まだ身体症状が残っており、精神状態は回復していない。うつ度70～80％。

④**うつの波期**……外見と内面のギャップがあり、心の中ではうつの波と闘っている時期。

うつ度50％。

⑤第2うつのリカバリー期……身体症状は完全に回復。精神状態はまだ回復していない時期。うつ度10～20％。

⑥うつの回復期……うつになる前とほぼ同じ状態になった段階。うつ度5％。

※うつ度とは……うつの状態を示す数値のこと。100％がもっとも状態がひどいレベルで、0％に近づくほど回復を示す。

この6つの回復ステージを経て、うつはよくなっていくのですが、ステージごとに過ごし方やそのときのケアの仕方が違います。

しかし、6段階すべてにおいて、共通する感情やその状態というものがあります。

・**無感動**……感情が麻痺してあまり出てこないようになる。

・**不快感**……心の症状と身体の不快な状態が持続する。

・**憎しみ・怒り**……喜怒哀楽の中で、「なぜ私だけが……どうして私がうつになったの？」と現実をなかなか受け入れられず、世間や人、あるいは自分に対して憎しみや怒りの感情が出てくる。

(弥永式)うつの6つの回復ステージ

ステージ	うつ度	特　徴
①隠れうつ期	3%	なんとなく体調が悪い。やる気が起きないことがあるけれども、休日に休むと回復している。そんなことを繰り返している時期
②うつの沈み期	100%	うつの身体と心の症状がもっとも出ている状態。人によってはベッドから起きられない。動けず身体が消耗している状態
③第1うつのリカバリー期	70〜80%	食事や眠ることができるようになる。少し回復してきたと感じられる状態
④うつの波期	50%	外見的には健康そうに見えるが、うつの症状の波におそわれている状態。一歩前進二歩後退ということもある
⑤第2うつのリカバリー期	10〜20%	身体の症状はほとんど回復する。精神面・知性がまだ回復していない
⑥うつの回復期	5%	以前の状態に戻る（ただし、以前と同じ働き方や生き方、考え方、生活習慣に戻ると再発することもあるので自己ケアを維持していく）

現在、薬による治療をしている人でも③〜⑥のステージにいる人（回復傾向の人）はいます。これは薬による「プラセボ効果」で、薬を飲めば効くと信じている人は、イワシの頭でも効果が出ます。睡眠薬を飲むことで睡眠がとれるようになり、自己治癒力が働くからです（私個人としては睡眠薬はあまりおすすめしませんが……）

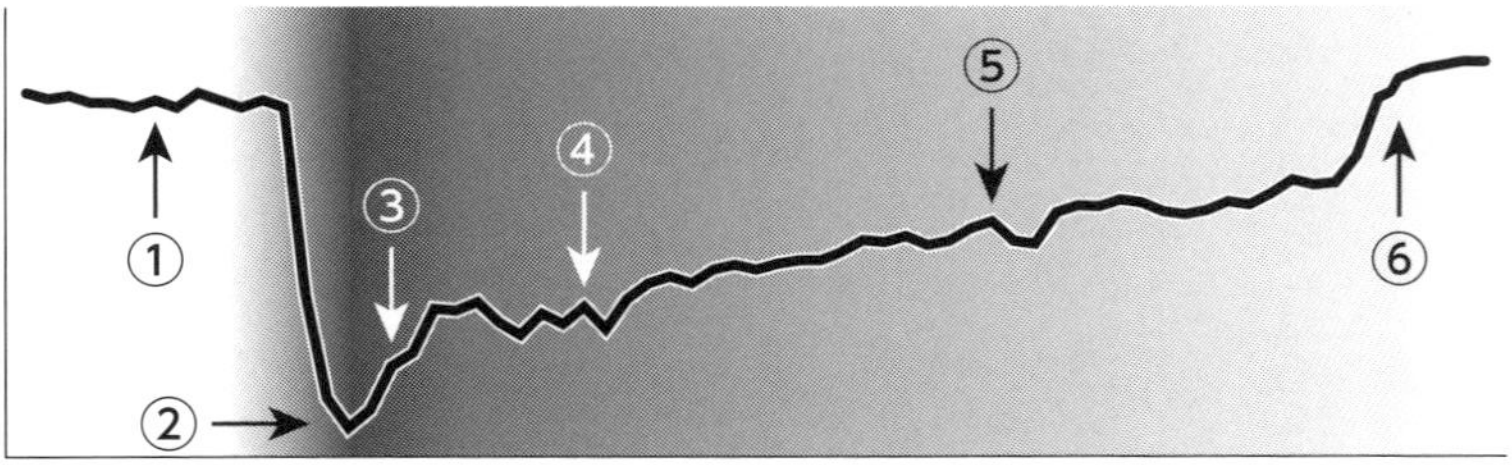

実は、この3つの感情やその状態を変えていくことがうつから脱出するカギとなります（3章でくわしく解説します）。

あなたのうつがいままでよくならなかったのは、この回復ステージの存在と、その時期に合った適切な過ごし方を知らなかったからだともいえます。

ステージ①から⑥まで順番どおりにステージを順調に経過してよくなっていく人というのは、全体の約50％で、そのほかの人はステージ④までいったけれど、③を飛ばして②へ逆戻りとか、③と④を行ったり来たりするということはあります。

でも、どんなときでも忘れないでほしいのは、どのような回復ステージをたどったとしても、潜在意識ストームを沈静化すればうつは必ず回復に向かうということです。

薬物療法で何年間も治らない人の状態を「慢性うつ」といいます。ほとんどの人は薬では治らないので慢性うつの中に入ると思います。その状態のときに、このステージの過ごし方を知っているだけでも、楽になります。さらに、4章で紹介しているワークによって、薬ではできなかった潜在意識の書き換えやアプローチを行えば、あなたは徐々によくなっていくと思います。

自分のうつ回復ステージをチェックしてみよう

それでは、今の自分がどのステージにいるかを知るためのチェックをしてみてください。72〜77ページに診断チェックシートがあります。全部で6シート、10項目ずつ質問があります。

後で紹介するワークをする際、必要になりますので、1枚目から順番に、自分が当てはまる項目にチェックを入れていってください。

チェックを入れるときは、ゆっくりでかまいません。

6シート全部のチェックが終わったら、シートごとに印を入れた数を数えます。

□1シートに6個以上……そのシートのステージが現在の回復ステージになります。

印の数が6個以上のステージが2つあった場合は、その2つのステージの中間点にいると考えてください。両方の性質をそれぞれもっている状態です。

印の数が6個以上のステージが3つ以上あった場合は、このチェックシートは飛ばしてください。少しページを進んでいただいて①〜⑥の特徴を読んで一番当てはまる特徴が今の段階になります。

□6個以上のシートがなく、5〜1個の場合……隠れうつ期やその前のうつ予備軍と考えてください。

□1個も印がつかなかった0個の場合……うつではありません。

いかがでしたか？　あなたはどのステージにいましたか？

自分のうつの回復段階がわかれば、そのステージに合った過ごし方とケア方法もわかります。正しい知識をもったうえで対応すればうつはよくなっていくのです。

それでは、それぞれの回復ステージについてくわしく説明していきましょう。

隠れうつ期　チェックシート

① 体調が悪くなることが１週間に１回以上ある	□
② やる気がなくなることが１週間に１回以上ある	□
③ いつも疲れを感じていて「休みたいな」と思う	□
④ 仕事・勉強・育児・家庭のストレスで、ため息をついたり、イラッとしたり、不安になったりする	□
⑤ 夜ぐっすりと眠れないことが１週間に１日以上ある	□
⑥ 食事が美味しくない、食べられないと感じることが１週間に何度かある	□
⑦ 休日にゆっくり休んだり、ストレスを発散すると体調が回復する	□
⑧ 急に泣きたくなったり、不安になったり、怒りが爆発することがある	□
⑨「人生、楽しい」と喜びを感じることが少なくなった	□
⑩ いつも「もっとがんばらなきゃ」と自分を追い込んでいる	□

チェックを入れた数

個

うつの沈み期　チェックシート

① ベッドや布団から起き上がれない	□
② 一人でお風呂に入ることができない	□
③ なんとかトイレに行くだけで精いっぱい	□
④ 身体が鉛のように重くて動きたくない	□
⑤ 眠れない、あるいは眠り過ぎる	□
⑥ この世から消えてしまいたいと思う	□
⑦ 自分が価値のない存在になってしまったと思う	□
⑧ 食欲・性欲がない	□
⑨ 忘れたい記憶が戻ってきて、悲しみ・罪の意識・怒りで苦しい	□
⑩ 以前と比べて自分が別人になってしまったと感じる	□

チェックを入れた数

個

第１うつのリカバリー期　チェックシート

① 集中力や気力が続かない	□
② ベッド・布団から出て、身の回りのことはできる	□
③ 食欲はないが食べられる、あるいは食べ過ぎる	□
④ 夜、少し眠れるようになった、または眠り過ぎる	□
⑤ お風呂に入れる	□
⑥ 家族や知人に会いたくないが、会おうと思えば会って話せる	□
⑦ 体調は３～４割回復した感じがする	□
⑧ 無理をすると体調や気分が悪くなる	□
⑨ 否定的な考えや怒り・悲しみ・焦りがある	□
⑩ 突然、涙もろくなり、ちょっとしたことで泣き出してしまう	□

チェックを入れた数

個

うつの波期　チェックシート

①	家から外に出られる時間が増えてきた（疲れることもある）	□
②	「よくなったみたいだね！　よかったね！」といわれるが、心の中ではつらい気持ちがある	□
③	少しの時間であればインターネット・テレビ・本などが見られる	□
④	体調とうつ気分が不安定で一日ごとに変わる	□
⑤	このまま今の状態がずっと続いて「治らないかも」と不安に思うことがある	□
⑥	眠っているときが一番楽だと感じる	□
⑦	疲れない程度に軽いウォーキング・運動ができる	□
⑧	いつもは大丈夫だと思っていても、ふと周囲の言葉や過去を思い出したりして涙が出る	□
⑨	一歩よくなったと思ったら、次の日は二歩下がったように調子が悪い	□
⑩	元気な人を見て「どうして私がこんな目に……」となげく	□

チェックを入れた数

個

第２うつのリカバリー期　チェックシート

① 体力が戻り、外出しても疲れない	□
② たまに身体の不調はあるがあまり感じなくなった	□
③ 鉛のような身体の重さがなくなった	□
④ 週に２、３日程度は調子がよい日がある	□
⑤ インターネット・テレビ・本などを見ても疲れなくなった	□
⑥ 人から「これをやってくれない？」と頼まれるようになった	□
⑦ 食事が美味しく食べられる	□
⑧ １週間のうち２、３日はやる気が落ちたり、気分が沈んだり、不安・悲しみ・怒りの感情が出てきたりする	□
⑨ うつが回復していると実感できる	□
⑩ 調子のよいときは明るい未来を考えられる	□

チェックを入れた数

個

うつの回復期　チェックシート

① 体重が以前と同じ程度まで戻り、食事が美味しく食べられる	□
② 人と話をしていても不安や緊張がない	□
③ 家族やパートナーにお願いできるようになった	□
④ イライラ感が減った	□
⑤ 趣味を「やってみたい！」と思えるようになった	□
⑥ 仕事・育児・勉強をしても疲れなくなった	□
⑦ よく眠れるようになった	□
⑧ 心から笑えるようになった	□
⑨ インターネット・テレビ・本などが楽しめる	□
⑩ 未来のことを考えると楽しい気持ちになる	□

チェックを入れた数

個

うつの回復ステージ①

隠れうつ期 （うつ度3％）

特徴

この時期をひと言で表すのならば、「うつになる手前の段階」です。

かわいい言い方をするのならば、「プチうつ」ともいえるかもしれません。この段階の人はもっとも多くいるのではないかと思います。

まだ本格的なうつにはなっていませんが、少しずつ精神疲労やストレスが蓄積していき、何か大きなネガティブな出来事に遭遇すると、幼少期のトラウマファイルの暴走スイッチが押され、その人のストレス耐性とエネルギー量がゼロになり、本格的なうつになる可能性があります。

うつが隠れている状態ですから、「調子悪いときがたまにあるけれど、大丈夫」と思っていても、実はうつの症状だったりします。

わかりやすく説明したものが79ページのイラストです（私の独自の考え方を表現したものです）。

（弥永式）うつが起こるしくみ

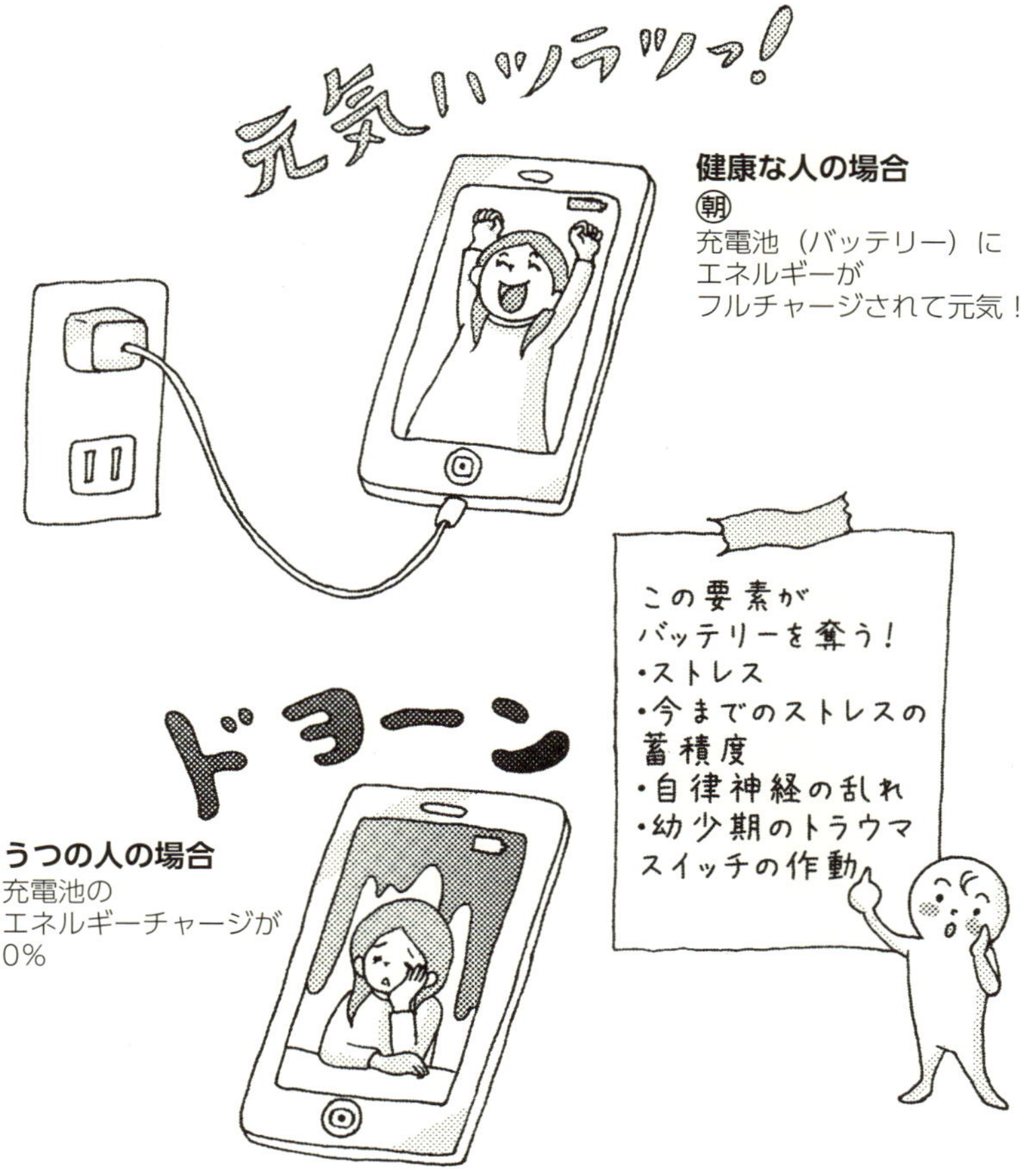

健康な人の場合
朝
充電池（バッテリー）に
エネルギーが
フルチャージされて元気！

うつの人の場合
充電池の
エネルギーチャージが
0%

まるで充電池（バッテリー）のようなしくみになっていて、エネルギーがなくなると「うつ」になるのです。

私たちの身体は充電式の電池のように、休息や睡眠で、エネルギーをフル充電しています。毎日そのために人は寝るわけです。朝起きたときは、電池（エネルギー）はフルチャージされた状態。でも仕事をしたり、通勤で動いたり、神経を使うと、だんだんとエネルギー容量が減っていって、疲労を感じてくるんですね。

私たちは、もともとフル充電できる心と身体をもっています。

しかし、①ストレスになる出来事（イベント）の発生、②今までのストレスの蓄積度、③自律神経の乱れ（暴飲暴食・不摂生・生活習慣・寝不足）、④幼少期のトラウマスイッチの作動という経過をたどると、一気にエネルギーが減ってきます。普通は休息や睡眠をとればエネルギーがチャージされる（回復する）のですが、それさえも追いつかない状態になります。そして、エネルギー容量がゼロになるとうつが起こるのです。さらにその状態が続くと、うつの沈み期まで入っていきます。

状態

・疲労やストレスが徐々に蓄積している状態。
・休日に休むと回復するのでなんとか働ける。
・たまに体調が悪くなるがなんとかやっていけている。
・「疲れたな……」と思うことが多い。
・14～16時帯にエネルギーが一番低下して眠くなる。疲れを感じやすい。

この時期の過ごし方——回復・休息を心がける

・無理をしないで自分のペースで仕事をする。
・趣味の時間をもち、楽しむ。
・食事を健康的なものにする。ジャンクフード・甘いものは極力食べない。和食がおすすめ（甘いものは血糖値の乱高下を起こし、精神状態を不安定にするため。和食は栄養的にバランスがよいため）。
・プチ断食をする。
・できれば8時間の睡眠をとる（ストレス解消になる。ホルモンの分泌促進。自然治癒力の発動）。
・不摂生な生活があれば見直す。

・軽いウォーキングや運動でストレスを解消させる（その他、運動には、新陳代謝をよくし、血流を改善・冷えを解消する、体力がつく、脳内で幸福ホルモンが出てよい気分・爽快感や心地よさを感じられるなどの効果がある）。

・22時以降はパソコンや携帯電話・テレビは極力見ない（ブルーライトは脳を興奮させて眠りにくくする）。

この時期に必要なセルフワーク（詳細は4章を参照のこと）

1〜33の中でどれを行ってもＯＫ。

うつの回復ステージ②
うつの沈み期（うつ度100％）

特徴

この時期をひと言でたとえるのならば、「もっともエネルギーが低下し、沈んだ底辺にいるようなつらい状態」です。

人によって異なりますが、ベッドや布団からまったく起き上がれず、身のまわりのことができなくなるほど動けない人もいます。

うつ気分も強く、心と身体にさまざまな症状が出ます。次のような機能低下が起こります。

・身体……頭痛・めまい・立ちくらみ・腰痛・胃痛・下痢・便秘・身体の重たさ・微熱・不眠・食欲不振など。

・感情……不安・怒り・ゆううつ感・罪悪感・孤独感・自己嫌悪感・否定感・恐れ・トラウマの記憶・分離感・抑うつ感など。

・精神……計算や考える力・判断する力・記憶する力が低下する。

生命を守るために、感情や思考を麻痺させている状態で、うつの回復ステージの中ではもっともつらい時期です。

状態

・食欲が湧かない。
・眠れない。
・身体が鉛のように重く動かない。
・元気がない。
・起き上がれない。
・思考や感情が混乱していて、まるで別人になってしまったような感覚がする。
・過去の忘れたいつらい経験が思い出され、苦しくなり、突然泣き出してしまったり、罪悪感で胸が締めつけられそうになったりする。
・「本当にもう自分はダメになってしまった」と絶望感を感じやすく、孤独感に押しつぶされるような苦しみを感じる。
・死にたい気持ちも強くある。

この時期の過ごし方——睡眠がもっとも重要（寝て身体のバッテリーをチャージしよう！）

最低でも2か月間の完全休養が必要になります。その後1年間はリハビリ期間をもつ意識が大切です。

この時期はエネルギーが落ちているので、運動などはしないことが重要です。そして、焦らないこと。寝て過ごす・休息が一番の療養になります。

・たっぷりと寝ること（眠れない人は4章で紹介する自己催眠法のワーク16を試してください）。
・とにかく動けないので身体を回復させることを考える（焦らない）。
・家族や知人に身のまわりのことは手伝ってもらう。職場には休みをもらう。一人暮らしならば病院に入院することも考慮する。
・無理をしないで、今息をしているだけでも治療と思う。
・「今の時間は過ぎていく。よくなる方向へ状態も変化していく」と信じる。
・「毎日どんなときも、私の人生はどんどんよくなっていく」と毎日つぶやく（ワーク19参照）。
・別人のような感覚がしても「それは当然のこと。おかしくなっているわけではない」と思う。

・この時期を乗り越えたら少しずつ機能も戻っていくので、「もうダメになってしまった」とあきらめない。このプロセスがあることを認める。
・この時期はエネルギーの消費量を少なくして静かに過ごす（野生の猫や犬は体調が悪いときは動かないでじっと休んでいる。それと同じにする）。
・生命にかかわること以外はすべて後回しにする。

この時期に必要なセルフワーク（詳細は4章を参照のこと）

7・8・9・15・16・17・19・20・21・22・23・25・26・29・30（これ以外は行わないこと）。

この時期は、ほかのワークができなくても16だけは行うことをおすすめします。

うつの回復ステージ③

第1うつのリカバリー期（うつ度70〜80％）

特徴

うつの沈み期を抜け、動けないような状態からは脱した時期です。食事や眠ることが少しできるようになります。

沈み期で現れていた身体の不調（頭痛・腹痛・胃の不快感・疲労感など）はまだありません。うつ気分や不安感も回復していません。

人から「うつが治ったみたい」といわれても、それは外見だけで、まだ身体と心は不安定で、体調の悪さと精神状態の変化に苦しんでいる時期です。

まだ社会復帰には早い時期ですが、もし職場に復帰するならば、段階的な勤務にしたほうがよいでしょう。

初めは3時間程度の簡単な書類整理（頭と体力を極力使わないものが好ましい）などから始め、その後、時間を延ばして段階的に慣らしていくことが大切です。

職場で前と同じような仕事内容（特に頭脳労働の方）をする場合は、精神が回復していないので、ミスがあったり、抜けが出たりすることが多くなります。

この段階で職場復帰をするならば、上司や産業医・保健師・産業看護師・カウンセラーなどの援助が必要になります。

状態

・睡眠・食事ができるようになり、身体は少しずつ動くようになっているが、精神面は回復していない。
・少し回復してきたと感じて、少し無理をするとまた体調が悪くなる。
・頭痛・腹痛・胃痛などの身体症状はまだ残っている。
・夜眠れたとしても朝起きると、疲労感がなかなか抜けない。
・計算や考える力・判断する力・記憶する力が低下している。
・あまり人と会いたくない。
・まだ電話やパソコンに触れない。
・人と話ができるようにはなっているが、会話の内容を忘れてしまっていたり、会うことへの抵抗や不安がある。

・精神的に不安定。

この時期の過ごし方――無理をしない。自分のペースを乱さない

・無理をしないで自分のペースで一日を過ごす。
・多くのことをしないで、今日の、今の体調でできることを行う。
・何かを行うときは、初めから所要時間を決めて、時間がきたらそれ以上やらない。
・頭を疲労させるものは極力避ける。できればボーッとする時間をつくる。精神に負担をかけないで頭をゆるめる（自己催眠のワーク16などがおすすめ）。
・食事を健康的なものにする。ジャンクフード・甘いものは極力食べない。和食がおすすめ（甘いものは血糖値の乱高下を起こし、精神状態を不安定にするため。和食は栄養的にバランスがよいため）。
・プチ断食をする。
・できれば8時間の睡眠をとる（うつのときは身体のバッテリーをチャージしなければならない。その充電に一番ふさわしいのが睡眠）。
・不摂生な生活があれば見直す。
・軽いウォーキングや運動ができるなら家の近所を5分程度散歩する（少しずつ慣らし

ていって、できるようだったら時間を延ばす。それでも20分程度。疲労を感じない程度で終わるのがベスト。まだ身体も疲れやすいのであまり無理しない）。

この時期に必要なセルフワーク（詳細は4章を参照のこと）

1〜9、14〜33を行う。

うつの回復ステージ④

うつの波期（うつ度50％）

特徴

外見は健康そうに見えますが、心の中ではうつの不調の波に揺られていて不安定な時期です。一歩前進二歩後退という感じで、よくなったと思ったら、前より悪くなるということで自信を失いやすい時期でもあります。

うつの沈み期と第1うつのリカバリー期にあった身体の不調がよいときにはなくなります。しかし、この時期はよくなったり、悪くなったりを半々の確率で繰り返す時期なので、「このまま一生よくならないのでは……」と思いやすい時期です。

「うつの踊り場と谷」を理解することが、この時期を乗り越える励みになります。

人から見られている自分と内心の自分のギャップ感を表すと92ページのようなグラフになります。特にこの時期は、2つの落とし穴が存在します（踊り場と谷）。私はこれを「うつのギャップ理論」と呼んでいます。

（弥永式）うつのギャップ理論

まわりの人には健康そうに見えるため、「うつが治ってよかったね！　がんばったね！」と励まされるが、本当はまだ調子がよくないことを言い出せなくて苦しんでいる状態（うつギャップを感じている状態）

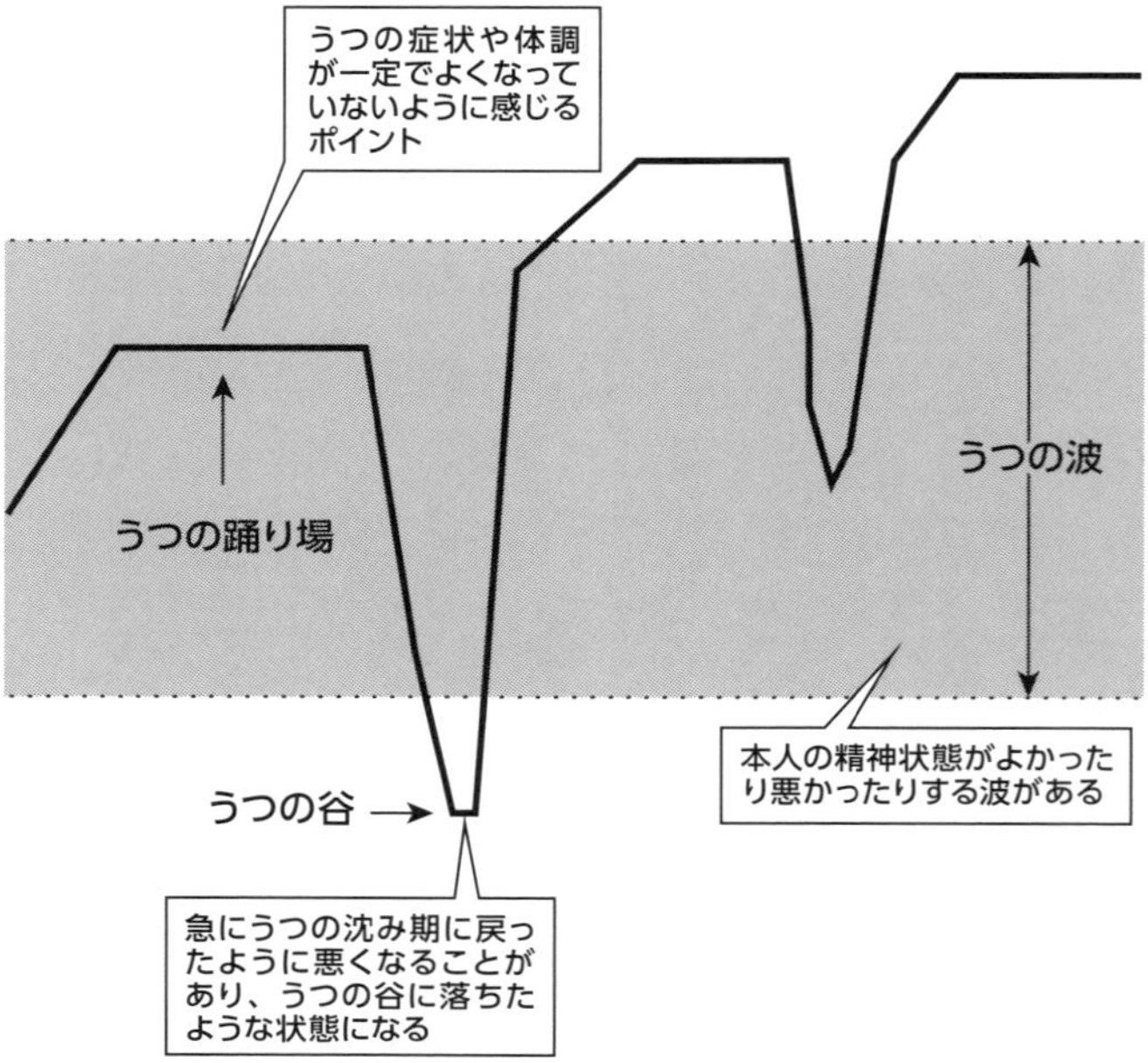

うつの症状や体調が一定でよくなっていないように感じるポイント
うつの踊り場
うつの波
うつの谷
本人の精神状態がよかったり悪かったりする波がある
急にうつの沈み期に戻ったように悪くなることがあり、うつの谷に落ちたような状態になる

このような「踊り場と谷」を繰り返しながら徐々によくなっていくことを知ることが大切!!

精神状態がよかったり、悪かったりしますので、一時的にうつの沈み期に戻ることもあります。また、今の状態が一定の期間続くために、「本当によくなっているのか」と迷う時期でもあります。その状態を経験しながらうつは一歩一歩よくなっていくことを知ってください。

状態

・体調のよいときと悪いときの差が激しい。
・症状の揺り戻しや一歩進んだら二歩下がるようなうつの波がある。
・感情の変化も激しい。
・不安・恐怖・悲しみ・怒り・罪悪感を抱え、未来に対しての絶望感を感じている。
・急に涙が出てきて落ち込む。
・記憶力や判断力はまだ回復していない。
・人から「うつが治ったみたい」といわれても、それは外見だけで内心はそうではない。
・パートナーや家族に今の状態をわかってもらおうとするが、なかなか理解してもらえない（この本を読んでもらって、このような状態にいるんだということを知ってもらうことが大切）。

この時期の過ごし方——症状に揺り戻しがあっても、それが普通だと思う

・将来・過去のことは考えない。
・自分の人生の大勢にかかわる重要な決定をしない（恋愛・引っ越し・結婚・出産など）。
・できたところだけを見る。
・無理をしないで自分のペースで行動する。5割程度の力で10割出さない。
・自分の体調・気分を必要以上に気にしない（ちょうどうつの折り返しの半分まできているから、確実によくなっていると信じる）。
・少し回復してきたと感じても、無理をしない（無理をするとまた体調が悪くなる）。
・多くのことをしないで、今日の、今の体調でできることを行う。
・食事を健康的なものにする。ジャンクフード・甘いものは極力食べない。和食がおすすめ（甘いものは血糖値の乱高下を起こし、精神状態を不安定にするため。和食は栄養的にバランスがよいため）。
・プチ断食をする。
・できれば8時間の睡眠をとる（うつのときは身体のバッテリーをチャージしなければならない。その充電に一番ふさわしいのが睡眠）。
・不摂生な生活があれば見直す。

・軽いウォーキングや運動ができるなら家の近所を5分程度散歩する（体調が悪いときは運動はやめる。よいときは散歩をする。無理はしない）。
・できないことを受け入れる勇気をもつ。焦らないで一歩ずつという気持ちをもっておく。

この時期に必要なセルフワーク（詳細は4章を参照のこと）

1〜33の中でどれを行ってもOK。

うつの回復ステージ⑤

第2うつのリカバリー期　（うつ度10〜20％）

特　徴

身体的な不調はなく、元気なときも多くなってきて、回復していると感じられる時期です。人から「うつが治ったみたい」といわれることが多くなりますが、たまに精神状態が安定しないときもあります。

元気になってきている自分を過信してしまい、無理をしがちな時期になりますので、計画的に自分のペースを維持して過ごすようにしてください。無理は禁物です。

状　態

・新聞やテレビの情報が理解できるようになる。
・食事・睡眠がとれるようになる。
・身体的不調から回復していて疲れない身体が戻ってきている。
・時に精神的に不安になって落ち込むことがある。

・無理をするとバランスをくずして寝込んでしまうこともある。

この時期の過ごし方――治ったと過信をしない。6割の力で過ごす

・決まった時間に休憩を入れる。
・「○時で終わり」と決めておき、残っても無理はしない。
・インターネットでうつの情報などを何時間も探してしまうことで、逆に疲れてしまう可能性があるので、頭を使う作業にも時間を決めておく。
・元気のコントロールをする。全体の6割の力で過ごす。10割すべて出さない。余力を残す。
・少し回復してきたと感じても、無理をしない（無理をするとまた体調が悪くなる）。
・多くのことをしないで、今日の、今の体調でできることを行う。
・食事を健康的なものにする。ジャンクフード・甘いものは極力食べない。和食がおすすめ（甘いものは血糖値の乱高下を起こし、精神状態を不安定にするため。和食は栄養的にバランスがよいため）。
・プチ断食をする。
・できれば8時間の睡眠をとる（うつのときは身体のバッテリーをチャージしなければ

ならない。その充電に一番ふさわしいのが睡眠)。
・不摂生な生活があれば見直す。
・軽いウォーキングや運動ができるなら家の近所を20分程度散歩する(心地よく感じるのならば徐々に増やしてもかまわない。疲労を感じるまではしない)。

この時期に必要なセルフワーク(詳細は4章を参照のこと)

1~33の中でどれを行ってもOK。

うつの回復ステージ⑥
うつの回復期（うつ度5％）

特徴

うつの身体と心の症状がほぼ消えて、本来の生活が送れるようになってきます。心に少しの余裕ができ、笑顔が出てきて回復を実感できるうれしい状態です。

ただし、この状態に戻ったからといって、以前と同じ働き方や生き方、考え方、生活習慣、人間関係を復活させると、再発してしまうこともあるので、セルフケアのワークを継続していくことが重要になってきます（セルフワークを続けると、うつになる前とは180度違う生き方ができます）。

うつの回復期にあるということは、トラウマはほぼ沈静化している可能性が高いです。トラウマを解消すると、潜在意識下でストームが起こらなくなります。その暴走を沈静化できるかできないかはその方の取り組み方次第です。

このステージに至るまでには、本当につらいこともたくさんあったでしょう。お疲れさまでした。

生き方を改め、生活習慣を変えて、ストレスレスになるセルフワークを続けていくことによって、心のバッテリーを減らさないで、「節電モード」に切り替えるということを学ぶ時期です。節電モードとは、この本のセルフワークを行っていくことです。

予防医学と同じように「よい状態を維持していく」という考え方をもつことが一番大切になります。継続することでうつの再発はほぼなくなります。

状態

・不安や気分の落ち込み・悲しみ・怒り・罪悪感・過去の記憶に縛られるなどから解放される。
・家族やパートナー・職場の人にも抵抗なく接して話ができ、笑うことができる。
・食欲・睡眠・体調の3つが回復する。
・記憶力・判断力などが回復し、本やテレビ・インターネットを楽しむことができ、頭を使うことができるようになる。
・趣味に取り組むことができるようになる。
・うつが本当に治った感じがする。

・うつの沈み期にあったような自殺衝動がなくなり、「あのときに自殺しなくて本当によかった」と思えるようになる。
・人生やものの見方が今までよりも穏やかになる。
・人にやさしくなり、相手の痛みがわかるようになる。

この時期の過ごし方――セルフワークを続け、日々感謝し、心地よさ・幸福感を感じて生きる

・以前の自分と比べたり、不安になったり、がんばったり、焦ったりしないで、一歩ずつゆっくりと過ごすことを心がける。
・今までのような無理をしないで、セルフワークを行いながら、自分の心と体調を整えていく。
・うつになって改めて気づいたこと・感謝できることに目を向けて今後どのように生きていくのかを考える。
・少し回復してきたと感じても無理をしない。
・食事を健康的なものにする。ジャンクフード・甘いものは極力食べない。和食がおすすめ（甘いものは血糖値の乱高下を起こし、精神状態を不安定にするため。和食は栄養的にバランスがよいため）。

・プチ断食をする。

・できれば8時間の睡眠をとる（うつのときは身体のバッテリーをチャージしなければならない。その充電に一番ふさわしいのが睡眠）。

・不摂生な生活があれば見直す。

・軽いウォーキングや運動ができるなら家の近所を30分程度散歩する（心地よいと感じる程度にし、徐々に増やす。疲れるまでしない）。

・以前と同じ自分に戻れないと思うのではなくて、うつを経験して成長した部分に意識を向けて生活する。

この時期に必要なセルフワーク（詳細は4章を参照のこと）

1〜9、14〜33を行う。

Column

インナーチャイルドと胎児期のトラウマ

インナーチャイルドとは

インナーチャイルドは「内なる子ども」と訳されます。過去にあまりにも深く強く傷ついた経験をしたために、二度とその痛みを感じないですむように、潜在意識の奥深くに閉じ込めてしまった、幼いころの自分自身です。

インナーチャイルドは、私たちの意識できる10%の意識ではなく、私たちが意識できない90%を占める潜在意識（無意識領域）に、自分の人格の一部として存在しています。ですから、日常の意識ではわかりません。そして、インナーチャイルドは一人ではなく、トラウマファイルの数だけインナーチャイルドは存在しています。

インナーチャイルドは、0〜8歳（0歳以前の記憶は胎内記憶）のころ、そのときの療育者・両親・保育園や幼稚園の先生・近所の大人・友だちなどを通じてのネガティブでショックな体験から形成されます。な

人間の心のしくみとインナーチャイルド

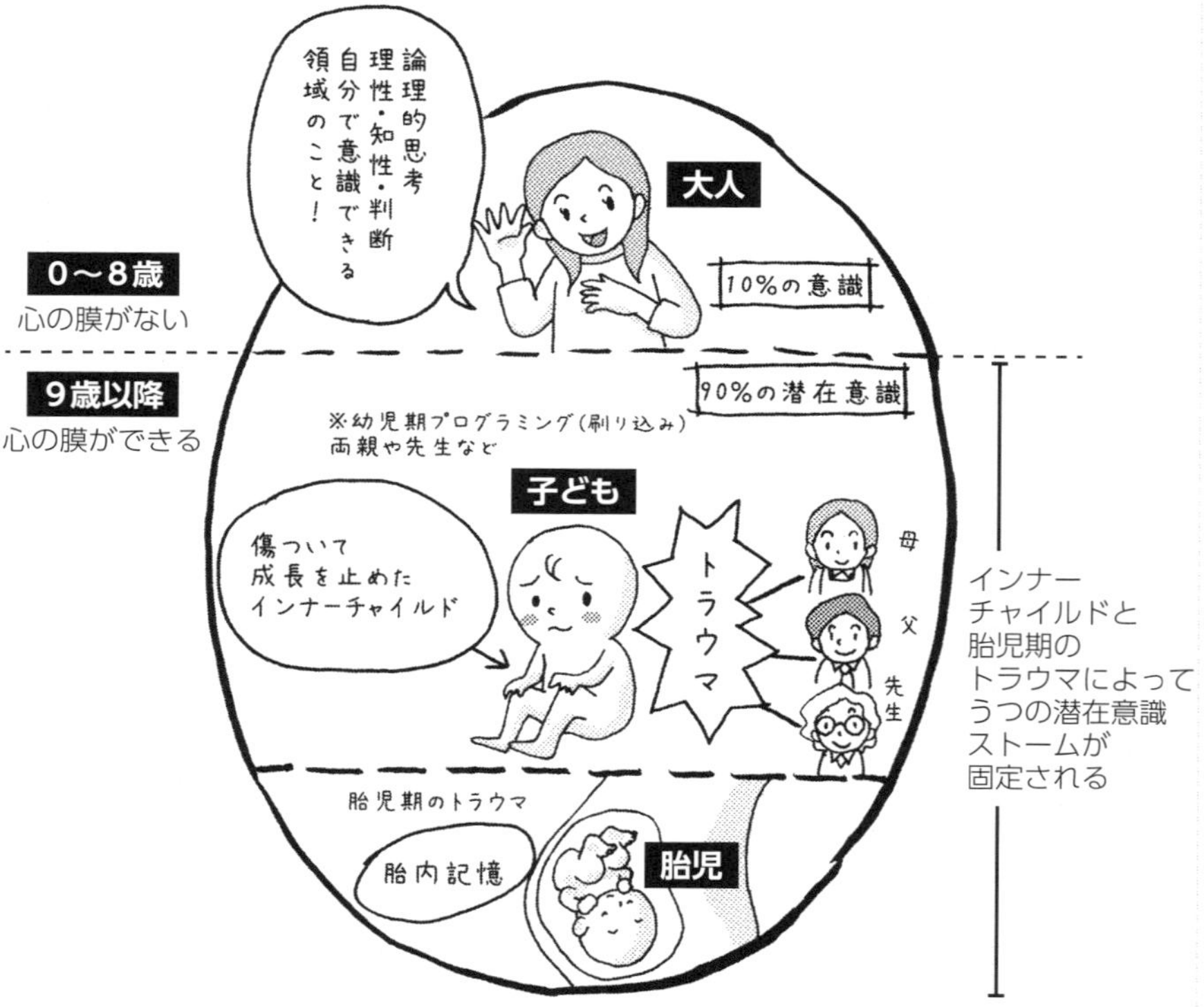

論理的思考
理性・知性・判断
自分で意識できる
領域のこと！
大人
0〜8歳
心の膜がない
10%の意識
9歳以降
心の膜ができる
90%の潜在意識
※幼児期プログラミング（刷り込み）
両親や先生など
子ども
傷ついて
成長を止めた
インナーチャイルド
トラウマ
母
父
先生
インナー
チャイルドと
胎児期の
トラウマによって
うつの潜在意識
ストームが
固定される
胎児期のトラウマ
胎内記憶
胎児

かでも親とのかかわり方で形成されることが多いのが特徴です。

そして、その体験がトラウマとなると、「私なんて何をやってもうまくいかない」「この世は怖いところだ」「私は被害者だから」「人を信じると裏切られるから信じない」「私は誰からも愛してもらう価値がない」「私にはどうすることもできない」「〇〇するべき」などという、その人の思い込みの癖を潜在意識でつくり出してしまうのがインナーチャイルドなのです。

インナーチャイルドは、あなたの日常生活での無意識の行動や思考の癖、習慣、そして信念にまで関与しています。

バーストラウマとは

1章のトラウマチェックの際にお話しした、胎内記憶とバーストラウマについても簡単に触れておきます。

胎内記憶とは、胎児期記憶とも呼ばれます。お母さんのお腹の中にいたころ、胎児は耳から夫婦の会話を聞いています。

そのときの親の夫婦げんかがトラウマになるケースや、出産のときの産道を通る際の苦しさなどがトラウマになる（これをバーストラウマといいます）ケースがあり、これらによっても潜在意識下にインナーチャャイルドが形成されることがあります。

くわしくは、医学博士・産科医の池川明先生（池川クリニック院長）が胎内記憶に関する著書を多く出されていますので、そちらを参考にしてください（『胎内記憶　命の起源にトラウマが潜んでいる』角川SSC新書など）。

あなたの人生の多くはインナーチャイルドに支配されている

インナーチャイルドと胎児期のトラウマによって、大人になったときの性格やものの考え方、価値観の判断基準が設定されます。

そして、インナーチャイルドは、人間関係のパターン・恋愛関係のパターン・家族関係のパターン・お金との関係性・やめられない依存行動（タバコ・アルコール・セックス・ギャンブル・恋愛）・病気などの人生全般にあらゆる影響を与えているのです。

うつやパニック障害、強迫神経症など、さまざまな心の問題は、このインナーチャイルドのトラウマが原因になっています。

チャイルドたちは、潜在意識下で過度のストレスやトラウマを想起させる出来事が起こると、トラウマファイルの中にある潜在意識の暴走スイッチをONにして、スパークを起こし、トラウマファイルの間を嵐

トラウマ・潜在意識ストーム・インナーチャイルドの関連図

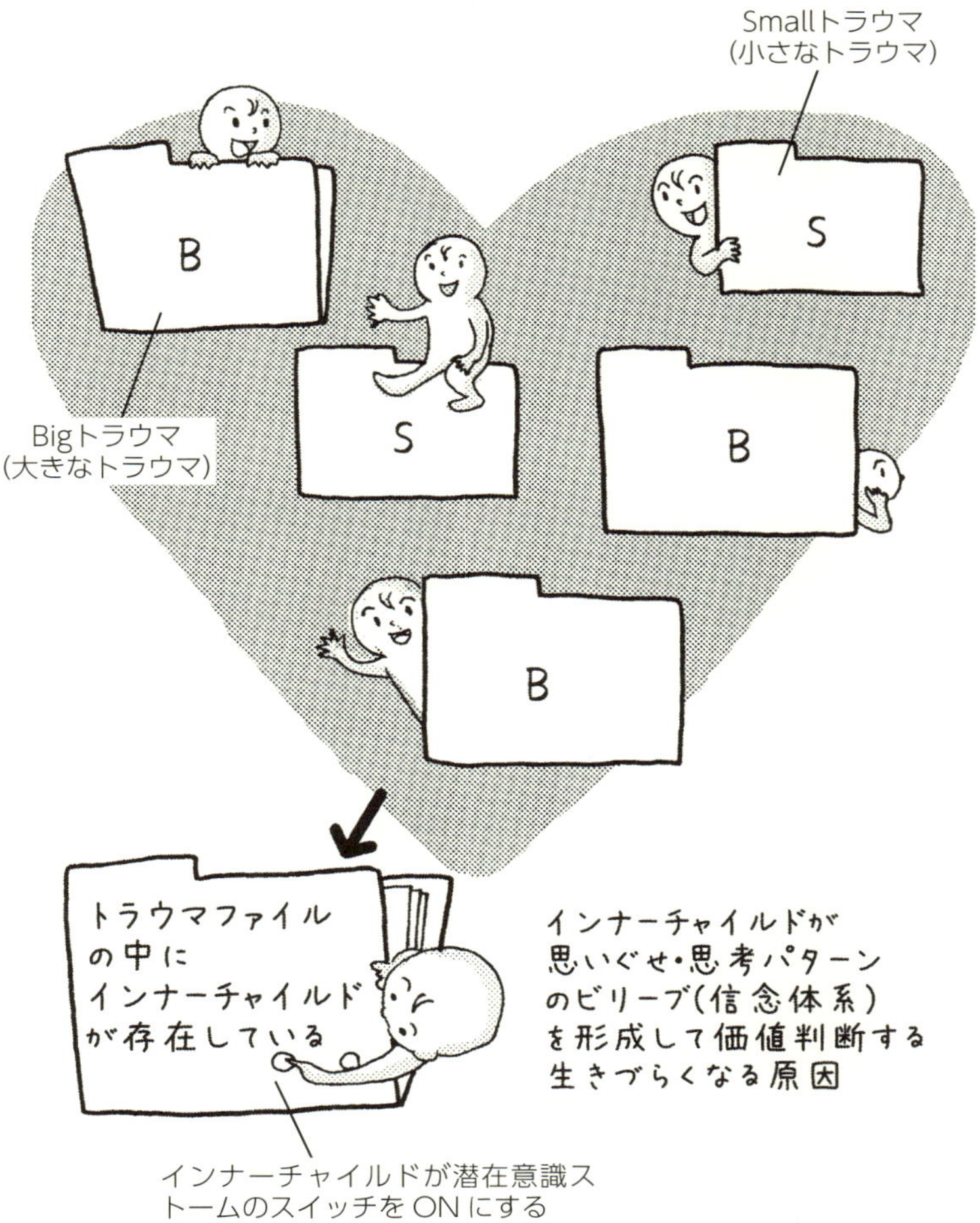
Smallトラウマ
(小さなトラウマ)
B
S
S
B
Bigトラウマ
(大きなトラウマ)
B
トラウマファイル
の中に
インナーチャイルド
が存在している
インナーチャイルドが
思いぐせ・思考パターン
のビリーブ(信念体系)
を形成して価値判断する
生きづらくなる原因
インナーチャイルドが潜在意識ストームのスイッチをONにする

トラウマ（心的外傷）の定義

個人の精神生活に衝撃を与えようとする出来事があり、それがあまりにも強烈であるため適切な対応ができず、無意識下に抑圧されて長期にわたる障害をもたらす経験をいう（國分康孝編『カウンセリング辞典』誠信書房より）

のように暴走させて、潜在意識ストームを誘発させます。それがうつの根本原因です。

つまり、幼少期・胎児期に傷ついた体験が、大人になった現在のあなたの人生を大きく支配していると
いっても過言ではありません。

インナーチャイルドを癒す

当時の傷ついたインナーチャイルドに催眠下で会いに行って、未完了のままだった問題、愛の欠乏感や幼いゆえに誤解していたかもしれない状況を癒すことをインナーチャイルド療法といいます。

「インナーチャイルドが癒されていないことが、心の病気や悩みの根本的原因である」という心理学者は多く、私自身もインナーチャイルド療法を受けました。

さらに、カウンセリングを通して、チャイルドを癒すことで、うつの薬から解放され、症状がなくなったクライアントさんをたくさん見てきましたので、カウンセラーとしても大変重要な根幹部分を司《つかさど》っているものであると考えています。

現在の病院カウンセラーは、この部分にほとんどアプローチしません。非常に残念なことです。対話型カウンセリングも有効だと思いますが、問題の根幹部分を解放しないことには、潜在意識ストームはなかなか

おさまらず、うつが長引く傾向が多く見られます。

あなたは本書のワークを通じて、「保護者」の立場で自身のインナーチャイルドとかかわっていくことになります。

今のあなた自身が傷ついたインナーチャイルドの親となり、愛情をもって見守り、無条件の愛を与え、触れて、抱きしめて、会話して、安心させてあげることでインナーチャイルドを癒していきます。すると、トラウマの傷は修復されていきます。

潜在意識ストームの直接的な原因になるインナーチャイルドを癒すことで、うつは回復へと向かっていくのです。

※追記

私はうつの方の親御さんを責めているわけではありません。

幼いころに感じた思いが未完了になっている（癒されていない）のであれば、それはセラピーをすることで楽になるのだと提唱しているだけです。

トラウマがない人なんていませんし、親も叱るときはきちんと叱らないといけません。犯人探しは意味がなく、ただその事実があったというだけのことです。

決して親御さんを責めているのではないことをご理解いただければと思います。

第3章

セルフワークに取り組む前に

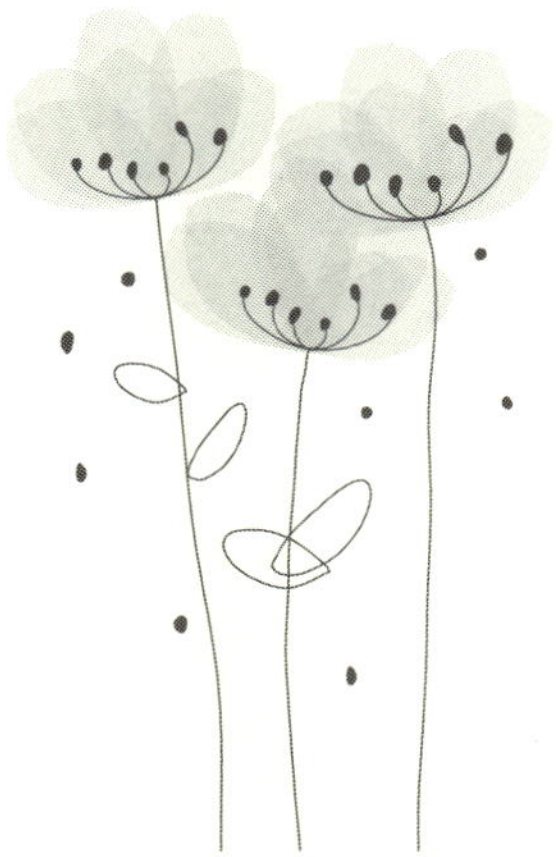

潜在意識を変えてうつを克服する

ここまで読んでくださったあなたには、**うつは潜在意識下にあるトラウマファイルの暴走スイッチが押され、潜在意識ストーム（嵐）が起こることが原因である**、うつには回復ステージがあることを理解していただけたと思います。ですから、回復ステージに合わせた過ごし方をして、潜在意識に働きかけるワークをすることが、うつを回復させるもっとも合理的な解決方法だということもおわかりいただけたかと思います。

「弥永先生は薬に頼らず、どのようにしてうつを克服したのですか？」

という質問を受けることがあります。

それは、うつの回復ステージに合った過ごし方、適切なセルフケアを実践してきたからだと思います（当時は本書で紹介しているような分類はできていませんでしたが、大まかな体系はイメージできていました）。「その時期に合わせた適切な対応」というところが重要です。

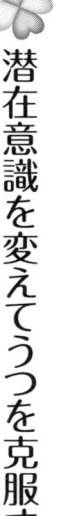

私自身は、潜在意識のトラウマ（父から学んだこの世の中は怖い・危険という価値観）を解放するために、催眠療法を受けて潜在意識を書き換えるというセッションを受けました。

催眠というと怖いと思う方がいますが、催眠術とは違うものです。意識はなくなりませんし、コントロールもされません。アメリカ医師会もイギリス医師会も催眠療法を医療・心のケアで使っており、国で承認されている安全なものです。そんな医療催眠を受けながらも自己ワークを行うことで回復していきました。

ようするに、**私は潜在意識を変えてうつを克服したんです。**

※催眠療法についてくわしく知りたい方は、『脱・引き寄せの法則ワークブック』（河野桃子・弥永英晃共著／デザインエッグ）の中で私が書いた「潜在意識入門講座」や小説部分をご一読ください。

潜在意識は現実と想像の区別がつかない

「個人セッションや催眠療法なんて受けられない」

という方もたくさんいらっしゃると思います。

でも、大丈夫です。安心してください。潜在意識は自分で書き換えることができるからです。

実は、潜在意識は、現実と想像の区別がつきません。イメージしていたことも実際に起こったことと認識します。ですから、イメージングを活用して、潜在意識を書き換えていくのです（記憶がなくなるとかそういう意味ではありません）。

どういうことをするのかというと、トラウマ体験の場面を上から、そのときに本当にしたかったイメージで絵を塗り替えるように上書きをするのです。

たとえば、人前で話すのが苦手な女性がいたとしましょう。彼女は小学1年生のときに、好きな算数の授業で発表したのですが、残念なことにその答えは間違っていました。そのとき、クラスのみんなからクスクスと笑われたつらい経験をもっていたとします。

人に笑われた体験がトラウマとして残っている場合、大人になった今でも人前で話すとき、潜在意識下ではそのときの失敗が再生されているので、「また誰かに笑われてしまったらどうしよう……」と不安になります。

そんなとき、うまく話せてクラスのみんなや担任の先生からほめられている場面を思い浮かべます。すると潜在意識は現実と想像の区別がつきませんから、トラウマ体験が書き換えられていくのです。

潜在意識が上書きされると、人前で話すとき、今までだったら何週間も前からビクビクして、不安でそのことを考えるといてもたってもいられなかったのが、自然と平気になっていきます。人前で緊張せずに話せるようになるんです。

私の場合は、「父から叩かれていて泣いていた自分は、本当はどのようにされたかったのか」と書き換えたいイメージをつくり出して上から重ねていきました。そのイメージングを何度か繰り返すことで「世界は怖いところだ」という考え方が、「世界は安全だ」という意識に変わりました。

潜在意識が変わると意識が変わっていきます。そして、心（潜在意識と意識）は身体とつながっているため、身体にも変化が現れてきます。

心と身体はつながっている

「潜在意識は現実と想像の区別がつかないなんて本当？」

「心と身体がつながっているってどういうこと？」

と思った方もいるかもしれませんね。

では、簡単な確かめ方を紹介しておきましょう。全部で3つあります。すぐできることなのであなたもやってみてください。

❖指の長さを一瞬で変える

①　手首に刻まれた線をそろえて両手を合わせます。

②　そのとき、どちらの中指が長いかを確認します。

③　手を離し、目を閉じます。

④　中指が短いほうの手を上に挙げて、指が童話『ジャックと豆の木』のようにニョキニョキ伸びて、雲を越えて天まで届くイメージをします。

⑤　目を開け、もう一度手首の線を合わせて中指の長さを確認します。

⑥　中指の長さが同じになっているか、短かったほうが長くなっているはずです。

❖身体のかたさを変える

①　前屈をしてどこまで手が届くか確認をします。

指の長さを一瞬で変える

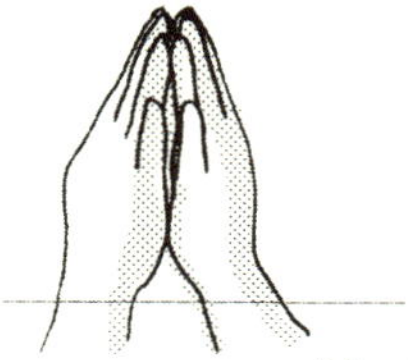

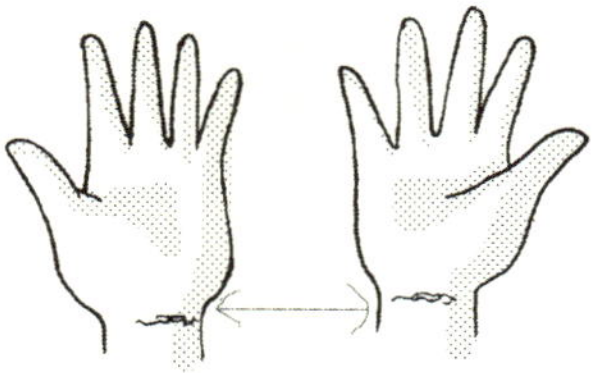

①
手首のラインをそろえて
両手を合わせる

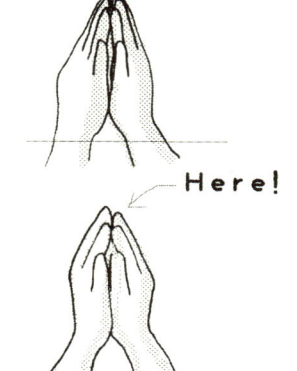

②
どちらの中指が長いかを確認

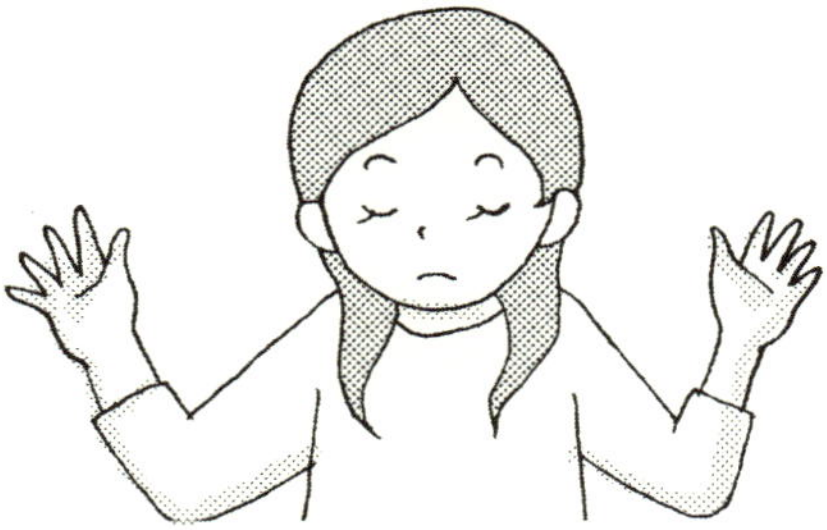

③
手を離し、目を閉じる

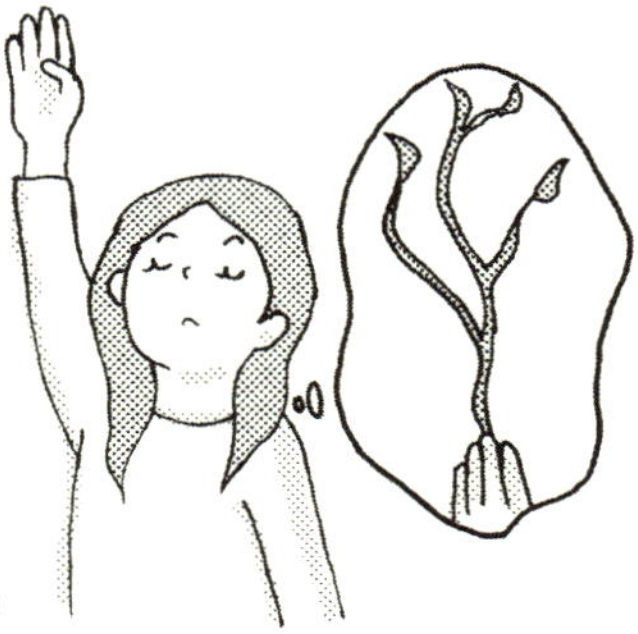

④
短いほうの中指が伸びていく
イメージをする

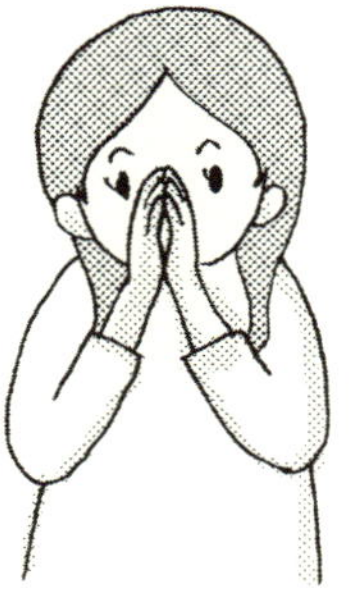

⑤
目を開け、再度中指の長さを確認

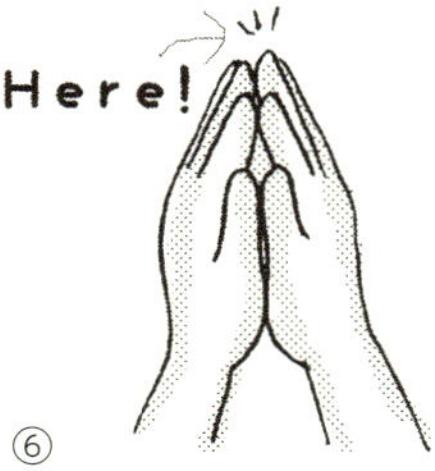

⑥
長いほうの指が替わっているか、
同じになっているはず

②起き上がり、目を閉じます。
③腰の筋肉がゴムのようにグニャグニャになっているイメージをします。
④目を開け、深呼吸を2回した後、もう一度前屈をします。
⑤以前より身体が曲がるようになっているはずです。

❖食べていないのに唾液が出る

①目を閉じて、目の前にみずみずしいレモンがあるとイメージします。
②目を閉じたまま、そのレモンを一口大にカットします。
③さらに、果汁があふれ、甘酸っぱい香りがしているとイメージします。
④イメージしたレモンを口の中に入れて噛んでみます。
⑤目を開けます。実際に食べていないのに、口の中は唾液でいっぱいになっているはずです。

いかがでしたか?
潜在意識(心)と身体がつながっていることが体感できたのではないでしょうか。
潜在意識はイメージと現実を区別できませんから、指の長さが変わって見えたり、身体

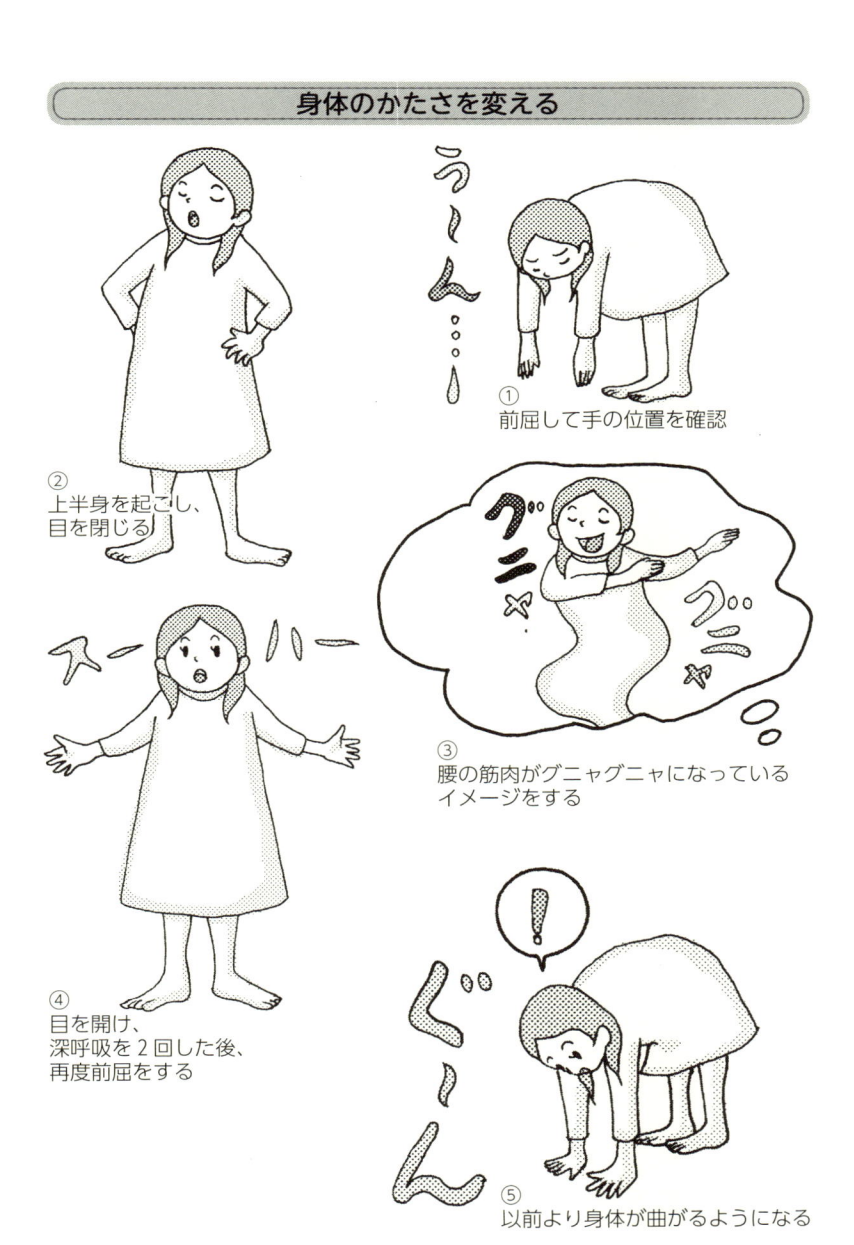

身体のかたさを変える

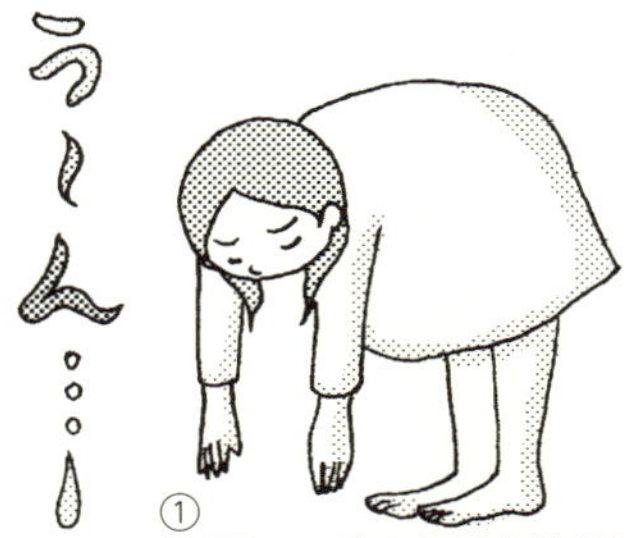

①
前屈して手の位置を確認

②
上半身を起こし、
目を閉じる

③
腰の筋肉がグニャグニャになっている
イメージをする

④
目を開け、
深呼吸を２回した後、
再度前屈をする

⑤
以前より身体が曲がるようになる

食べていないのに唾液が出る

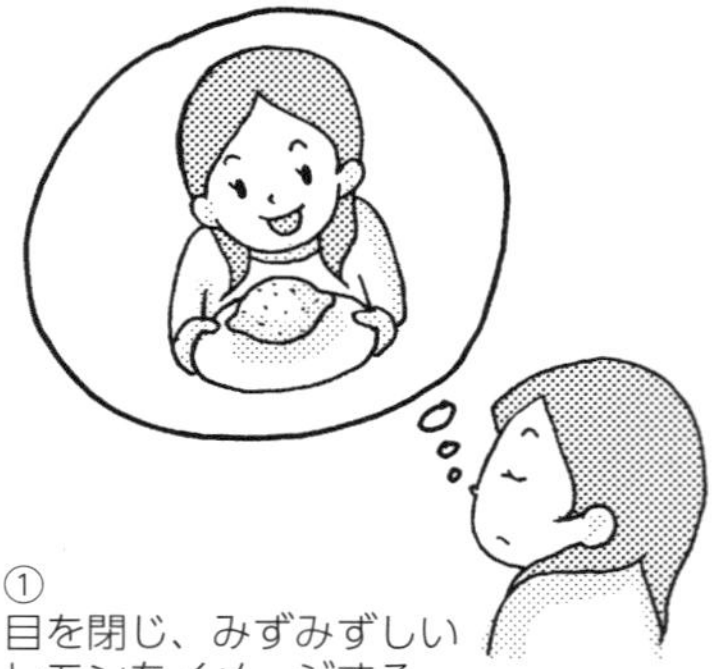

①
目を閉じ、みずみずしい
レモンをイメージする

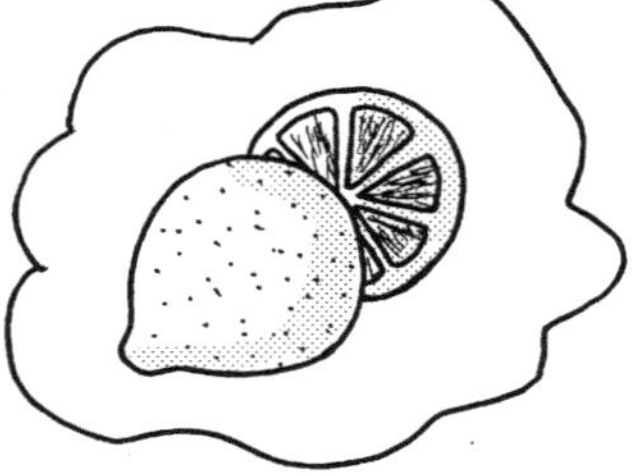

②
イメージしたレモンを
一口大にカット

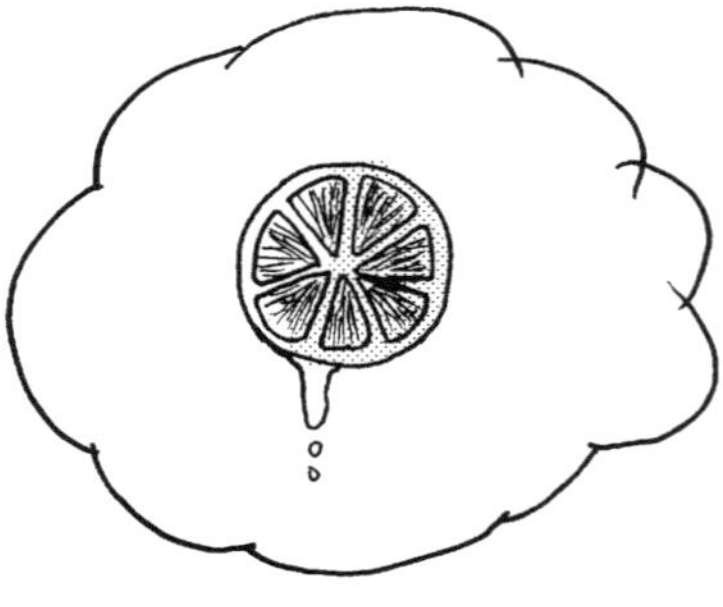

③
切り口から果汁があふれ、
甘酸っぱい香りがしているイメージを

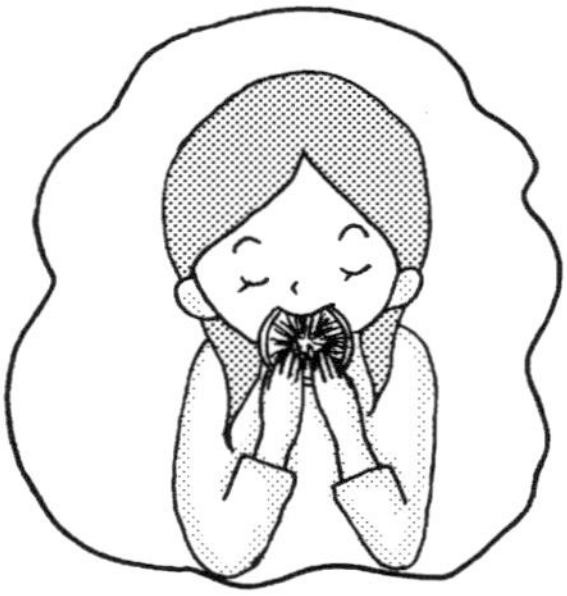

④
そのレモンを噛んでみる

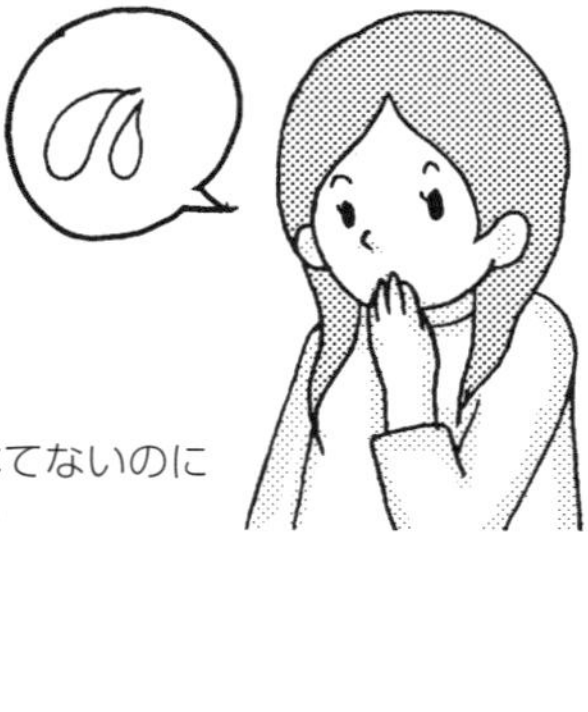

⑤
実際に食べてないのに
唾液が出る

がやわらかくなったり、レモンを食べなくても唾液が出るんですね。

ですから、これから紹介する、**イメージを使って潜在意識に働きかけるセルフワークが有効なんです。確実にあなたの中で変化が起こります。**

うつコアを理解する

4章で紹介するセルフワークは、潜在意識に働きかけるだけというものではなく、生活習慣の改善も含まれています。

123ページの図を見てください。

私が考えるうつとは、1つのコアと7つのサブコアで構成されています。コアとは「核」という意味で、「中心」を表しています。

うつの全体像を見たときに、これらが整った状態になると、うつが回復することを多くのクライアントさんのセッション例から実感して、それを私なりに形にしたものがうつのコア（核）という概念です。

重要なのは、うつの最大の原因である潜在意識です。ですから、潜在意識は中心のコアになり、ここを癒してから、そのほかのサブコアも補強して全体の歯車をよくしていきます。

コア

潜在意識……潜在意識の暴走を正常に戻すためにもっとも重要なコア。

サブコア

知識……正しいうつの「知識」をもつことで、正しい方向性と回復のステップを理解する重要なサブコア（薬・精神医療・うつの6つの回復ステージ・うつの過ごし方）。

睡眠……休息によって身体と心の回復力を高めるサブコア。

運動……体力をつけ、ストレスを解消するサブコア。

食事……身体の自然治癒力を発揮させるためのサブコア。

排毒（デトックス）……身体にたまった有害なものを外に出して健康にするサブコア。

血行・自律神経……血行・冷えを改善して、副交感神経を優位にするサブコア。

氣……エネルギーを入れる、あるいはマイナスな氣を抜くサブコア。

うつコアへのアプローチ

<うつの１つのコアと７つのサブコアの関連図>

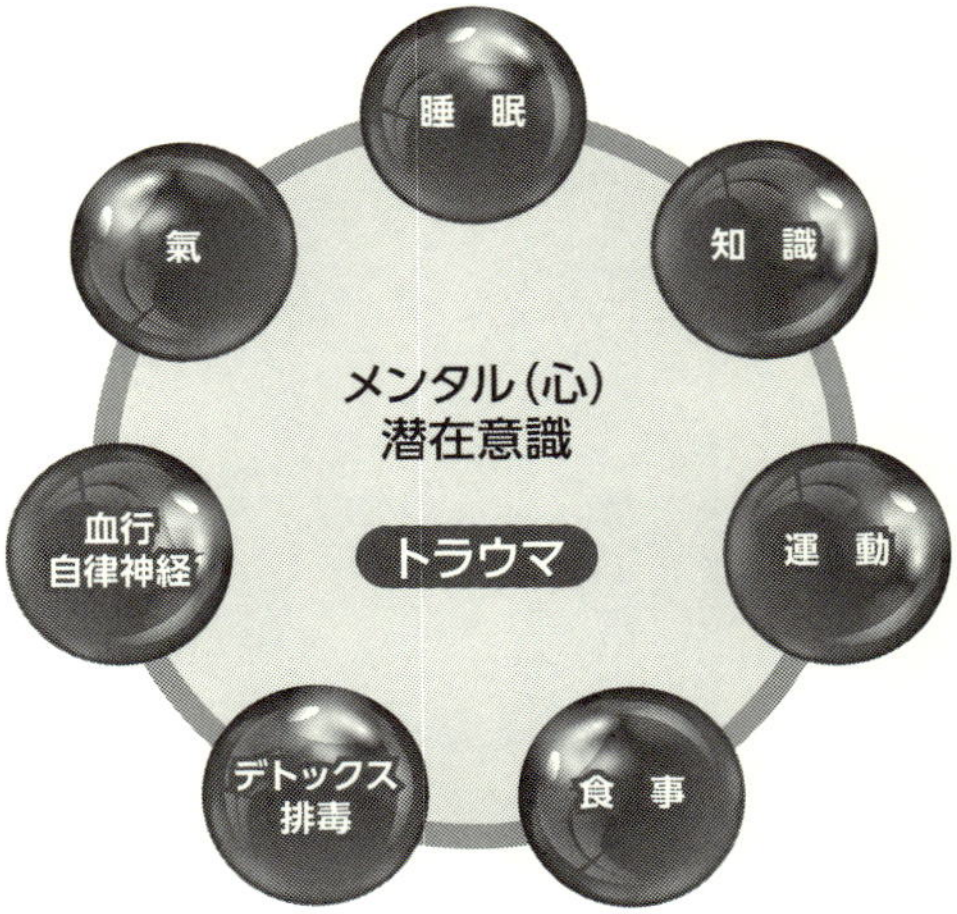

※潜在意識が多くの部分を占めているのは、うつは潜在意識のストーム（嵐）が原因（中心）だからです。潜在意識にアプローチするワークを多めにしているのは、それほど重要だからです。また、正しいうつの知識を身につけることも大切です

ひと言で「うつ」とくくられてしまうことが多いのですが、うつは心と身体のさまざまなところへ影響を与えていますので、これらへ総合的にアプローチすることがとても重要になるのです。

うつサブコアの1つである「知識」については、この本を読んでいただければ大丈夫ですので、実際に行うのは、「知識」以外の7つのうつコアについてのワークということになります。

「あれもこれもやらなきゃいけないなんて大変そう」

と思った方もいるかもしれませんね。次章で紹介するワークは、うつコアへバランスよく働きかけるようにつくられています。大仰なことはありませんので安心してください。

幸福感、気持ちよさ、愛情を感じられるようにシフトする

125ページの図をご覧ください。

「うつの振り子の法則」とは、私がセッションしてきたうつのクライアントさんが初めと

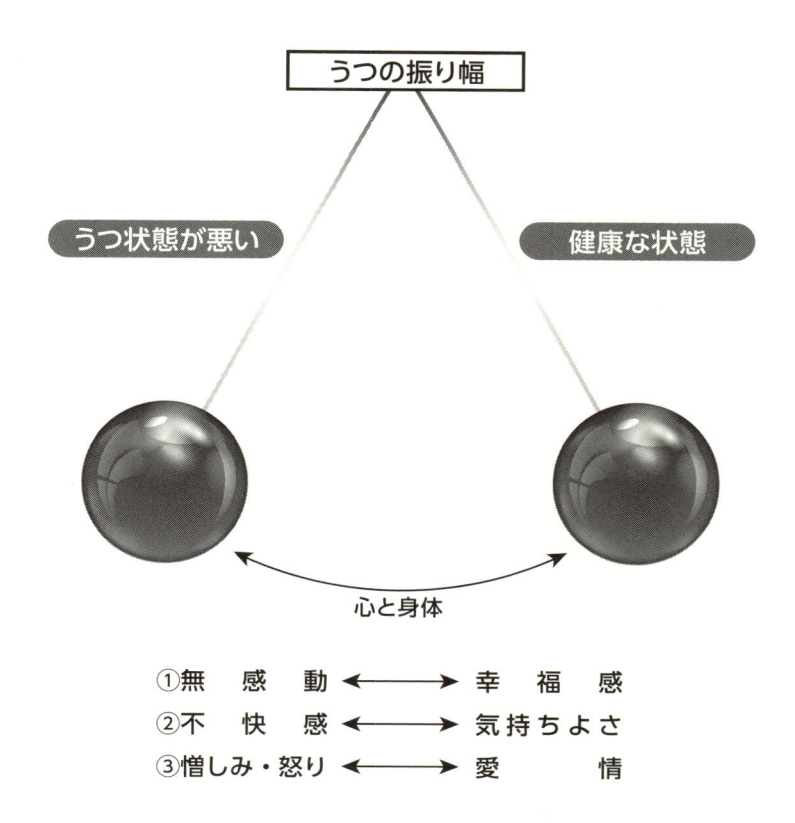

（弥永式）うつの振り子の法則

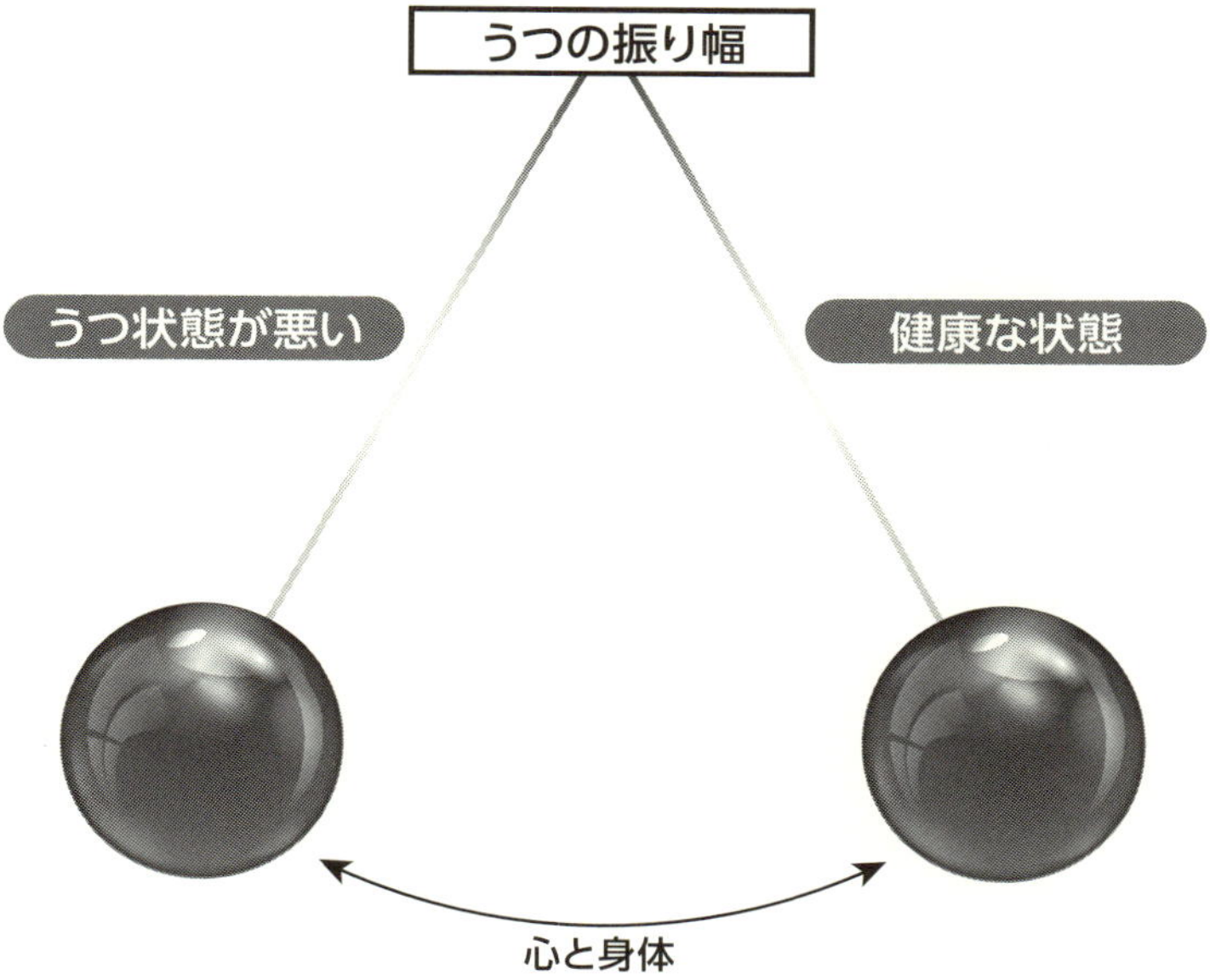

①無　感　動 ←→ 幸　福　感
②不　快　感 ←→ 気持ちよさ
③憎しみ・怒り ←→ 愛　　情

うつは心と身体が麻痺した状態になっています。上記の**無感動、不快感、憎しみ・怒りの3つを幸福感、気持ちよさ、愛情へと変えていく**ことが大切になります終わりでは、どのように状態が変化しているのかに着眼し、観察してきたなかで見つけた法則です。初めの状態とうつから解放されて元気になった状態では真逆の反応を示すことを振り子にたとえてわかりやすく示したものです。

うつは心と身体が麻痺した状態です。その状態は、①無感動、②不快感、③憎しみ・怒りがある状態になります。

2章でも少し触れましたが、**うつの人には3つの共通した感情やその状態があります。それが、①無感動、②不快感、③憎しみ・怒りです。**

この3つの状態をその反対の状態に近づけていくようにすればうつはよくなっていきます。心と身体が、①幸福感、②気持ちよさ、③愛情の3つを感じられるようになったらうつは自然によくなっていくのです。つまり、うつが治っている状態にシフトしてあげればいいんです。

幸福感や気持ちよさ、愛情を感じる生活にシフトしていくためのワークをこれからたくさん紹介していきます。

Column

自律神経について

人間には自律神経という神経があります。自律神経とは次の2つに分けることができます。

動く神経……交感神経
休む神経……副交感神経

私たちの身体は、この2つの神経のどちらかが優位になったり、切り替わったりして、脈拍、血管、血圧、唾液、胃腸の働き、瞳孔、血糖値、ホルモン、呼吸数、免疫などをうまく調整し、自然にバランスをとっています。

私たちは「さっき食べた焼き肉を胃でどのように消化してやろうか」「夜眠った後、心臓はどのように動かそうか」「呼吸は止めないようにしないと……」などと考えたことはないと思います。これらはすべて自律神経が勝手に機能してくれていることなんですね。

そして、この2つの神経は公園にある遊具のシーソーのようにバランスをとっています（129ページイラスト参照）。

朝起きて、一日が始まるとき、「さあ、これから出勤だ」というときなどは、副交感神経から交感神経へと切り替わります。

血管は収縮して圧を上げて、心拍数を増やして、身体の隅々まで筋肉に緊張を伝え、身体が動くようになります。血圧は上昇。心拍は速く。胃腸の消化にまでエネルギーを回せないので活動は停滞します。汗もかきます。

逆に、仕事を終え、家に帰り、美味しいご飯を食べたり、テレビを見てくつろいだり、リラックスしてベッドに入るとき、交感神経から副交感神経へと切り替わっています。

血管は拡張して圧は弱くなり、血圧も下降。心拍もゆっくりになり、胃腸は逆に消化にエネルギーを注ぐようになります。緊張もないので発汗はないと思います。

このように人の交感神経と副交感神経は、シーソーのように反作用的にバランスをとっているしくみになっています。

人を動かす自律神経のしくみ

自律神経

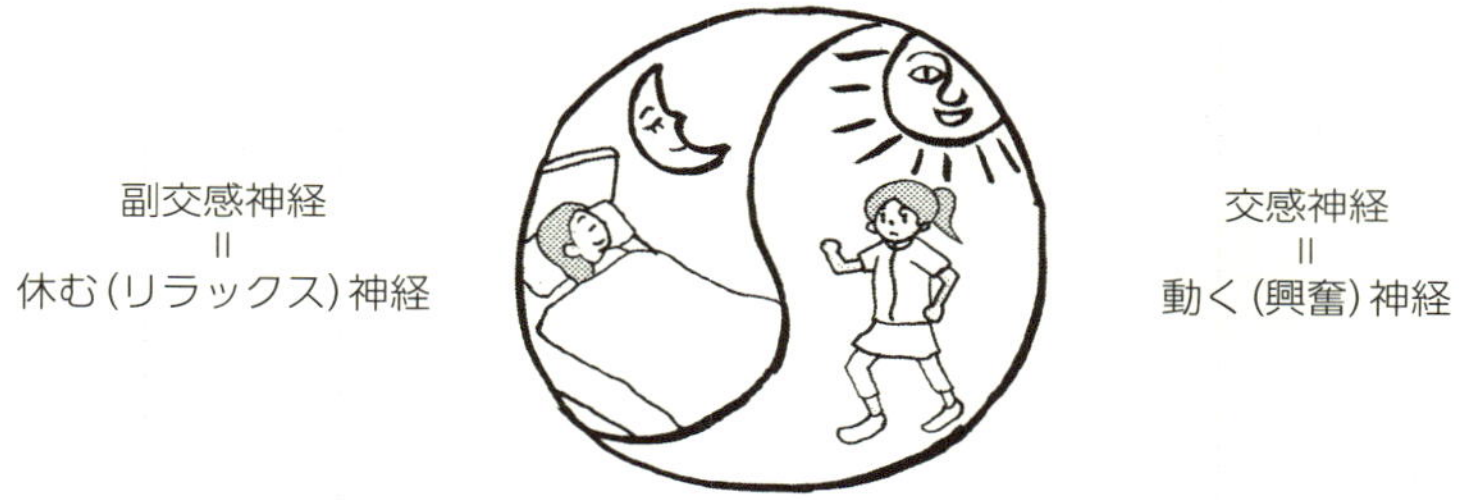
副交感神経
=
休む(リラックス)神経
交感神経
=
動く(興奮)神経

2つの自律神経はシーソーのように反作用する

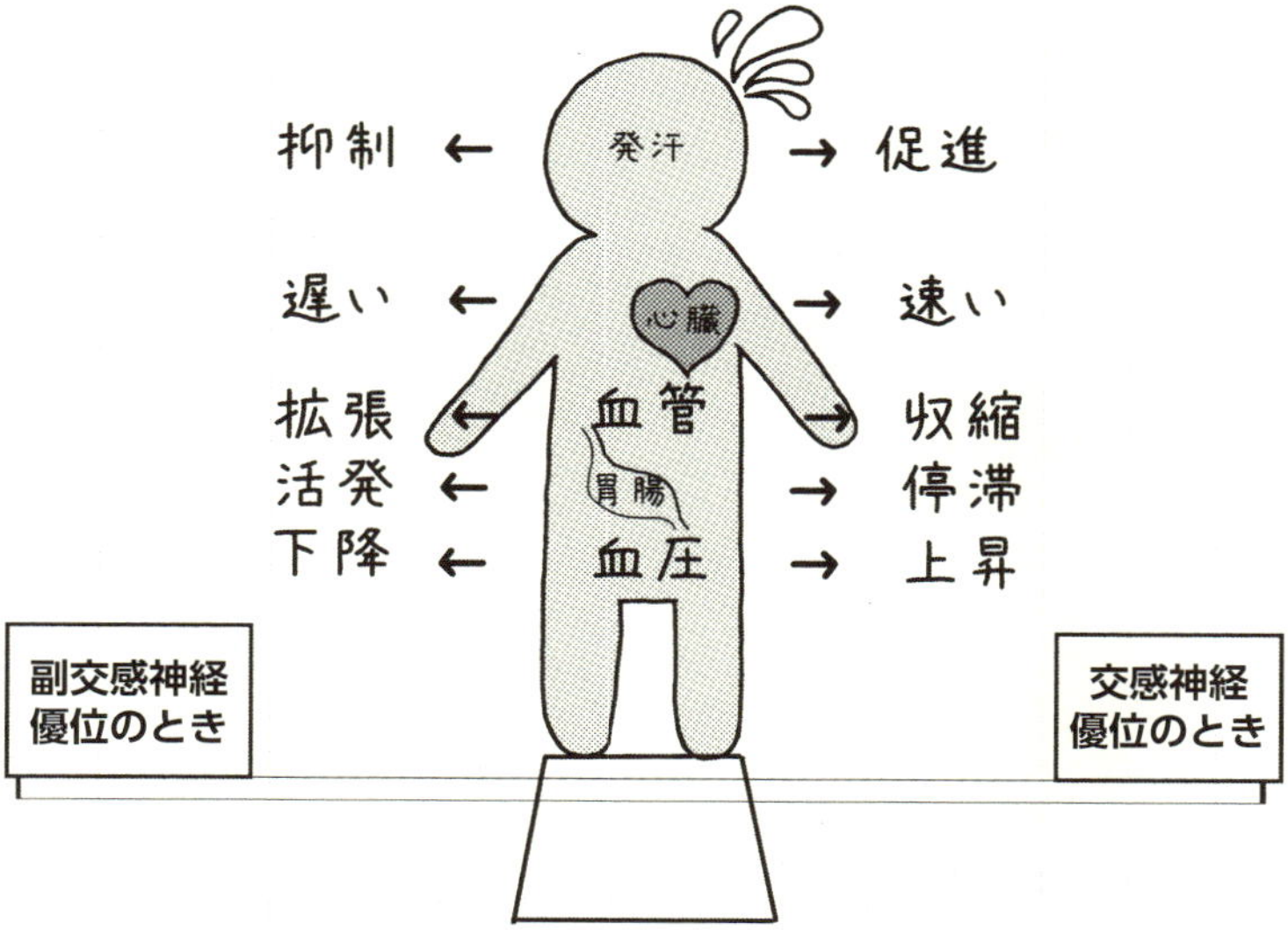

多くの病気は、交感神経が優位になりすぎて、身体機能と心のバランスが乱れることで発生します。交感神経>副交感神経→交感神経<副交感神経へとバランスよく切り替わる生活を送ることが重要です。

しかし、このストレスフルの現代社会では、常に勉強や仕事で結果を出すことを強いられ、興奮した「戦闘モード」状態のままでいることが多くなります。これは交感神経優位の状態が続くということです。自律神経のバランスがくずれると、自律神経失調症というさまざまな心身の不調が出てきます。

4章のワークの中では効果的に自律神経に働きかけ、乱れを整えるワークを掲載していますので、ぜひ試してみてください。

第4章

うつを克服して健康を取り戻す 33のセルフワーク

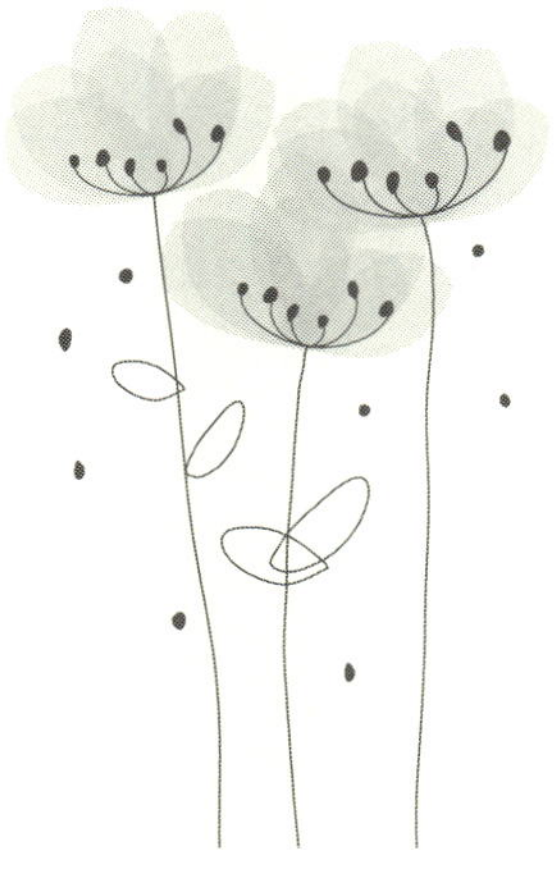

ワークを始める前に

①あなたが今、どの「うつの回復ステージ」にいるかを確認します。
②133ページの対応セルフワーク表を見て、行ってもよいワークを確認します。
③行う順番は特に決まっていませんので、行ってもよいワークの中から、やってみたい・できそうだと思ったワークを選び、行います。

各ワークに、「所要時間」「難易度」「おすすめ度」「いつでもどこでも度」を記載してありますので、ワークを選ぶ際の参考にしてください。

所要時間：15分
難易度：★★☆☆☆ ➡ ★印が少ないほど簡単にできます
おすすめ度：★★★★★ ➡ ★印が多いほど効果的ということです
いつでもどこでも度：★★☆☆☆ ➡ ★印が多いほど環境を選ばずにできます

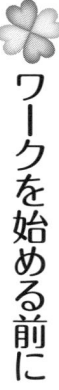

(弥永式)うつの回復ステージ対応セルフワーク表

回復ステージ	制限	行ってもよいワーク
隠れうつ期	なし	1～33 ※すべてのワークOK
うつの沈み期	あり	7、8、9、15、16、17、19、20、21、22、23、25、26、29、30 ※上記のワーク以外は行わないこと。すべてのワークができなくても**16だけは行うことをおすすめします**
第1うつのリカバリー期	あり	1～9　14～33 ※上記のワーク以外は行わないこと
うつの波期	なし	1～33 ※すべてのワークOK
第2うつのリカバリー期	なし	1～33 ※すべてのワークOK
うつの回復期	あり	1～9　14～33 ※上記のワーク以外は行わないこと

心と身体に相談しながら自分のペースで行う

すべてのワークは「これをしないといけない、するべき」という考え方のもとにつくられたものではありません。

一番無意味なのは、ワークができなかった自分を責めること、ストレスをためることです。

もっと大らかに構え、**規定やルールをまっとうしなければいけない症候群から脱出しましょう。**あなたのペースでしたいときにすればいいんです。

したくないときはしなくてもかまいませんし、**あなたのいい加減＝良い加減を大切にして、あなたの身体や心が楽になること、心地よくなること、快の感情が湧くことがうつのときはとっても大切なんです。**

焦らなくて大丈夫。体調のよいときや気分のよいときに行ってください。

もし、本書で紹介するワークをして**一時的に症状が悪化するのであれば、そのワークを行うのはまだ早いということになります。ですから、合わないと感じたら、ワークをやめ**

てください。あなたが心地よさを感じられるかどうか、それが判断目安になります。

また、ワーク中に涙が出てくることがあるかと思います。そのときは、あなたが今までフタをしてきた・押し込めていた潜在意識の底にある感情が「パカッ！」と開いた瞬間です。感情のエネルギーが解放された証として涙がポロポロと流れるのです。

ですから、こみ上げてくる感情を無理に押さえつけたりせず、そのままその感情をただ感じてください。涙は無理をして止めないでそのまま流してください。感情は自然と通り過ぎていきます。

ワークが終わった後で、ティッシュでふいて自分をやさしくいたわりましょう。

涙は人の身体にとって悪い作用は決して起こしません。脳内の幸せホルモンであるセロトニンの分泌を促し、心と身体を安定させて気分をすっきりとさせます。あなたも失恋や悲しい場面で泣いた後にすっきりしたという経験はあるかと思います。

涙には癒し効果があります。泣きたいときはがまんせずに泣いて大丈夫ですよ。安心してくださいね。

なお、本書では、セルフケアでできるレベルの潜在意識を書き換える方法をお伝えしています。しかし、うつの症状が重い方やトラウマが複雑な場合、トラウマを想起することで逆に不安になる人もいます。その場合は、トラウマを専門的に扱う精神科・心療内科の臨床経験のある医療資格（医師・精神科看護師など）をもったカウンセラーの専門的なトラウマセッションを受けることをおすすめいたします。

ワーク 1

自分を責めてしまうとき

――うつ気分をセルフコントロールする

所要時間：15分
難易度：★★
おすすめ度：★★★★★
いつでもどこでも度：★★
準備するもの：ノートまたは紙・ペン・静かで一人になれる空間

うつのときって、いつも「自分なんてダメだ！　できない人間なんだ！」と心の中で思っていませんか？

これは、自分自身を責めている声なんですね。まるでマイナス思考のアリ地獄に落ちていくみたいな感じで、特にうつのときは深みにはまって抜け出せなくなってしまいます。

私自身も経験しました。

私はこの状態を「うつの自分ダメ出し症候群」と名づけています。

その状態が続くと、自分に対するイメージ（セルフイメージ）がどんどん下がっていきます。

うつのときの思考は極端です。「白黒思考」というものがあって、「白か？　黒か？　どちらかしかない」みたいな究極の選択をしがちになります。本当はその真ん中のグレーゾーンもあるのに、選択肢が見えなくなるんです。これでは心に余裕がなくなるので、きついですよね？　考え方が極端になり、心にゆがみを生んでしまうのです。

これから紹介するワークは、自信を取り戻し、セルフイメージを高める方法です。

① まず、自分の頭の中に、自分を裁くこわーい鬼裁判官がいるとイメージします。この鬼裁判官は、何か考えたり、嫌な出来事があると、「ほら、みろ！　それもまた昔のように失敗するぞ！　またダメだな。失敗するにちがいない。だってお前はダメなやつなんだから！」とマイナスな言葉や罵詈雑言を浴びせかけて、あなたを嫌な気持ちにさせ、不安や恐怖で支配して動けなくしてしまいます。鬼裁判官にダメ出しをされて、自分は自信をなくしているとイメージするわけです。鬼裁判官がイメージできたら、次のような手順でワークを進めてください。

② いつもどういう言葉で自分にダメ出しをしているのか、その言葉をノート（紙）に書き出します。これは鬼裁判官があなたをどんなふうにやじっているのかを確認するための作業です。

③ その言葉の中で、裁き方の特徴や癖を見つけ出します。書き出した言葉を見ると、「～できない」「～べき」など自分に制限をかけている癖があることがわかると思います。それを「思考パターン」といいます。どんな思考パターンで鬼裁判官があなたをやじってくるのかを見つけてください。

【例】
・お前はいつも○○○できないよな？
・お前は○○○してもうまくいかないじゃないか？　何やっているんだ？
・お前は○○○すべきなんだぞ！

④ ノートを見て、自分自身をいたわったり、慈しんだり、または同情したりしてあげてください。

1

【例】

「こんなに自分を責めていたら、毎日つらいよね。暗い気持ちになって自信がもてないのは当然だよね……鬼裁判官にやじられっぱなしにしてごめんね。味方をしてあげなくてごめんね」

⑤ ②で書いたマイナスの言葉の正反対の言葉をノートに書きます。

【例】

・私は○○○できる自分を信じている
・私は○○○してもうまくいかない自分でも大丈夫！
・私は○○○してない自分でもいい！　ＯＫ！

⑥ 鬼裁判官が手のひらにのるくらい小さくなったイメージをします。手のひらの上で鬼裁判官はワーワーいっていますが、声が小さくて何をいっているのか聞こえません。その鬼裁判官を手で握りつぶして消し去りましょう。あるいは息を吹きかけて遠くへ飛ばしてもＯＫです。

⑦　鬼裁判官を消し去ったら、今度は自分の味方をしてくれる天使が現れるイメージをします。世界中で誰よりもあなたのことを愛して見守ってくれる存在です。そして、⑤で書いた言葉を天使にささやいてもらいます。

【例】

・あなたは〇〇〇できる自分を信じて！

・あなたは〇〇〇ならできるから大丈夫！

・あなたはたとえ〇〇〇してないあなたでも愛される存在だよ！　ＯＫ！

このワークを行うと、思考パターンが「自分を裁く」から「自分を許容する」に変わっていきます。できない自分を励ます。愛する。サポートする。このことができるようになります。

最初はイメージングがうまくできないかもしれません。しかし、繰り返し行うことでうつ気分をセルフコントロールすることができるようになり、かなり楽になります。

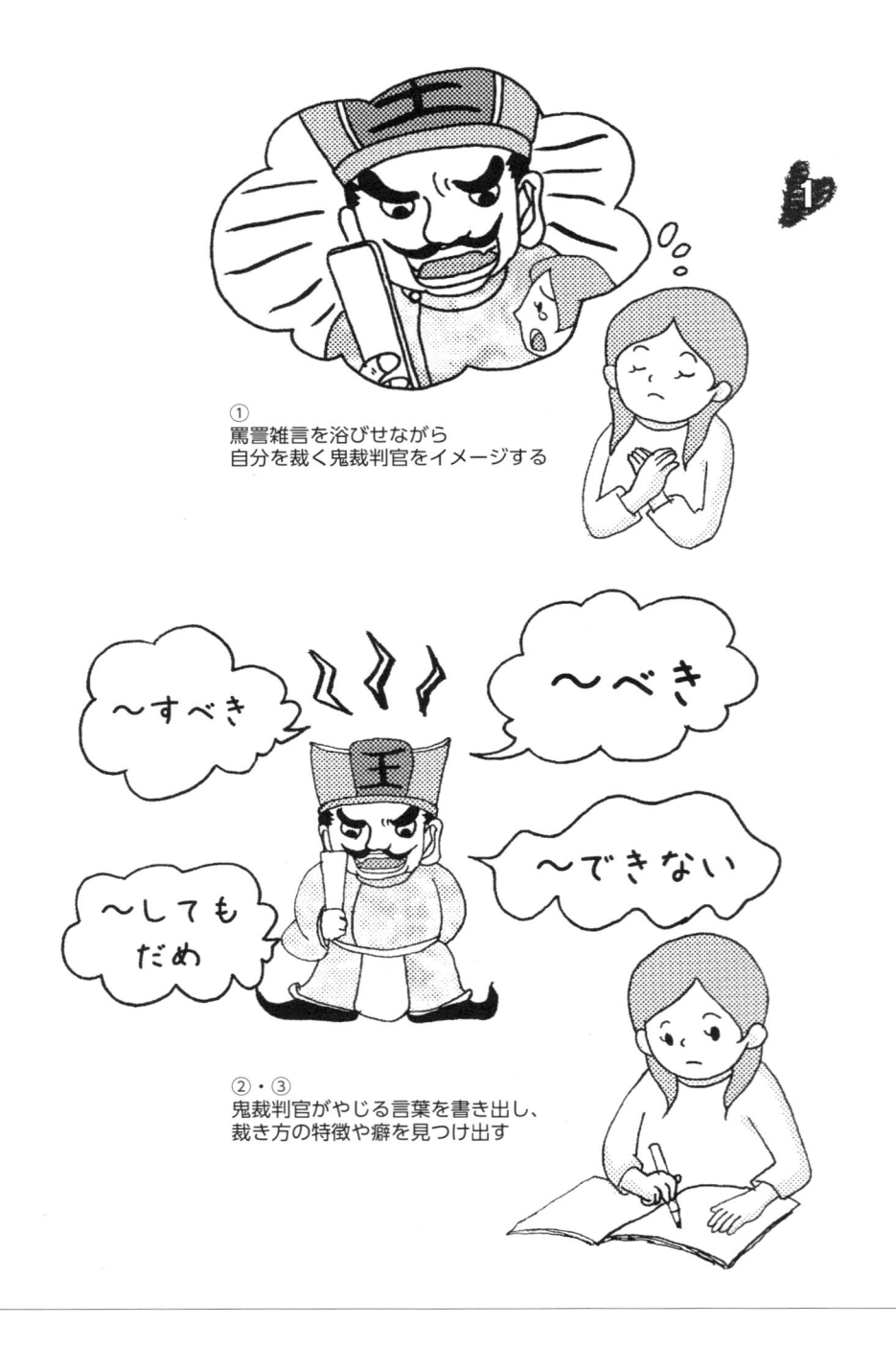

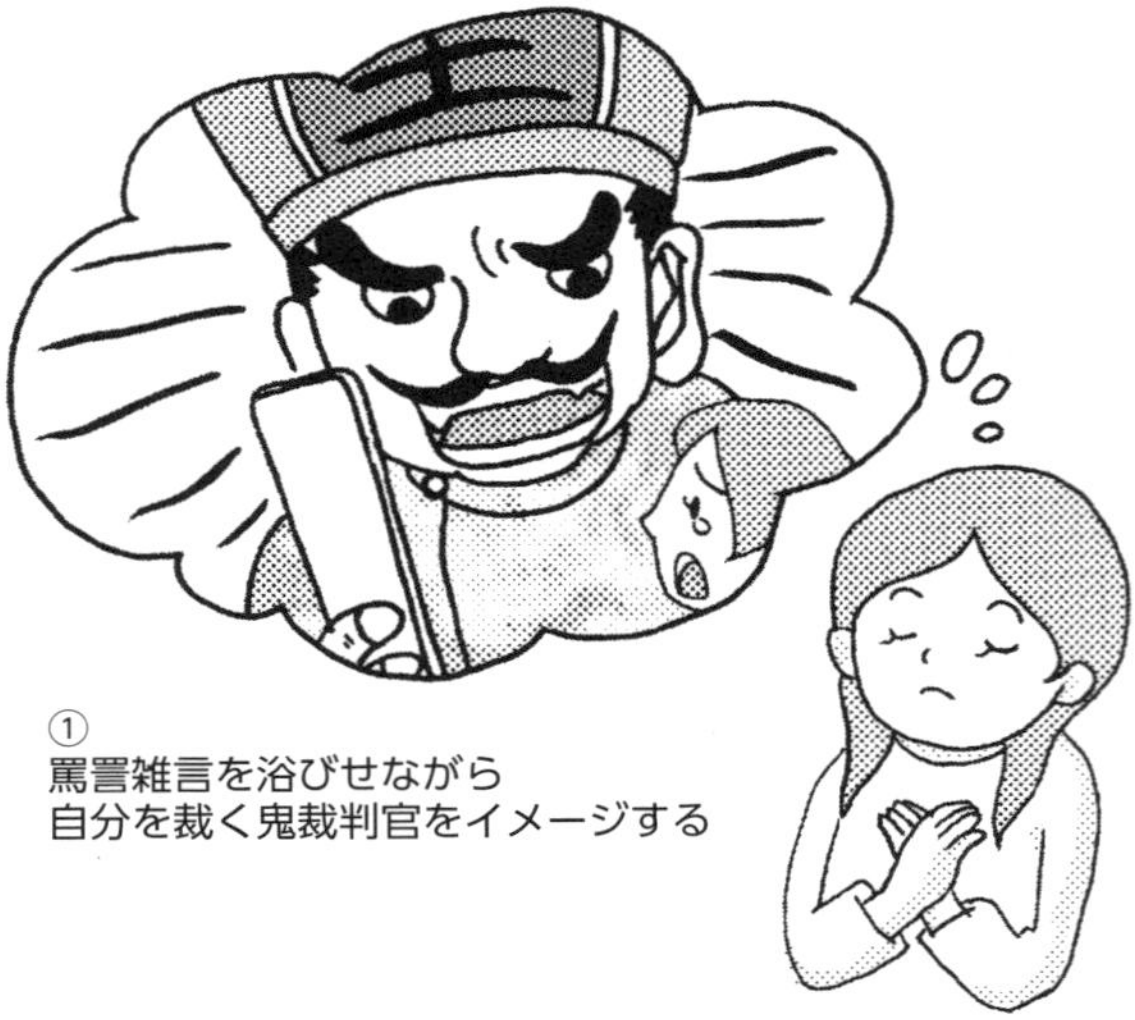

①
罵詈雑言を浴びせながら
自分を裁く鬼裁判官をイメージする

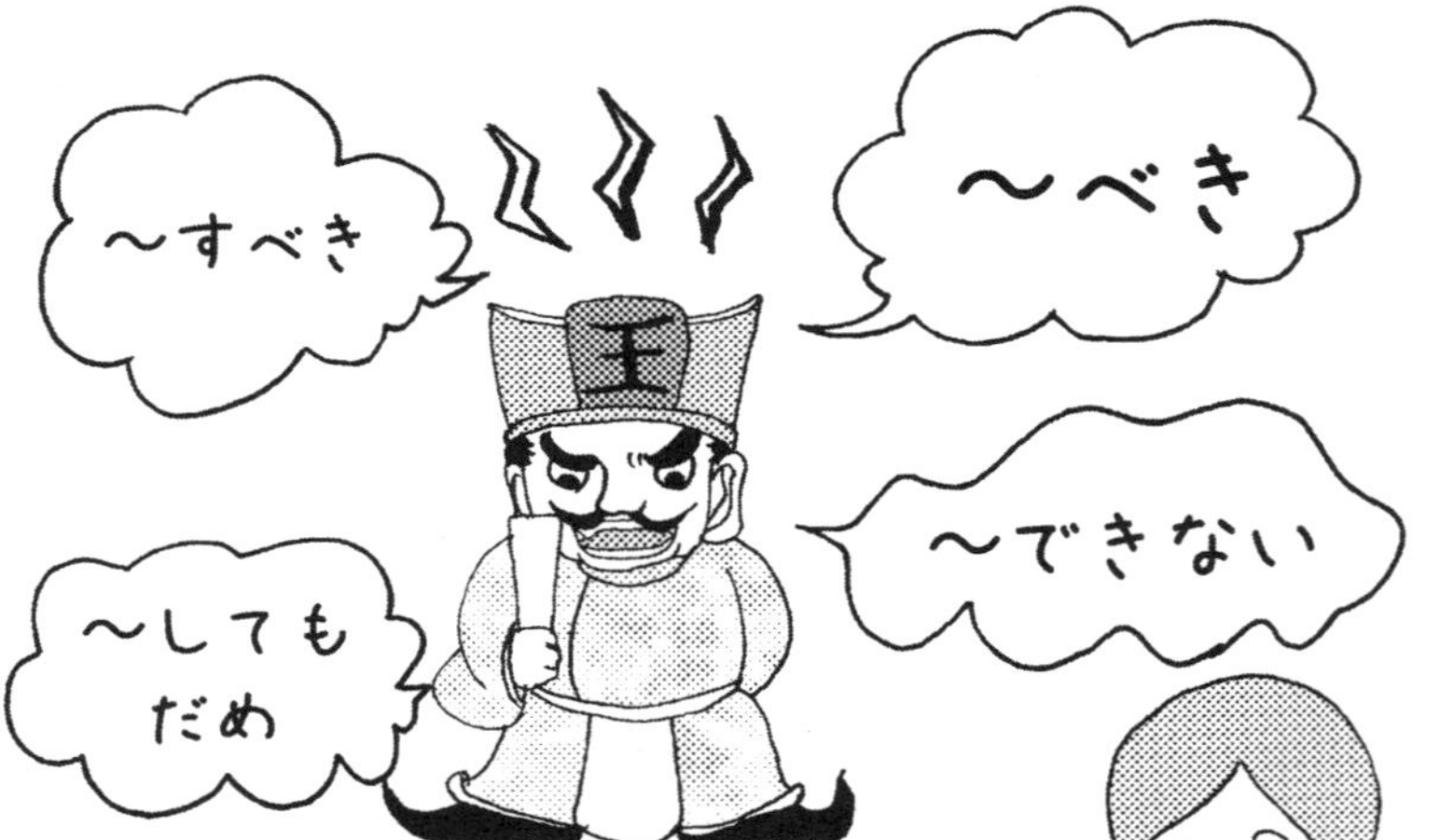

②・③
鬼裁判官がやじる言葉を書き出し、
裁き方の特徴や癖を見つけ出す

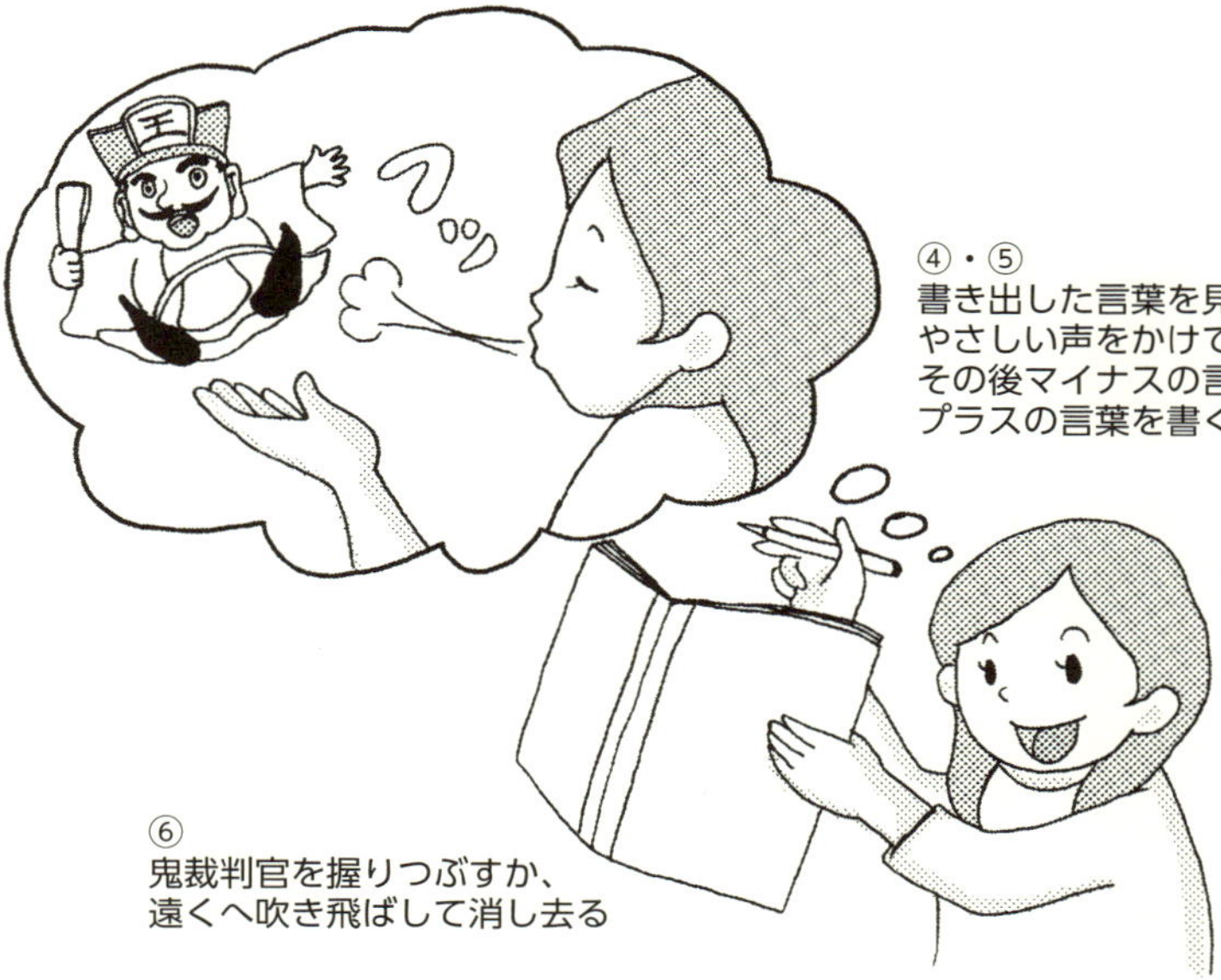

④・⑤
書き出した言葉を見て、自分自身にやさしい声をかけてあげる。
その後マイナスの言葉と正反対のプラスの言葉を書く

⑥
鬼裁判官を握りつぶすか、
遠くへ吹き飛ばして消し去る

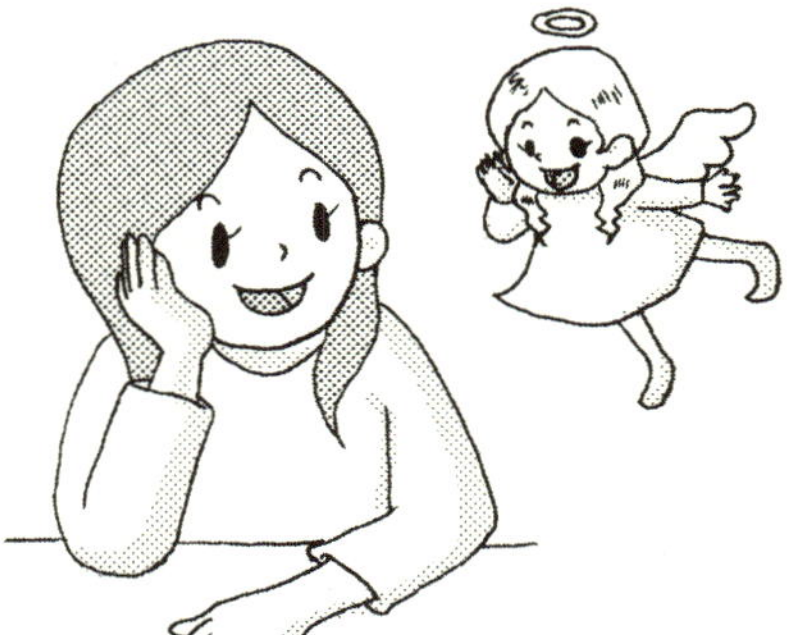

⑦
自分の味方をしてくれる天使をイメージし、
ノートに書いたプラスの言葉をささやいてもらう

ワーク2

人間関係がうまくいかないとき

――視点を変えて違う角度から見る幽体離脱ワーク

所要時間：10分
難易度：★★
おすすめ度：★★★★
いつでもどこでも度：★★★
準備するもの：静かで一人になれる空間

人間関係がうまくいかなかったり、いつも同じ失敗をしてしまうときは、自分のことを責めてしまいがちです。

こういうときは、物事の視点を変えて違う角度から見るワークがおすすめです。

たとえば、ジュースが半分入ったコップがあるとします。あなたはそれを見て、どう思ったでしょうか？

「まだ半分も入っている」
「もう半分しか入ってない」

前者は楽観的で、後者は恐れなんです。同じものを見ても自分がどうそれを受け取るのかで全然違ってきます。

別の見方はないか、別のとらえ方はないか、その考えは本当だろうかなどと考えることで新しい感情が生まれます。そうすると、自分の考え方だけが正しいと思わなくなってきて、より柔軟に物事を見て受け入れられるように変化してきます。

このような場合、視点を変えることがとても簡単にできる幽体離脱ワークがあります。

たとえば、Aさんという人がいます。Aさんはあなたの上司。Aさんはいつもあなたのことを怒ります。だから、あなたはAさんのことが嫌い（苦手）です。

この状態はあなたの立ち位置からAさんを見ていることになりますよね？　この視点を変えるのです。

2

①目を閉じて、あなたが幽体離脱したように身体からヒュ～ッと抜け、Aさんの中に入り込んだイメージをします。

②あなたがAさんの中にいる状態で、Aさんの視点からあなた（の身体）を見ます。

③Aさんは何を感じて、どうしてあなたを怒っているのかを想像します。

【例】

「本当は怒っているのではなくて、早く仕事を覚えてもらいたいと思っているんだ。それは君がやればできる人だと思っているからアドバイスしているんだ。こんなにいつもいってあげているのにどうしてわからないのかな？　困ったな」

④今度は、Aさんの身体からあなたが抜け、Aさんとあなたの両方が見下ろせる位置へと移動するイメージをします。そして、Aさんとあなたを客観的に見てみます。

【例】

「私はてっきりAさんが自分のことを嫌いなんだと思い込んでいたけれども、本当はそうではないのかもしれない。ガミガミ八つ当たりされているように感じてしまったけれども、こういう言い方でものを教えるのがこの人のやり方なんだな。私もAさんのことを嫌っていたけれども、その思い込みをやめて、これからはニュートラルにAさんの伝えようとしてくれている愛情を感じようと思う」

紹介した例は、会社の上司が登場しますが、両親・友だち・同僚など、あなたに合ったシチュエーションに変えて行ってみてください。

このワークで、今の自分を冷静に分析し、現場検証することで、今まで自分だけの考え方にとらわれていたものが別の視点で見られるようになります。すると、違う感情が生まれ、自分を責めることがなくなるのです。

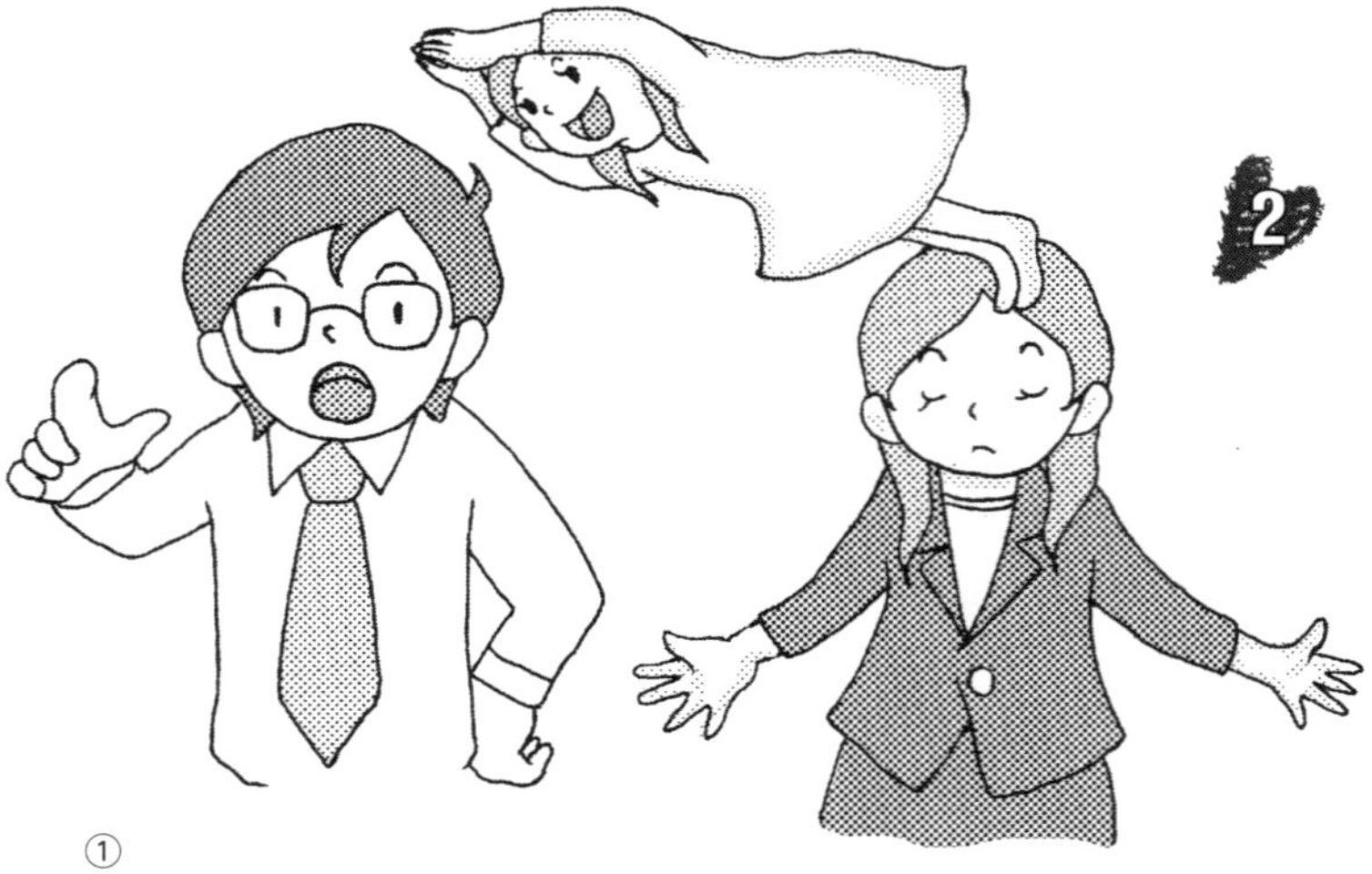

①
目を閉じ、幽体離脱して人の中に入り込むイメージをする

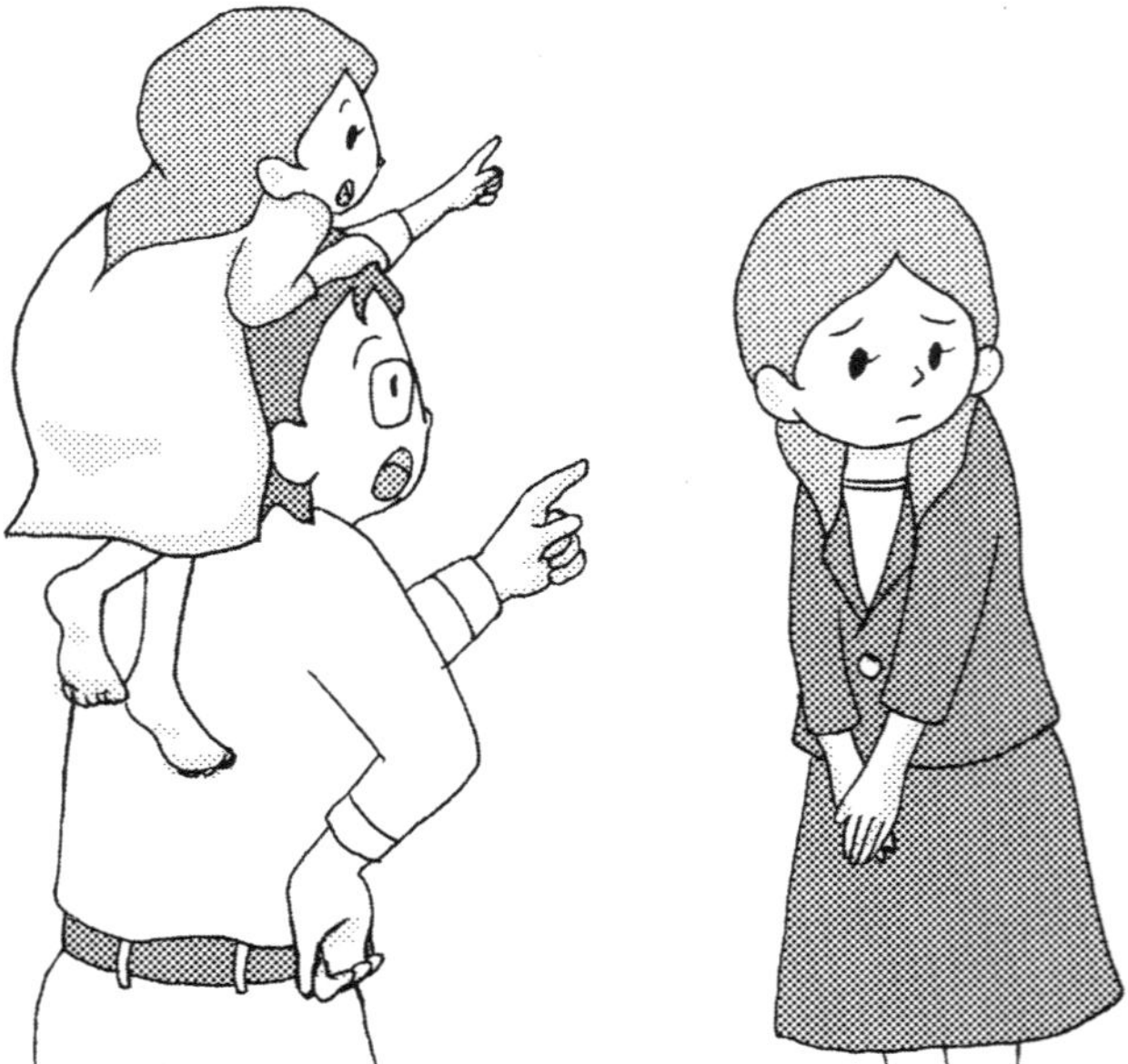

②
入り込んだ人の視点で自分を見る

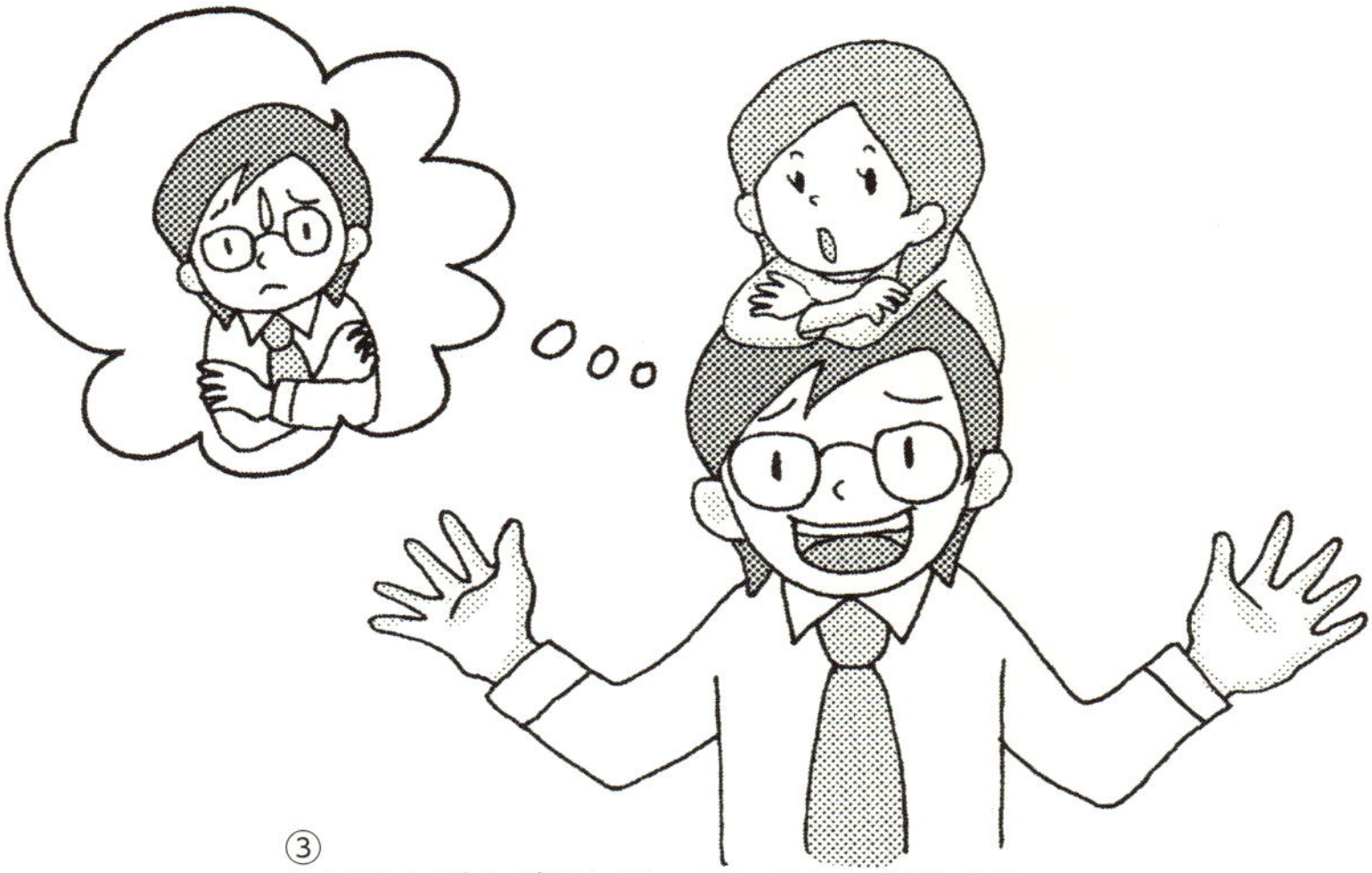

③
入り込んだ人が何を思っているのか想像する

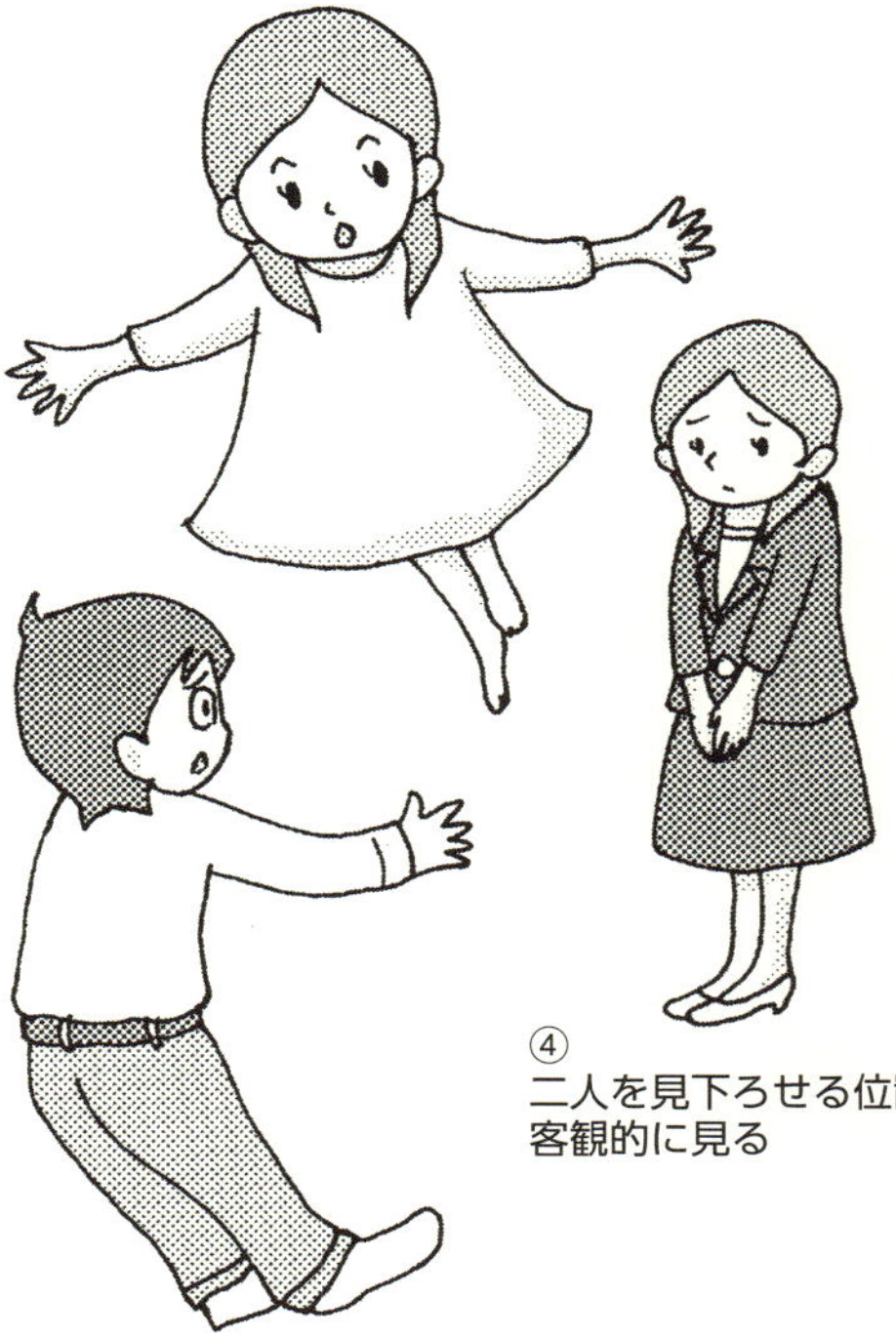

④
二人を見下ろせる位置に移動し、
客観的に見る

ワーク3

落ち込んでいるとき

――身体の姿勢や動きを変えて、思考をチェンジする

所要時間：1分
難易度：★
おすすめ度：★★★★★
いつでもどこでも度：★★★★
準備するもの：特になし

心が身体に影響を与えていることはすでにお伝えしましたが、その逆も然り。身体も心に影響を与えています。この双方向の影響は切り離せません。

これから紹介するのは、身体の動きによって感情がつくり出されることを利用したワークです。

たとえば、次のようにイメージしてみてください。あなたは会社の上司から大きなプロ

ジェクトのマネージャーを任されて一生懸命がんばったのですが、資料にミスがあり、上司に叱責されました。

あなたは会社を出て駅まで歩いていく帰り道、どんな姿勢で歩いているでしょうか?

嫌なことがあった日のあなたの姿勢を思い出してほしいのです。

きっと猫背になり、首は下を向き、目線は足もとを見て、ため息をつきながらトボトボと歩いているでしょう。呼吸は浅くなっていると思います。

これは身体がその状態になると、心も連動して落ち込んだ感情を再現するということなんですね。

だから、こういうときは次のような動作をしてください。

① 身体と心はつながっていることを意識したうえで、胸を張る。

② 目線は上げる。

③　サッサと歩く。

④　大きく深呼吸をする。

この動作をするだけで、姿勢が変わり、感情もポジティブに変化します。ネガティブなときに必ずとっている姿勢の癖があるはずです。その逆の姿勢をとりましょう。

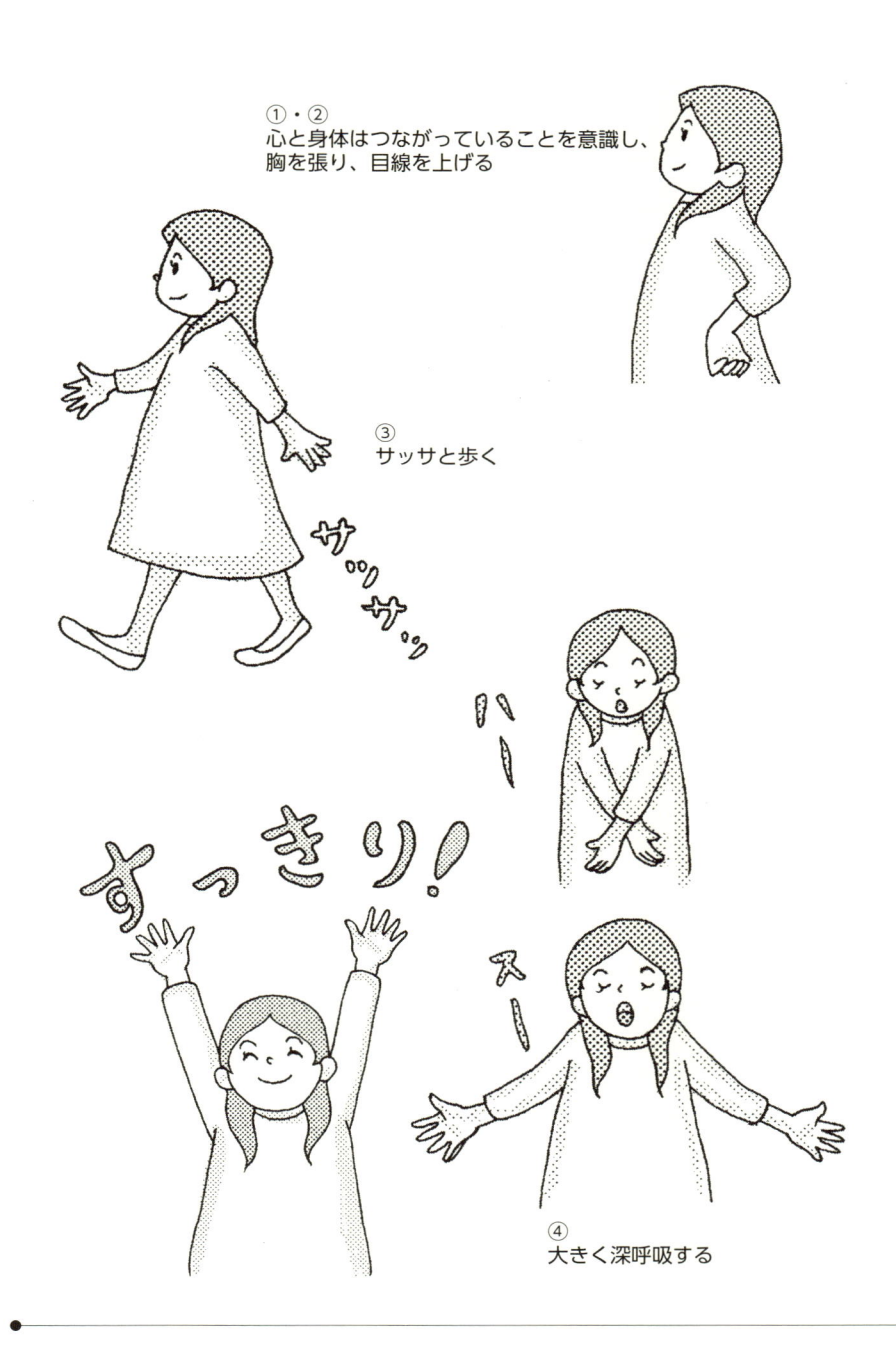

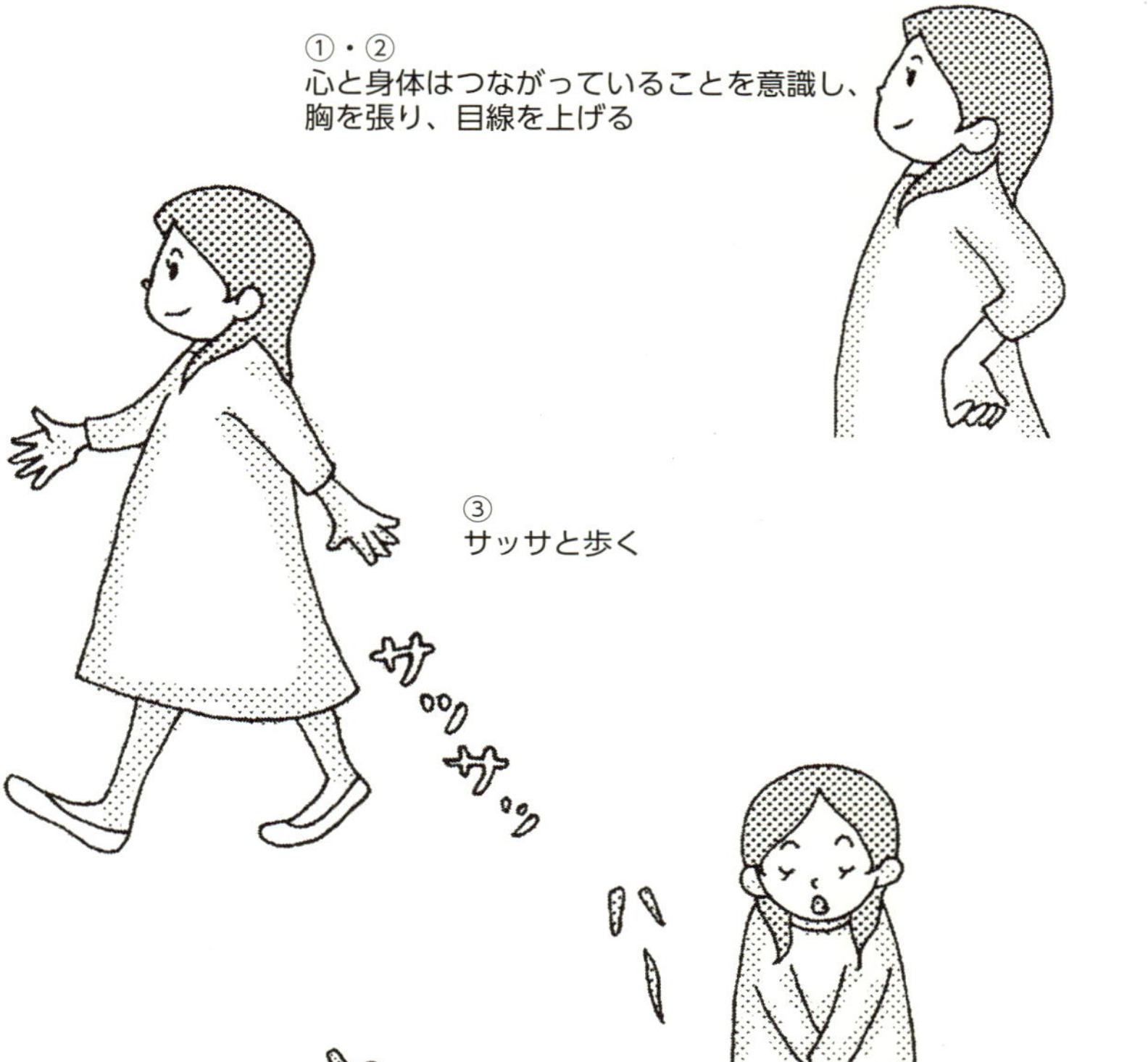
①・②
心と身体はつながっていることを意識し、
胸を張り、目線を上げる
③
サッサと歩く
ザッザッ
ハー
スー
すっきり！
④
大きく深呼吸する

ワーク4

ぐるぐるネガティブ思考で悩んでいるとき

――赤ちゃん戻りセラピー

所要時間：10分
難易度：★★
おすすめ度：★★★★
いつでもどこでも度：★
準備するもの：紙・ペン・ライター・静かで一人になれる空間

ネガティブな思考を手放すワークです。

その思考を正しいとか間違っているとか、判断・ジャッジしているのはあなた自身ですが、その判断基準は必ずしも正しいわけではありません。しかし、その考え方やとらえ方にがんじがらめになってうつ気分になっている人が多いのです。

100人がもし同じ映画を見たら、一人ひとりの解釈は異なり、100通りの感想があるように、自分の考え方が必ずしも正しいと判断してしまうよりも、「本当にそうなのかな？」と疑ってかかるくらいでいいのです。

ですから、このワークは浮かんでくるネガティブな思考や思いの原因をあえて分析しません。

① 頭に浮かんでくるネガティブ思考を紙にすべて書き出します。

【例】
・いつも失敗ばかりするダメな人間だ。
・愛されるはずがない。
・うつで仕事ができないので価値がない。

② 書き出した言葉に、「私は〇〇〇と思っている」と文章を足してください（それを思っているのはあなたです）。

【例】
・私はいつも失敗ばかりするダメな人間だと思っている。
・私は愛されるはずがないと思っている。
・私はうつで仕事ができないので価値がないと思っている。

③「この紙をもう手放します」といい、火をつけて燃やすか、ビリビリに破いて放り投げてください。

④その後、布団やベッドに横になるか、椅子にゆったりと座ります。

⑤目を閉じて、生まれたての赤ちゃんになってしまった自分を想像してください。今、紙に書いた文字もよくわかりません。

⑥さらに、自分が今、赤ちゃんになってしまって、文字も感情などを表現する言葉ももっていない状態で、なんの意味づけも分析もしないで、ただそこに存在しているだけの私がいると意識してみてください。すると、「息をしているだけの私でもすばらしい」と感じられるようになってきます。しばらく呼吸にだけ意識を向けていくと、心が落ち着いてきて深く安定してきます。

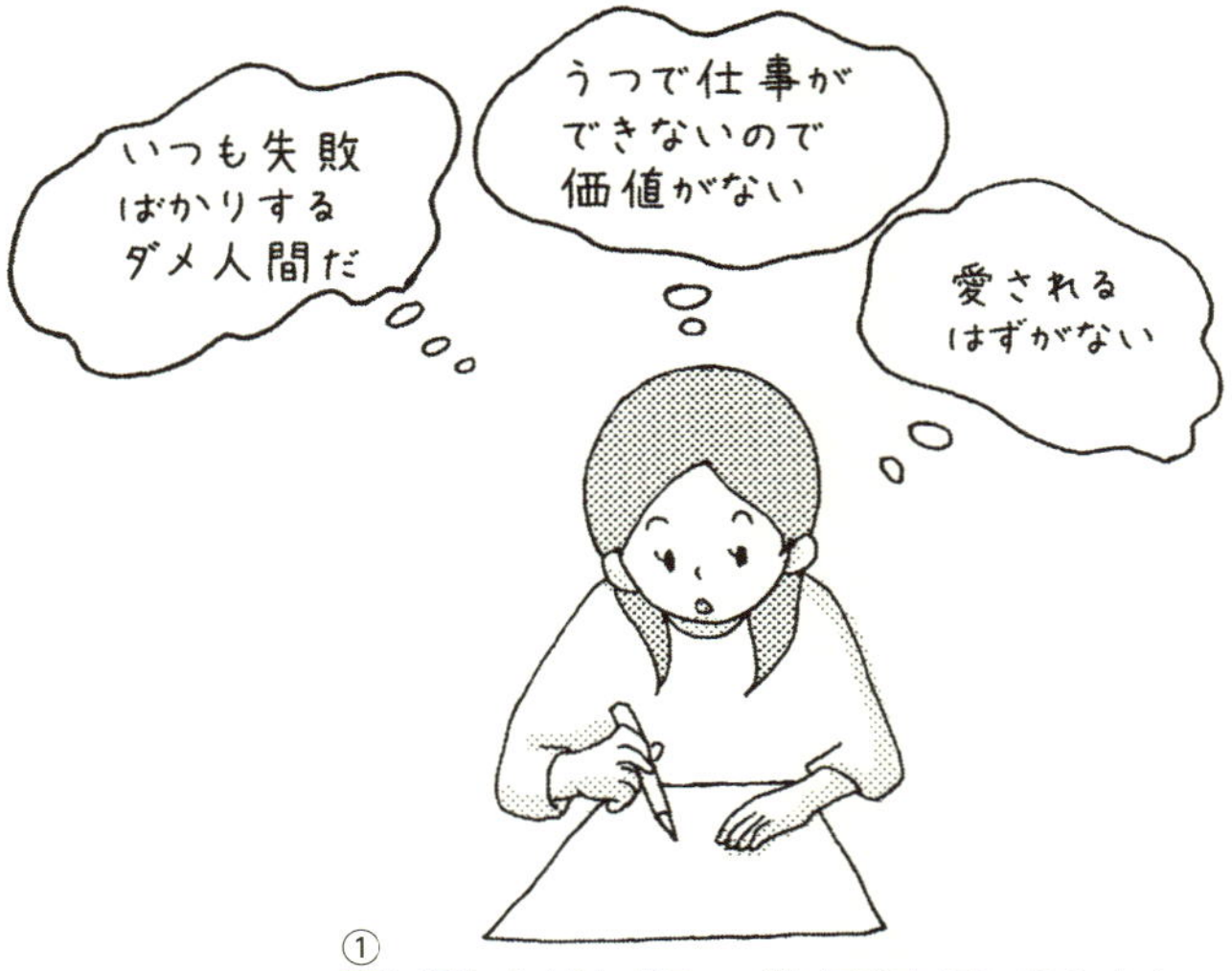
いつも失敗
ばかりする
ダメ人間だ
うつで仕事が
できないので
価値がない
愛される
はずがない

①
頭に浮かんだネガティブな言葉を紙に書き出す

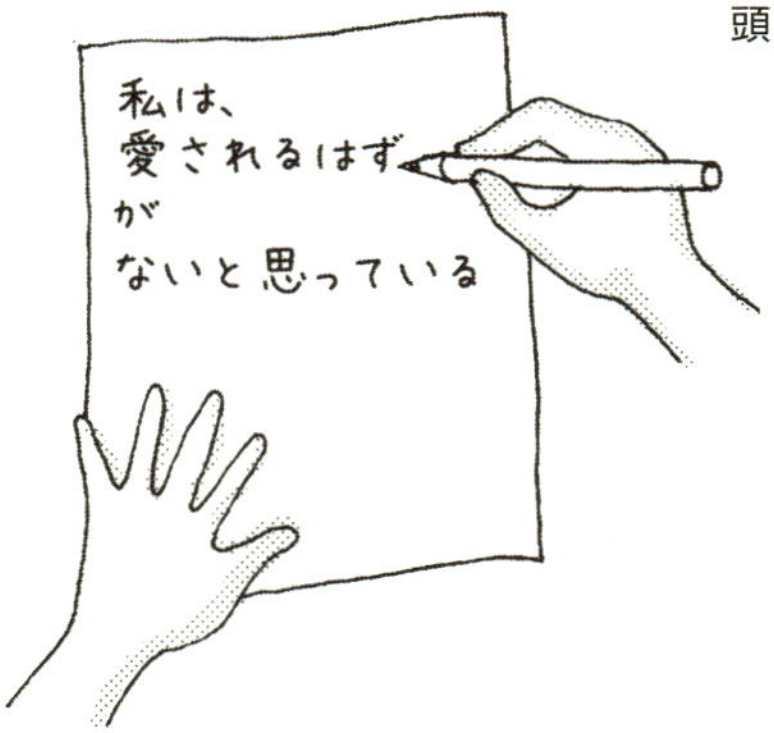

②
書き出した言葉に
「私は～と思っている」
という文章を足す

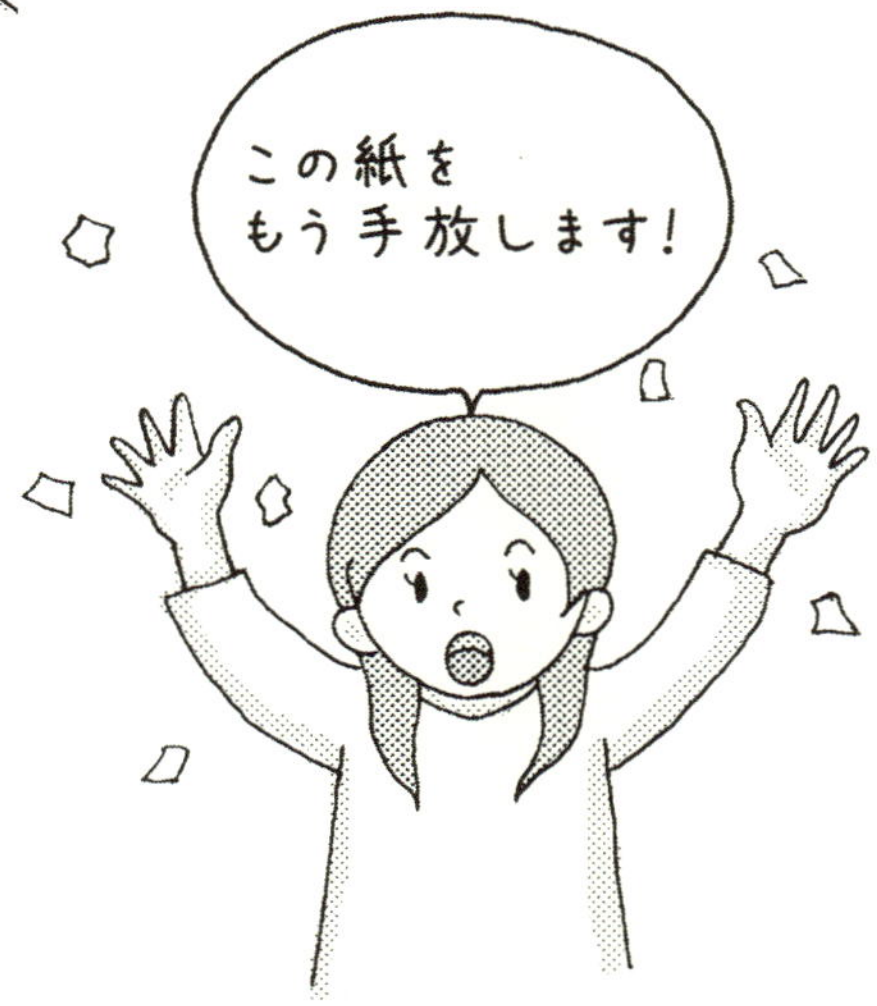
この紙を
もう手放します！

③
書いた紙を燃やすか、ビリビリに破いて放り投げる

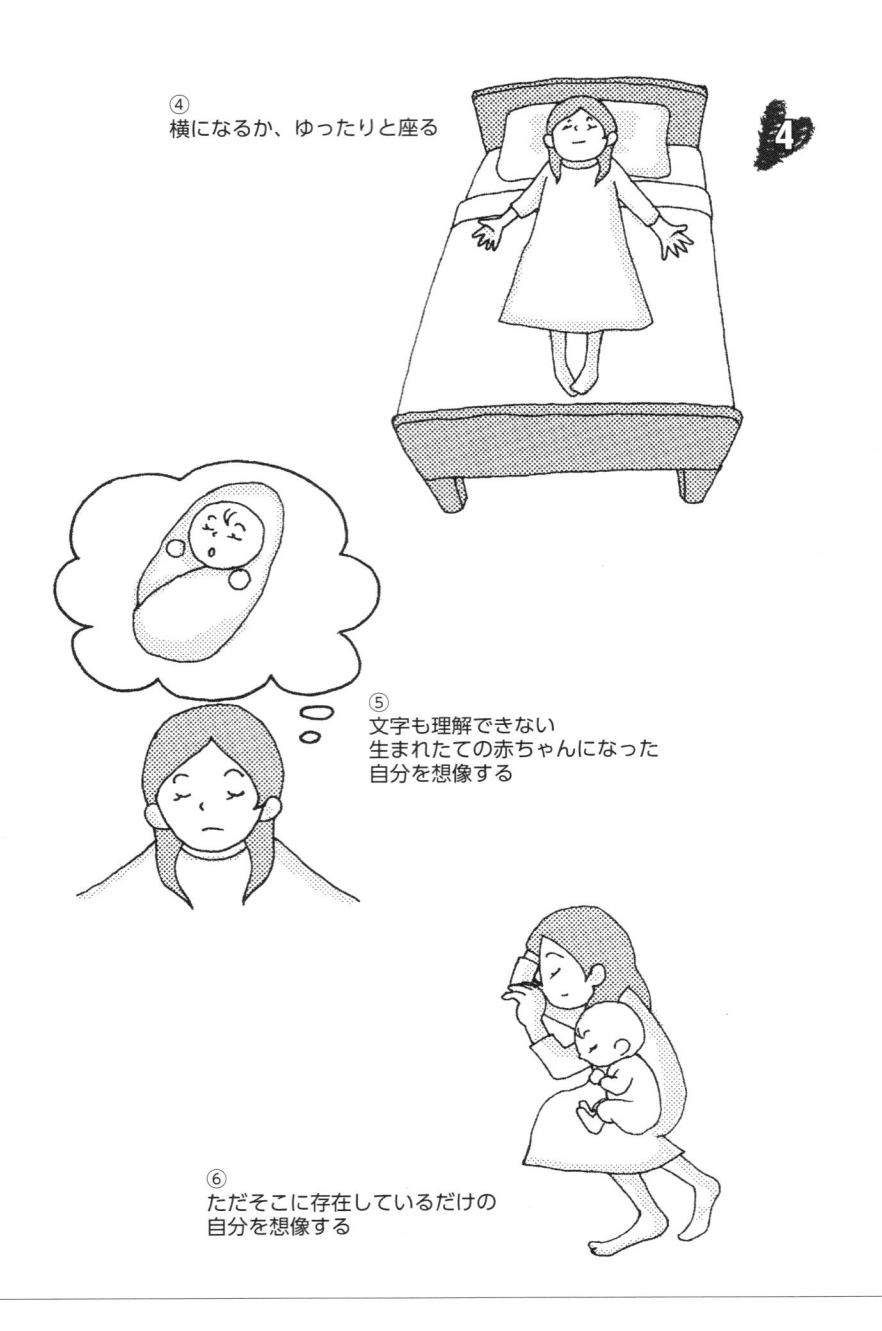

④
横になるか、ゆったりと座る

⑤
文字も理解できない
生まれたての赤ちゃんになった
自分を想像する

⑥
ただそこに存在しているだけの
自分を想像する

ワーク5

ネガティブ思考が湧き上がってきたとき

――潜在意識によい質問を投げかける

所要時間：3分
難易度：★
おすすめ度：★★★
いつでもどこでも度：★★★★
準備するもの：特になし

うつ気分のときって、自分にどんな問いかけをしていると思いますか？

・以前もダメだったから今回もダメに決まってるわよね……（実際に潜在意識は以前のダメだった場面を思い出す）。

・今日も一日、体調最悪なのかな……（過去の体調が悪かったときを思い出す）。

このようにうしろ向きな問いかけをしていることが多いと思います。

3章で紹介した、レモンをイメージすると唾液が出るワークを覚えていますか？ 潜在意識（心）と身体はつながっているんでしたね？ 潜在意識はイメージと現実が区別できないんでしたよね？

ですから、ネガティブな問いかけをしてそれをイメージしたら、心と身体にいい影響は与えないんです。

このしくみは、ふだんあなたが使っているものと同じなんです。何かわかりますか？

そうです、インターネットの検索エンジン機能と同じなんです。

たとえば、あなたはカウンセリングを受けたくて、「大分市　カウンセリング」とグーグルやヤフーの検索窓に打ち込むと、大分市のカウンセリングルームがズラーッと出てくる仕掛けと同じで、潜在意識は問いかけられると、Ａ４用紙30枚くらいの情報を勝手に脳内で検索して引き出してくるといわれています。

ネガティブ思考とは、検索窓にキーワードを入力するように、潜在意識にネガティブなキーワードを打ち込んだ結果が表示されているんです。ネガティブなイメージをしてさらに気分や体調が悪くなるという悪循環のワナにはまっています（これに気づくと結構びっくりします!!）。

そこで、ネガティブ思考が思い浮かんできたら、次のように問いかけてみてください。

「もし、この考えが間違っていたとしたらどうだろう？」

この問いをすると、自分のマイナス思考の極端なゆがみが変化して、よい質問を投げかけるきっかけになります。

たとえば、「わたしって本当になんの役にも立ってない」というネガティブな考えが湧いてきたとします。

「もし、この考えが間違っていたとしたらどうだろう？」と問いかけ、「本当に誰の役にも立っていないのだろうか？」を考えてみます。

自分が生きているだけで家族はうれしいのではないか、ペットにとってあなたは必要なのではないか、コンビニのアルバイト中、もし自分がいなかったら、買い物にきたお客さんは困るのではないか……。

5

このように、あなたの考えが絶対正しいという保証はないのです。「浮かんでくるネガティブ思考のほとんどが正しいとはいえない」と気づくことが大切なのです。

「自分の心配ごとの9割は起こらない」
この言葉を自分に言い聞かせましょう。

よい問いかけのコツは、ポジティブな言葉を埋め込むこと。するとポジティブな体験のイメージが湧いてきます。

・今の人生で感謝できることってなんだろう？
・うつが治ったらどんなことをしたいだろう？
・誰に一番に笑顔を見せたいだろう？　喜びを伝えたいだろう？
・毎日がやさしさに満ちあふれたらどんな気分になるだろう？
・今の人生で幸福感をもし感じられるとしたらどんなことをしているときだろうか？
・今の人生でわくわくしたり、楽しいことってなんだろうか？　それはどんなときだろう？　どんな気分になるだろう？

「よい質問は人生を変える」

これは本当にそうだと思います。**よい問いかけはあなたもまわりの人も幸せにします。**

質問は自分との対話力でもあります。うつの自分にどんな思いやりのある質問を投げかけてあげたいか、自分自身の問いかけのコツをつかんで、よい言葉を使って明るく生きましょう。

日ごろ、自分自身に投げかけている質問の癖を知るには、自分の考えていることを言葉にして録音してみるとよいでしょう。ネガティブな質問や自問自答を続けていることに気づいておどろくはずです。

ネガティブな問いかけの多くは、「Why（なぜ）」を使った質問になっています。

・なぜうつになっちゃったのかしら？　↓　あの会社に入らなければ……
・なぜうまくいかないの？　↓　うつで体調と気分が悪いから……
・なぜ気分がすぐれないの？　↓　うつの症状だから仕方ない……

このように、「なぜ?」という質問は、100%言い訳の言葉を引き出してしまうんで

す。ですから、「Why（なぜ）」を「How（どうすれば）」に変えてみるんです。

「どうすれば○○できるだろうか？」という問いかけに変えてみてください。

・どうすれば気分がいいだろうか？
・どうすれば元気な気持ちでいられるだろうか？
・どうすれば今よりも自分を愛せるだろうか？

いかがでしょうか。

「なぜ」から「どうすれば」と質問を変えて、キーワードを否定形から肯定形に変えてあげると、あなたにとってよい質問を投げかけることができます。潜在意識に前向きなキーワードを打ち込んでいくと、あなたの精神状態も楽になっていきます。

これからは「潜在意識の検索窓」には、肯定形の「どうすれば？」などのキーワードを打ち込みましょう。よいことだけが浮かび上がるシステムを知ることで、毎日がよい気分でいられるようになります。

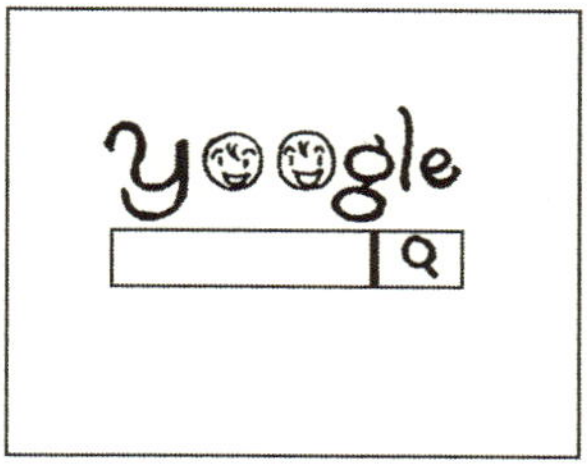
Yoogle

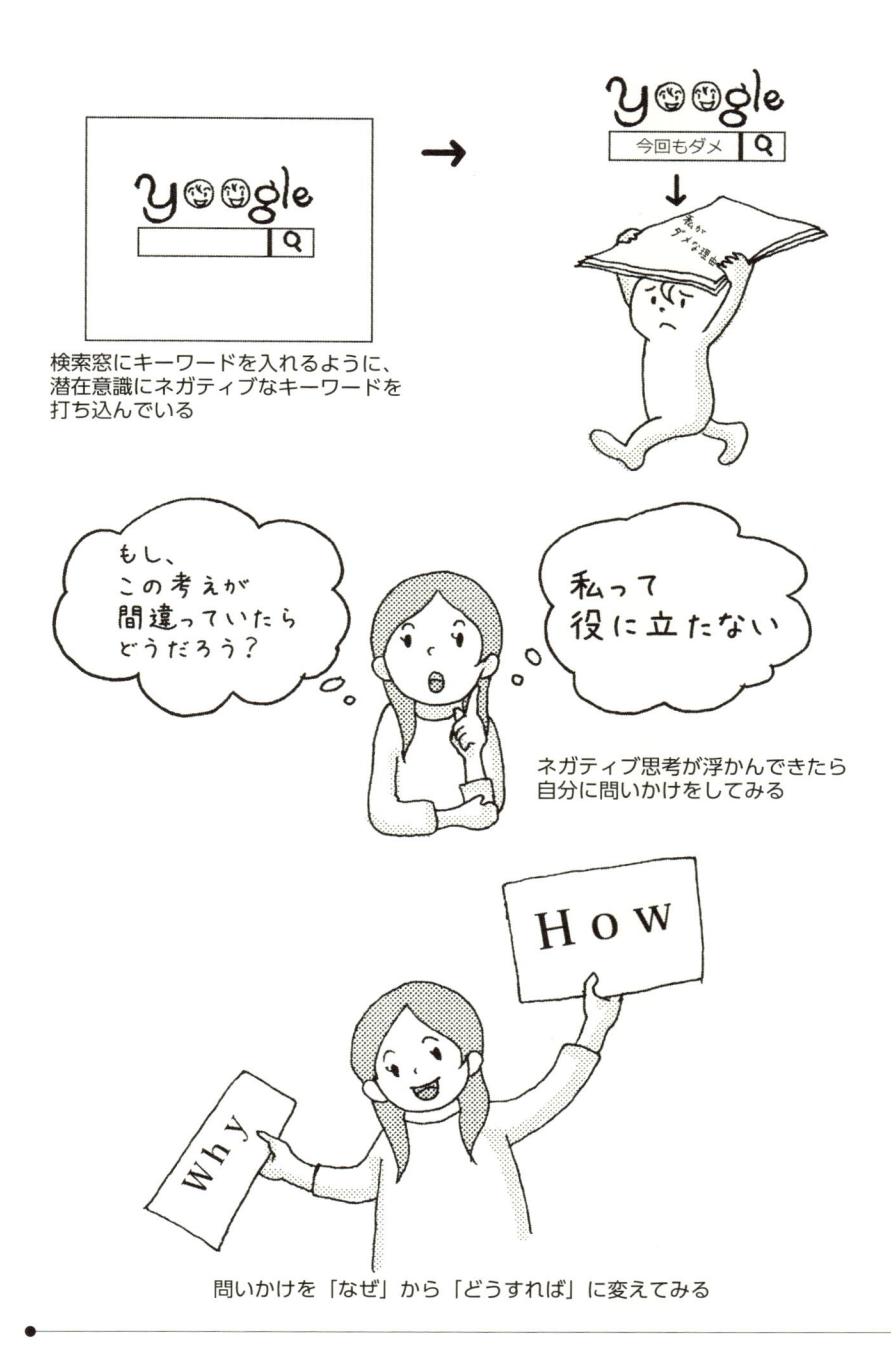

検索窓にキーワードを入れるように、
潜在意識にネガティブなキーワードを
打ち込んでいる

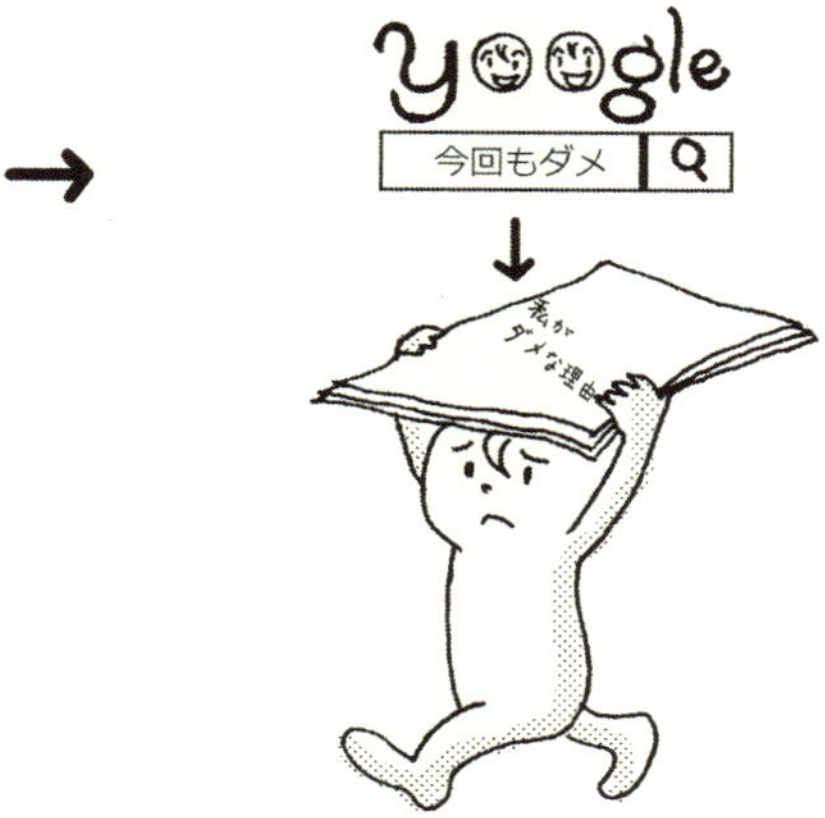
Yoogle
今回もダメ
私がダメな理由

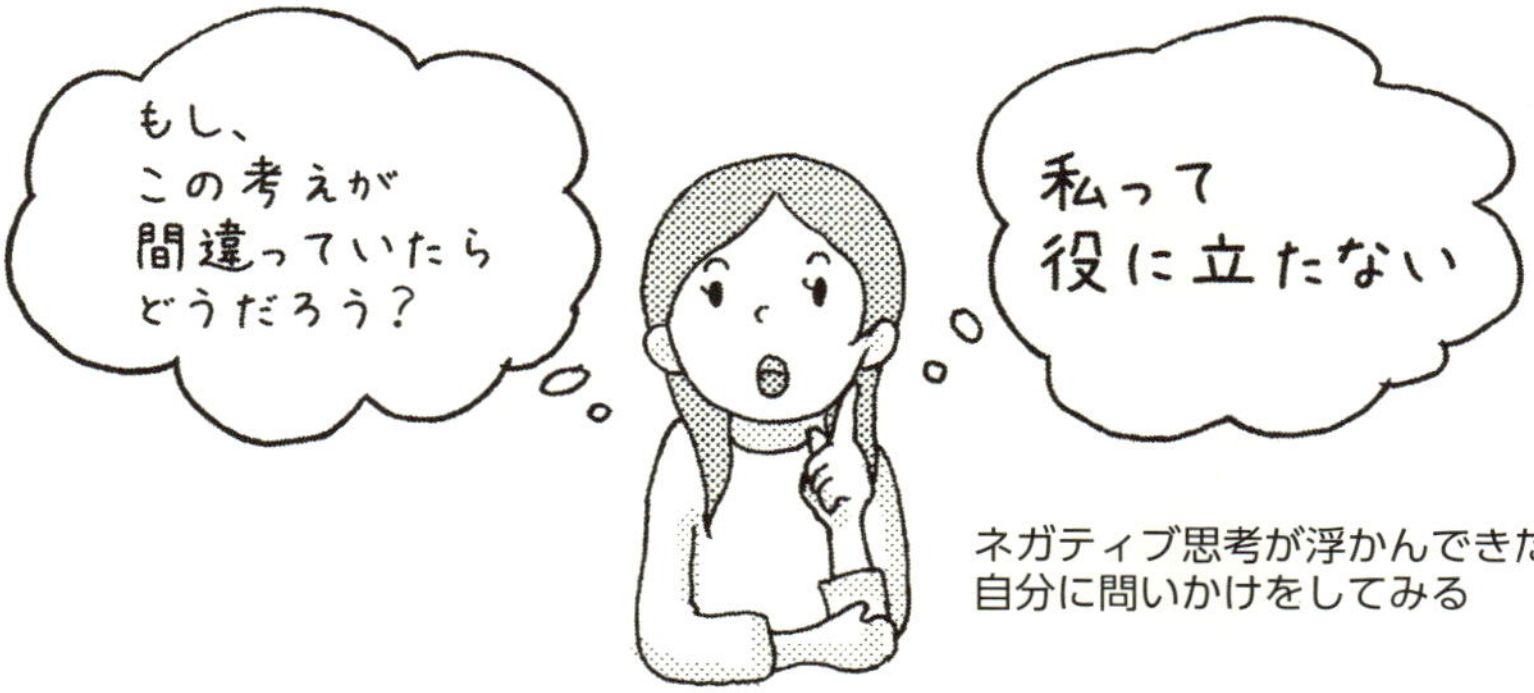
もし、この考えが間違っていたらどうだろう？
私って役に立たない

ネガティブ思考が浮かんできたら
自分に問いかけをしてみる

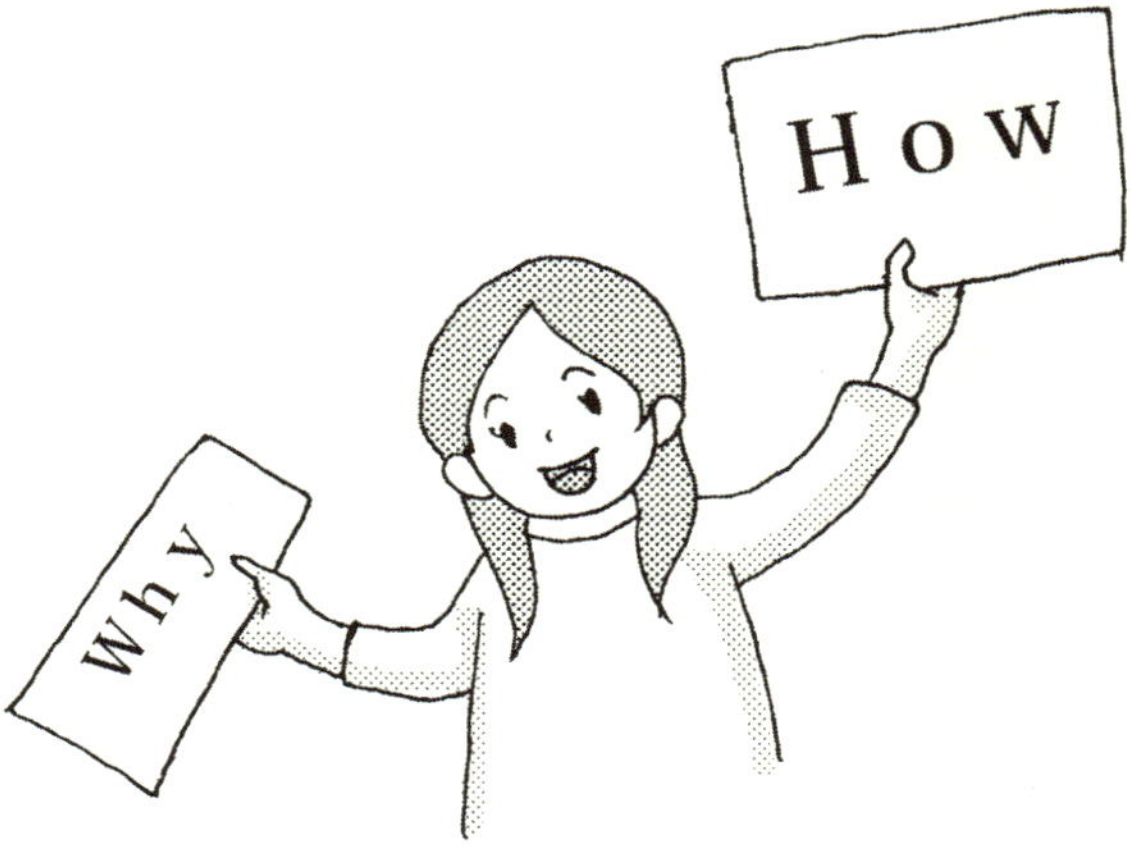
How
Why

問いかけを「なぜ」から「どうすれば」に変えてみる

ワーク6

自分に自信がないとき

——自己イメージを高める、鏡自分ほめセラピー

所要時間：3分
難易度：★
おすすめ度：★★★
いつでもどこでも度：★★★
準備するもの：鏡がある場所（手鏡だと常にどんなときでもできます）
※ワーク1を行った後に行うとより効果的です

大人になって社会に出て、人からほめられた経験を頭の中で思い浮かべてみてください。たぶんすごく少ないのではないかと思います。今の社会はできないところを採点される減点法で評価されてしまうためです。日ごろからほめられることに慣れてないと自信がなくなっていきます。

そのうえ、うつのときは自分をほめることもできなくなります。それはワーク1でお話

しした頭の中にいる鬼裁判官があなたをいつも監視し、何かあるごとにマイナスのダメ出しを続ける、「自分いじめの状態」に陥っているからなんです。「自分ダメ出し症候群」ですね。この状態では、ますますセルフイメージを下げてしまい、自信がなくなってしまいます。

あなたの最大の味方は誰だと思いますか？

答えはあなた自身なんです。なのに、あなたさえも、あなたを責めてしまったら、世界中で一番の味方がいなくなってしまうんです。この状態はつらいですよね。私もつらかったので、このほめるワークをかなりやりました。

① **ワーク1を行い、頭の中にいる鬼裁判官を消して、天使がいるイメージをします。**

※天使は潜在意識（インナーチャイルド　103ページ参照）のよいイメージとして登場させています。「ネガティブトーク＝鬼裁判官」「ポジティブトーク・サポーター・応援団＝天使」としたほうが対比があるためです。

② **鏡に向かい、自分の外見で好きなパーツを1つ見つけます。そして、鏡の自分に**

6

話しかけるようにしてその部分をほめます。初めは外見の一部でかまいません。

【例】

・つけている指輪のセンスがいい‼

・ワンピースが似合っていてかわいい‼

徐々に自分の身体のパーツで好きな部分をほめてみてください。

【例】

・唇の形がきれい‼

・髪型が決まってる‼

・目がパッチリでかわいい‼

・足がすらっとして格好いい‼

・笑顔がすてき‼

これは、うつのときは全部がダメと思い込んでしまうのを「そんなことない‼」と思う訓練であり、ほめられた自分を受け入れる感覚を高めていく作業です。なお、声に出してほめたほうが感情が高まります。

③

次に、自分が今までにほめられたことや成功したこと、存在することで喜ばれたことを思い出してみてください。どんなささいなことでもかまいません。そして、鏡の中の自分をほめてあげてください。

【例】

・小さいころ、絵が上手でお母さんにほめられた。私、才能あるかも！
・好きな社会科のテストをがんばっていい点数がとれた。私、やればできるじゃん！
・お得意様から、「あなたがいるからここにきてるのよ」といわれた。やった！私、すごいぞ！
・おばあさんに席をゆずってあげた。私ってやさしいよね！
・友だちの相談にのってあげて感謝された。私、役に立ってるよね！

④ その後に鏡の中の自分に向かって、「だから私はここにいても、これから生きていても多くの人に愛される」と声に出していってみましょう。あなたの成果が評価されてその価値があるからというよりも、あなたがあなたとして存在していて愛される感覚を養うことが重要なんです。

6

できれば①～④まで一気に行うことをおすすめします。途中で止めてしまうと、また感情を一から高める作業が必要になってしまうので、合理的ではありません。

あなた自身があなたの一番の味方です。鏡の中のあなたはあなたの潜在意識なんです。どんなときもそれを忘れないでワークをしてみてください。

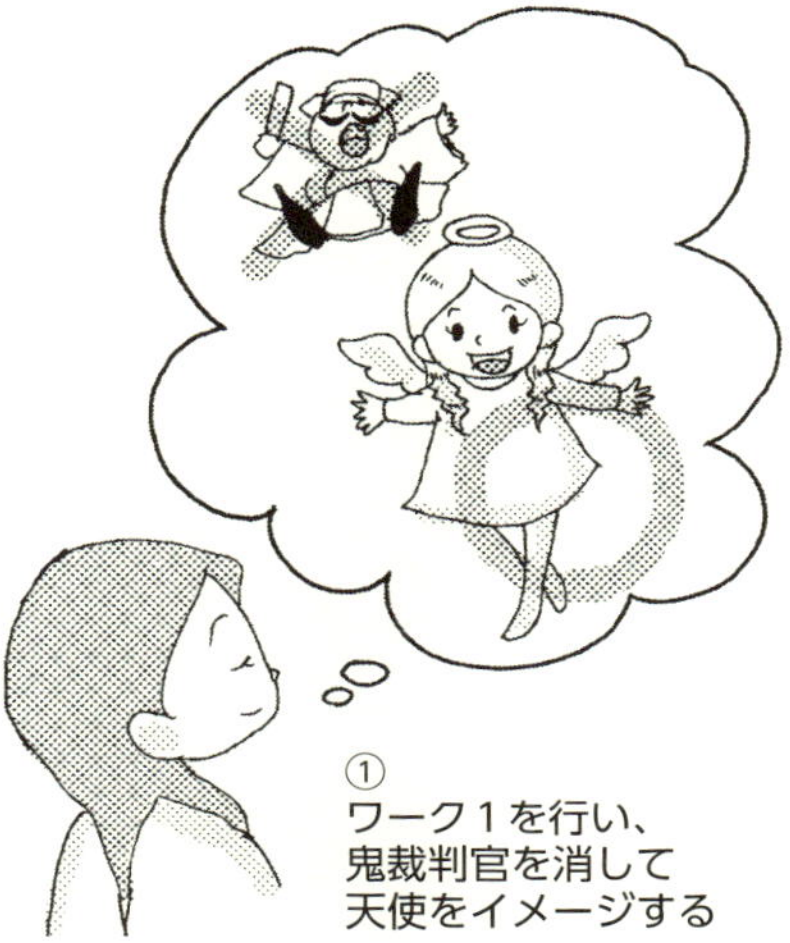

①
ワーク１を行い、
鬼裁判官を消して
天使をイメージする

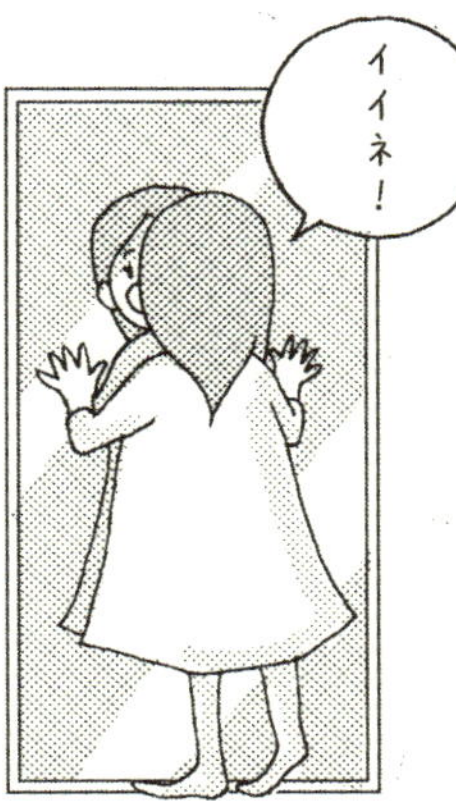
イイネ！

②
鏡に向かって自分の
外見の一部をほめる

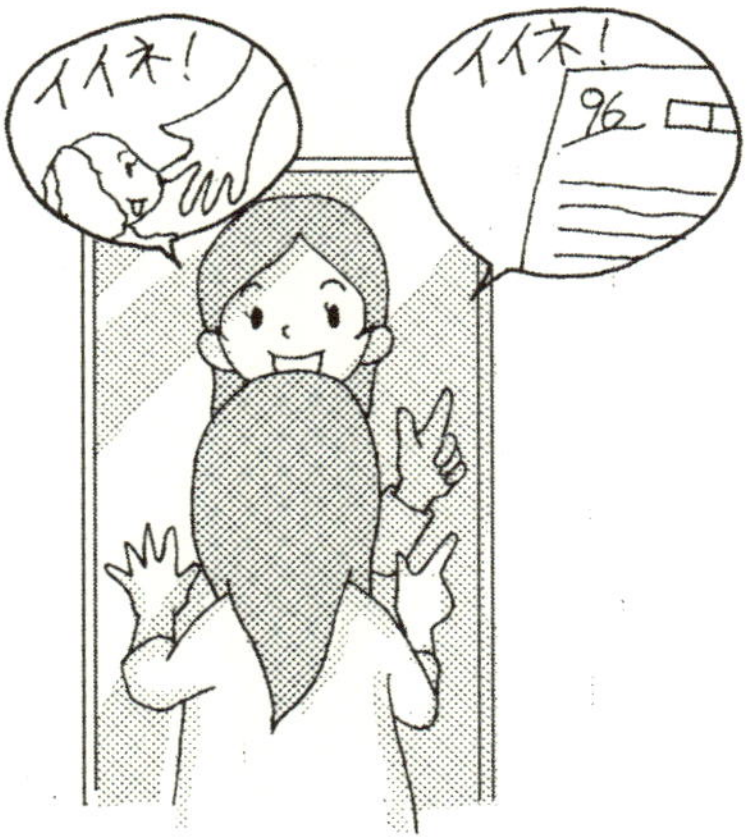
イイネ！
イイネ！
96

③
ほめられたこと、成功したこと、
喜ばれたことを思い出し、
鏡の中の自分をほめてあげる

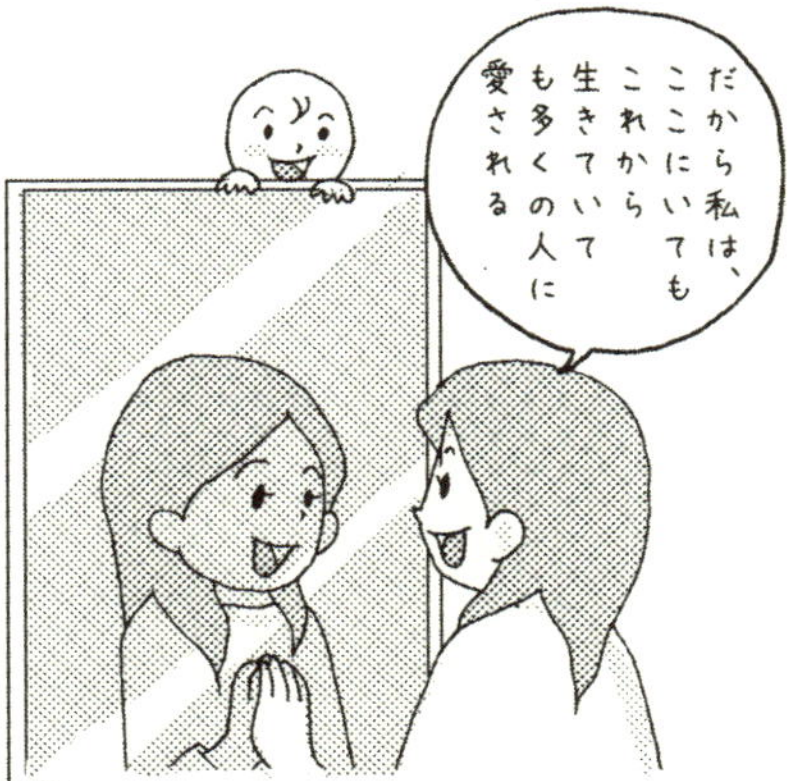
だから私は、ここにいてもこれから生きていても多くの人に愛される

④
鏡の中の自分に声を出していってみる

ワーク7

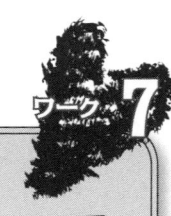

できないことに目がいってしまうとき

——トレジャーハンター宝探しゲーム

所要時間：10分
難易度：★★
おすすめ度：★★★★
いつでもどこでも度：★★★
準備するもの：ノートまたはカレンダー・ペン

やり方はとってもシンプルで簡単、ゲーム感覚で行うワークです。

あなたはゲームの中で宝探しの冒険者で主人公です。お宝を発見するごとに、うつを撃退して体力と気力を回復するポイントが加算されていきます。

「お宝」とは、あなたが「よかった」と思ったこと。どんなささいなことでもかまいません。

【例】

・今日は天気がよかった。
・ご飯がちょっと食べられた。
・美容院で髪の毛をカットしてもらって少し気分がいい。
・イライラしないで過ごせている。
・夜中あまり起きなくなってきた。
・駅まで歩けた。

できないことに目を向けると気持ちが沈みます。だからできていること、いいところを探すことをゲームにするんです。

① まず、ノートを用意します。表紙に「うつ撃退トレジャーハンター宝探し」と書きます。

② 月ごとのカレンダーのようにマスを書き込みます（ノートに書くのが大変なときは、カレンダーを代用してもＯＫです）。

7

③ その日、よかったことを書き込んでいきます。どんなささいなことでもＯＫ。箇条書き程度でもＯＫです。

④ カレンダーのマスが1か月埋まれば、自分に何かご褒美を与えます。宝探しハンターとして優秀なので好きなものを自分に与えます。

すべてのマスが埋まらなくても、このワークに1か月取り組んだご褒美として好きなものを自分に与えてください。

よいものに意識を合わせるワークなので、気持ちも上がってきます。

このようにゲーム感覚で、無理やりやるのではなく、自分も楽しみながら、参加するというやり方でかまいません。毎日きちんと・ぎっしりと書き込まなければいけないというルールもありません。

このゲームは自由参加制なんです。だからあなたがしたいときに続ければいいのです。

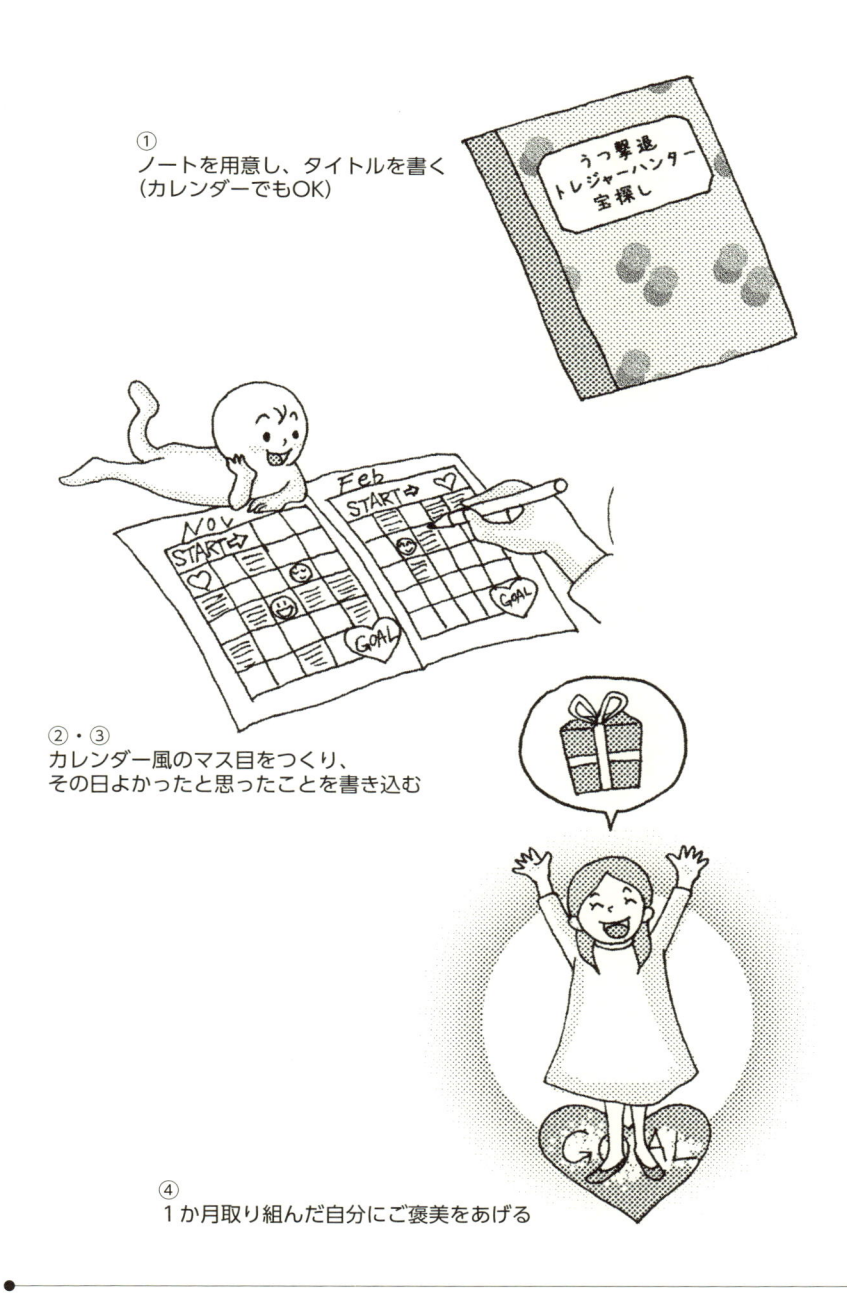

①
ノートを用意し、タイトルを書く
（カレンダーでもOK）

②・③
カレンダー風のマス目をつくり、
その日よかったと思ったことを書き込む

④
１か月取り組んだ自分にご褒美をあげる

ワーク8

孤独感でどうしようもなく寂しいとき

――愛で包み込んでハートをやわらげる

所要時間：5分
難易度：★★
おすすめ度：★★★★★
いつでもどこでも度：★
準備するもの：ノートまたは紙・ペン・静かで一人になれる空間

うつの方は、自己否定感や感情の波が激しくあるので、過去の自分のささいな失敗とかを延々と再現して自分を責めたり、人と会いたくなくなるという症状が出てきます。一人きりになると涙が止まらないほど寂しさがこみ上げてきたりします。

普通の方が寂しいと思うことは、ごく自然な感情の発露だと思いますが、うつの症状をもっている方は、そういう感覚を通り越したものが心の中にあるかと思います。

「うつは孤独感の状態である」

これは、世界的ベストセラー『真昼の悪魔　うつの解剖学』（原書房）を書いたアンドリュー・ソロモン氏の言葉です。

この孤独感や寂しさを癒すことはとても大切です。うつは人のぬくもりの中で人間らしさが回復して癒されていくものだからです。

こんなときの対処法として、本などによく書いてあるのは、寝る、違うことをして気分を紛らわす、薬を飲むなどですが、残念ながらこれらの方法では孤独感は消えません。

これらの方法は、一時的な対処法としてはその場しのぎに使えるのですが、うつの孤独感は何度も際限なく襲ってきて、深い漆黒の闇に突き落とされてしまうからです。

そこで、私がおすすめしている方法は、愛に包まれるイメージをして抱きしめるワークです。

① 楽な姿勢をとり、あなたの好きな人をイメージしてください（過去の失恋の痛みがある方は、好きな芸能人とか憧れの人でOKです）。目は閉じても閉じなくてもどちらでもかまいません。

8

②　その人が、「大丈夫だよ。いつでも見守っているから。○○さんがどんなときでも私はずっとそばにいるからね。味方でいるからね。ちょっとずつ、一歩ずつで無理しないでいいんだよ」といって励ましてくれるのをイメージします。

③　さらに、好きな人にニッコリと笑いかけてもらった後、ギューッと抱きしめてもらうイメージをします。このとき、自分の両手で自分の身体に触れてギュッと抱きしめてあげてください。あなたが「もういいな。もう安心だな」と思うまで、好きな人からエネルギーをもらいます。

④　あなたのハートが愛でいっぱいに満たされたら、ハートからピンクの愛情のエネルギーが放射され、とてもやさしい幸福感に包まれているのをイメージします。

愛に満たされたあなたは、前よりも孤独の感覚が薄くなっていると思います。孤独を感じるたびに行ってください。

かなりパワフルな方法なのでぜひ試してみてください。

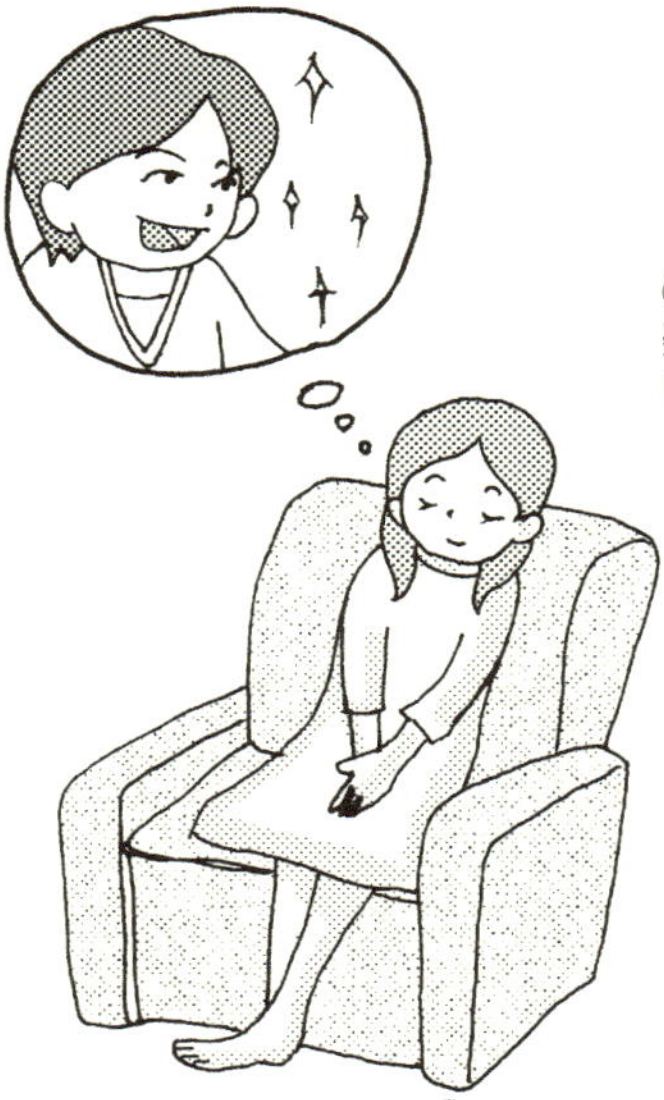

①
楽な姿勢で好きな人を思い浮かべる。
ぽかぽか温かい光に包まれるイメージで

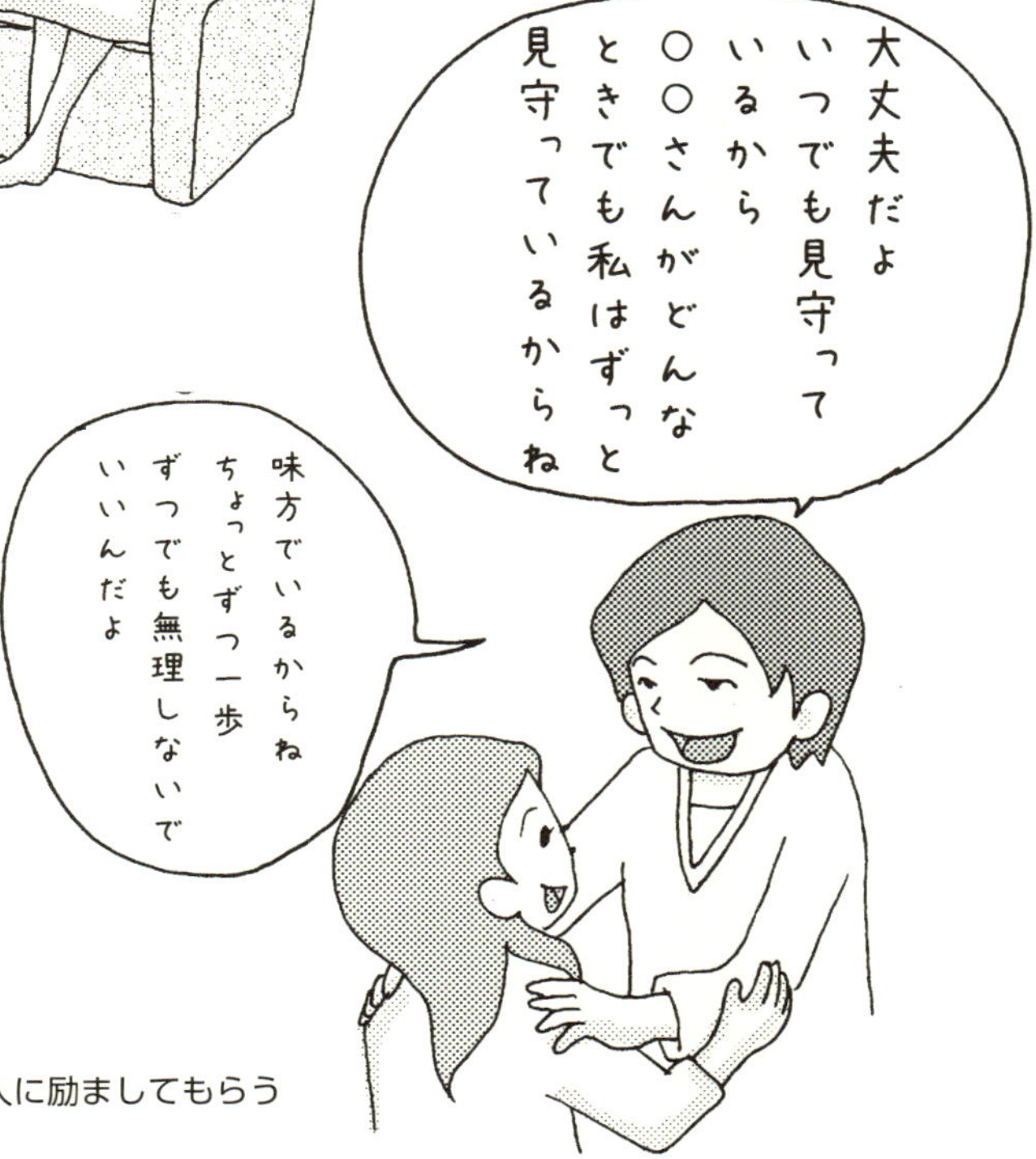

大丈夫だよ
いつでも見守って
いるから
○○さんがどんな
ときでも私はずっと
見守っているからね
味方でいるからね
ちょっとずつ一歩
ずつでも無理しないで
いいんだよ

②
好きな人に励ましてもらう

③
自分自身を抱きしめながら、
好きな人に笑いかけてもらった後、
ギューッと抱きしめてもらう
イメージをする

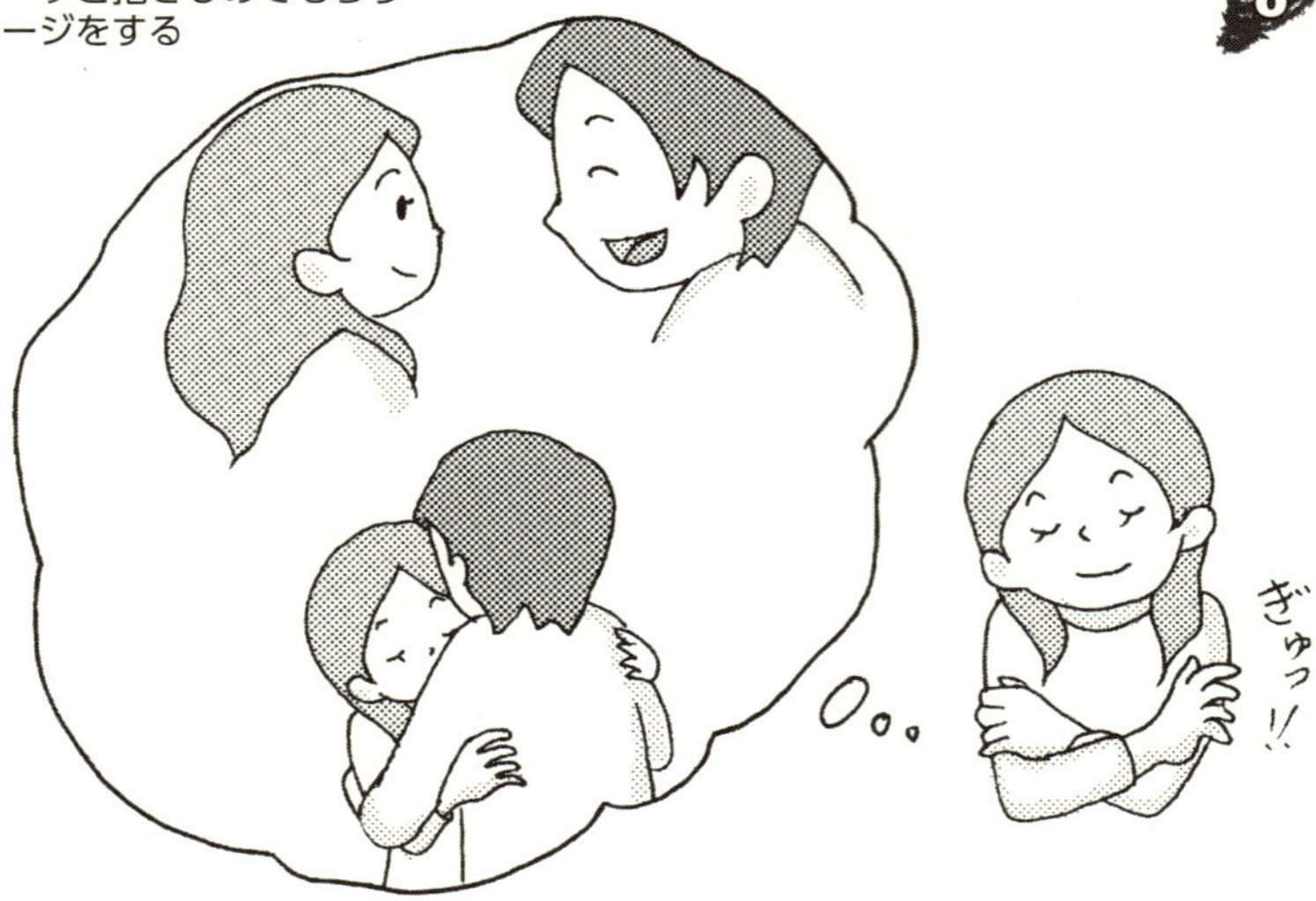

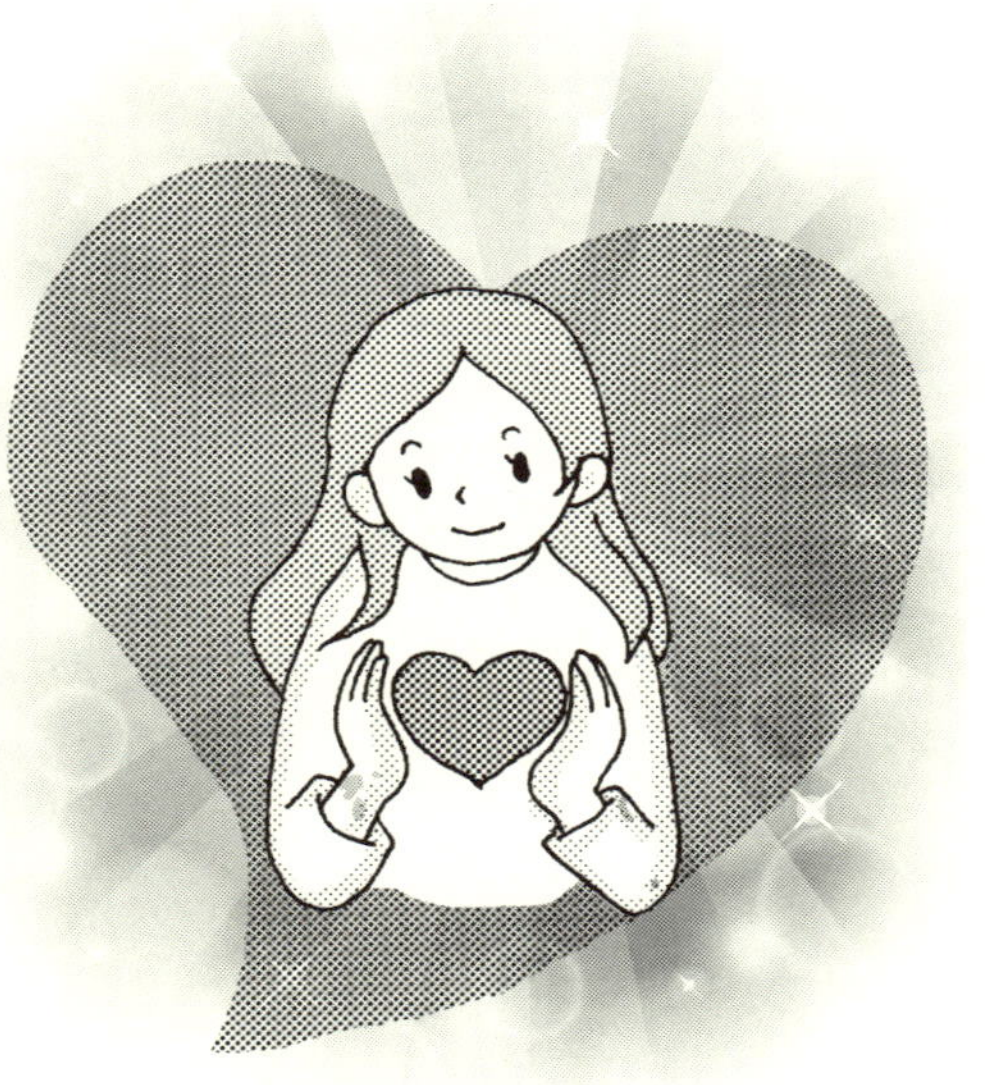

④
愛で満たされたハートから放射されるエネルギーを感じ、幸福感に包まれる

ワーク 9

うつで気分が塞いでいるとき

――笑い健康法

所要時間：1分
難易度：★
おすすめ度：★★★
いつでもどこでも度：★★★
準備するもの：ネット環境（動画サイトなど）・お笑いのCD・DVD・本・漫画・割りばしなど
※ストレス解消や免疫力を高める効果もあります

ストレスを解消し、免疫力を上げるには、「笑い」が最高の薬になります。日ごろからニコニコしている人ってうつになりにくいんですよ。

また私は、がん治療に笑いを取り入れることによって、回復した人を何人も知っています。私自身も催眠療法や笑い、ＥＦＴ（ツボとんとんセラピー。ワーク29参照）などいろいろな方法を取り入れて患者さんのサポートをした経験があります。

9

「いつも笑っていればいい」と、いうのは簡単ですが、うつ状態のときはなかなか笑うことができません。

実は、人間は面白いから笑うのではなくて、笑うから面白くなるという生き物なのです。最初は面白くなかったけれど、人が笑っていたり、楽しそうにしているのを見ているうちに自分もだんだん面白くなってきたという経験をしたことがあると思います。

あなたがテレビを見たり、ＣＤが聞ける状態であれば、お笑いのＤＶＤや漫談のＣＤ、また、ギャグ漫画を読んでみるのをおすすめします。お金をかけずに見ることができるのは、YouTubeなどの動画サイトです。「おもしろ動画」と検索するとたくさんの無料動画を見ることができます。

もし、「今はそれさえもできない」という場合でも大丈夫な方法があります。

ワーク３でも紹介しましたが、心と身体はつながっているため、身体を動かすことで心も変化していきます。ですから、口角を上げればいいんです。すると表情筋が動き、気分が上がってきて笑えるようになってくるんです。脳が錯覚すると幸福ホルモンも分泌されてさらに健康になります。

なかなか口角が上がらないというときは、割りばしを1本真横にくわえてみてください。その姿を鏡で見ながら、笑顔の練習をします。口角を上げる練習です。徐々に笑顔がつくれるようになっていきます。

うつ気分も一緒に笑い飛ばして楽になりましょうね。

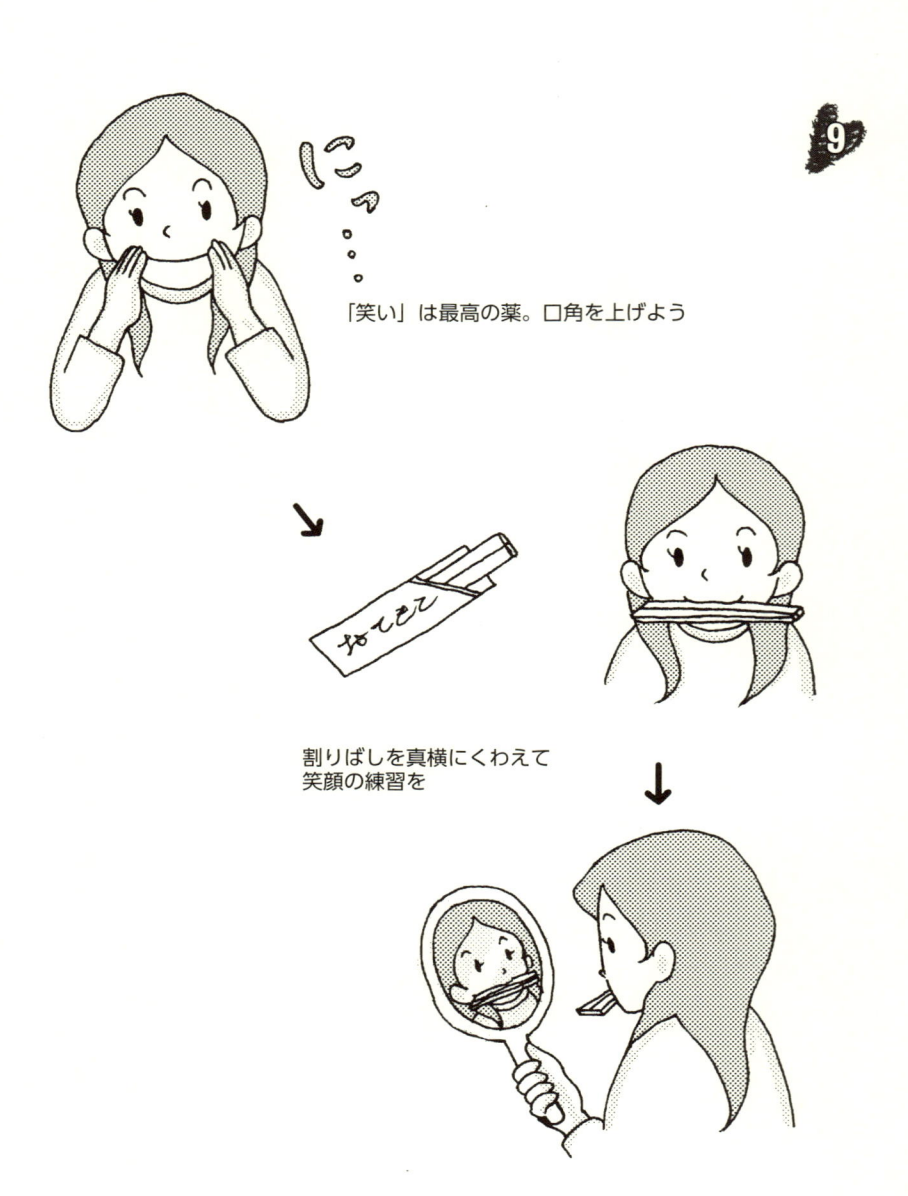

「笑い」は最高の薬。口角を上げよう

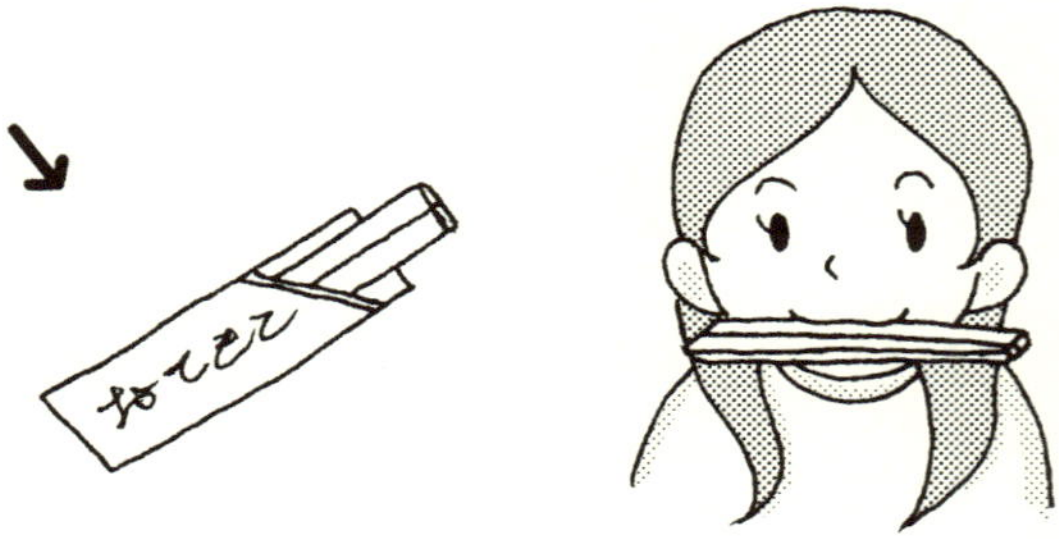

割りばしを真横にくわえて
笑顔の練習を

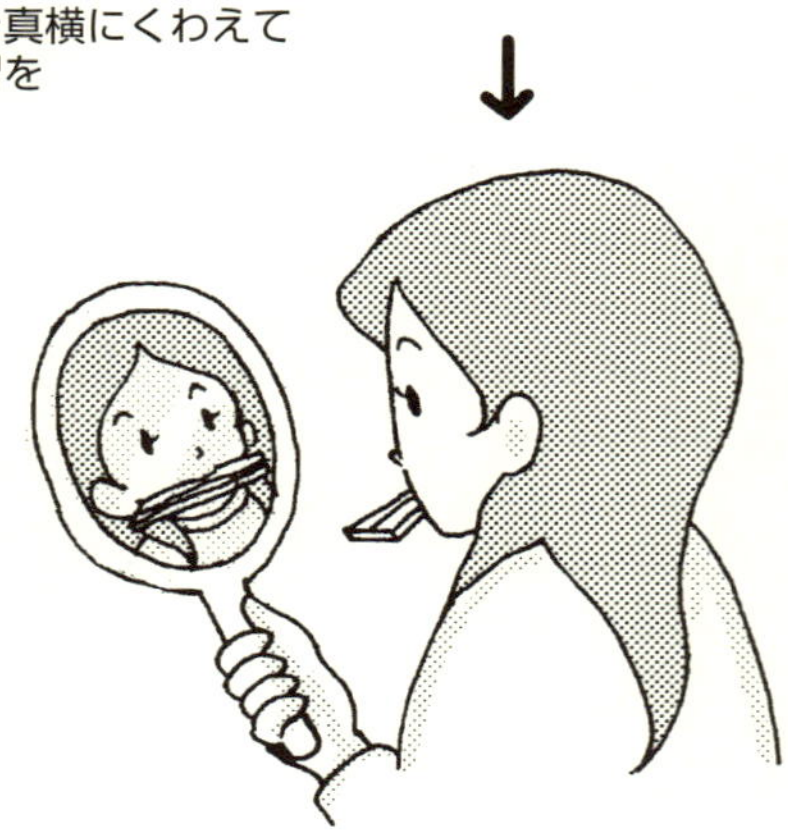

ワーク10

昔のつらい体験ばかり思い出してしまうとき
――子ども時代の自分を愛してほめる感謝ワーク

所要時間：30分
難易度：★★
おすすめ度：★★★★
いつでもどこでも度：★★★★
準備するもの：ノート・ペン・静かで一人になれる空間

このワークは、子どものころの自己イメージを取り戻し、プラスに変えていくものです。

生まれもっているけれど今は忘れてしまっている才能や気質・性格・資質、自分のよいところをほめてあげることで、自信を取り戻すワークです。インナーチャイルド（103ページ参照）のワークとはちょっと違います。セルフイメージを高めるワークのアレンジ版といった感じです。

10

ノートとペンを用意します。

① あなたが8歳までにできたこと・ほめられたこと・うれしかったこと・楽しかったこと・わくわくしたこと・がんばったこと・苦しかったけれど乗り越えたことなどをひとつひとつ時間をかけてノートに書き出します。

【例】

・お母さんに「絵を描くのがとても上手ね‼」とほめられた。

② そのときに幼いあなたがどんなことを感じていたのか・思っていたのか、感情や気分に意識を合わせます。できるだけ時間をかけてゆっくりと行ってください（書き出しても出さなくてもＯＫです）。

目を閉じても閉じなくてもどちらでもかまいません。パッと浮かんだもので大丈夫です。思い浮かばない人は、幼い自分に会いに行く感じをイメージしてもいいでしょう（タイムマシンに乗って、その当時の自分に会いに行く感じです）。

【例】

・ほめられてすごくうれしい。わくわくした。心が温かくなった。

③ 少し時間をおいて、今度は幼い子どものころにほめられたあなたの気持ちから、切り替えて、今の大人のあなたの意識に合わせます。大人のあなたから見て「こんなにできた自分はすごい」とほめてあげます（できれば声に出してほめましょう）。

過去の自分を肯定してほめてあげることで、今の自分の意識が変化してきます。

【例】

大人の自分がタイムマシンに乗ってその当時のその場面に行き、子どもの自分に語りかけます。

「○○ちゃん、お母さんからほめられてすごいね。すごくきれいに色を使い分けて、見てる私も心がわくわくしてくるよ。すてきな絵を描いてくれてありがとね」

自分は過去の土台の上に成り立っていて、マイナスなことだけじゃなく、たくさんのプラスのこともあった、そのいいところを探し、自分をほめることでセルフイメージが高ま

10

り、今の考え方に変化が起こってきます。どんなときも自分自身を心の底から愛して信頼してあげることがポイントです。

あなたは世界中でたった一人しかいない、かけがえのない存在なんです。自分を慈しんで愛してあげましょう。

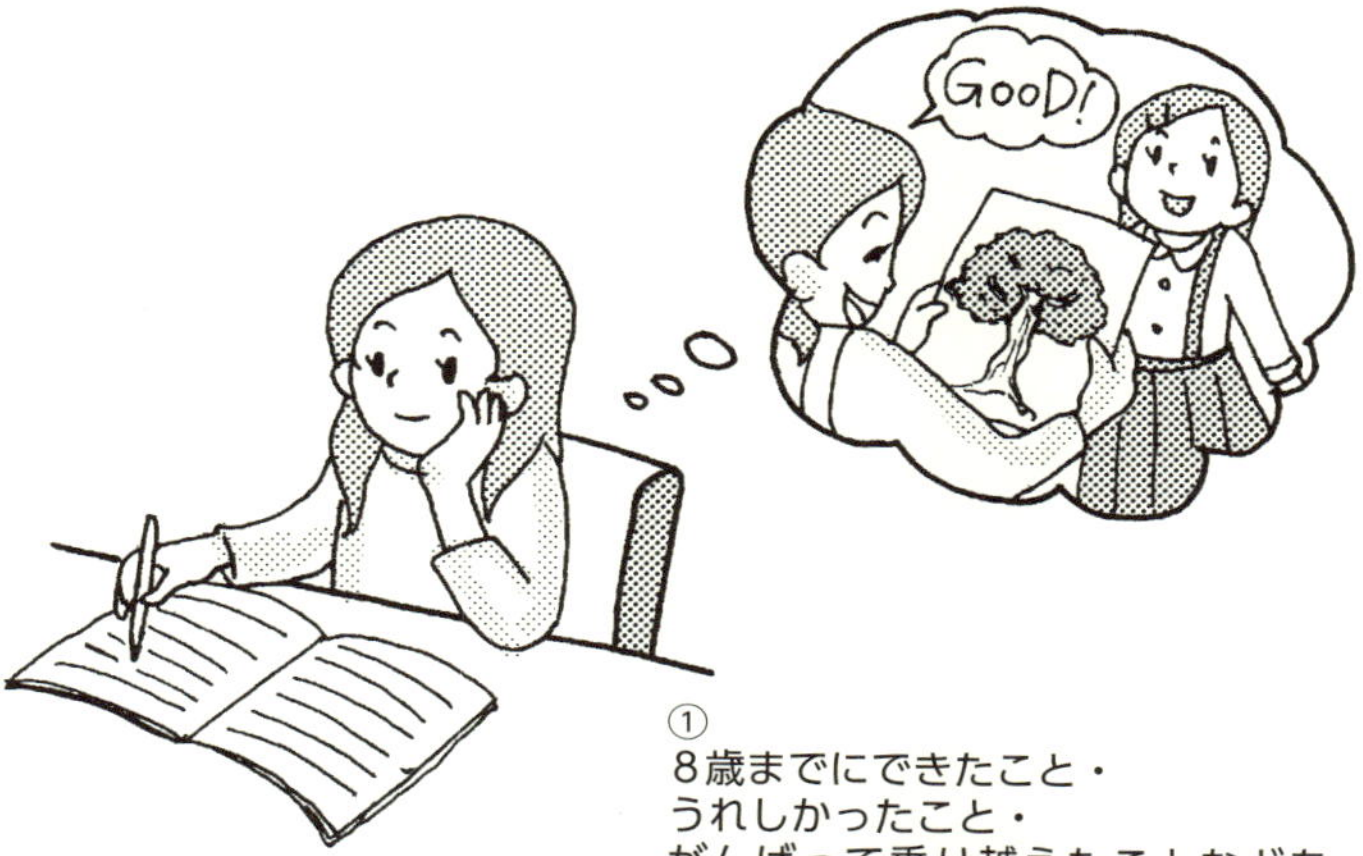

①
8歳までにできたこと・
うれしかったこと・
がんばって乗り越えたことなどを
ノートに書き出す

②
①のときに自分がどんなふうに
感じていたのか、
感情や気分に意識を合わせる

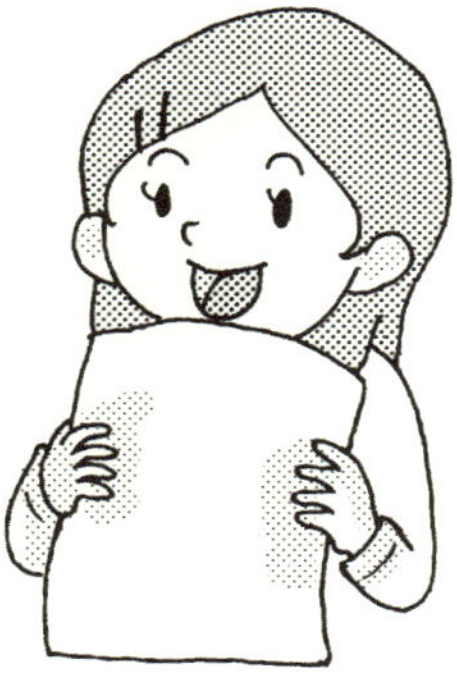

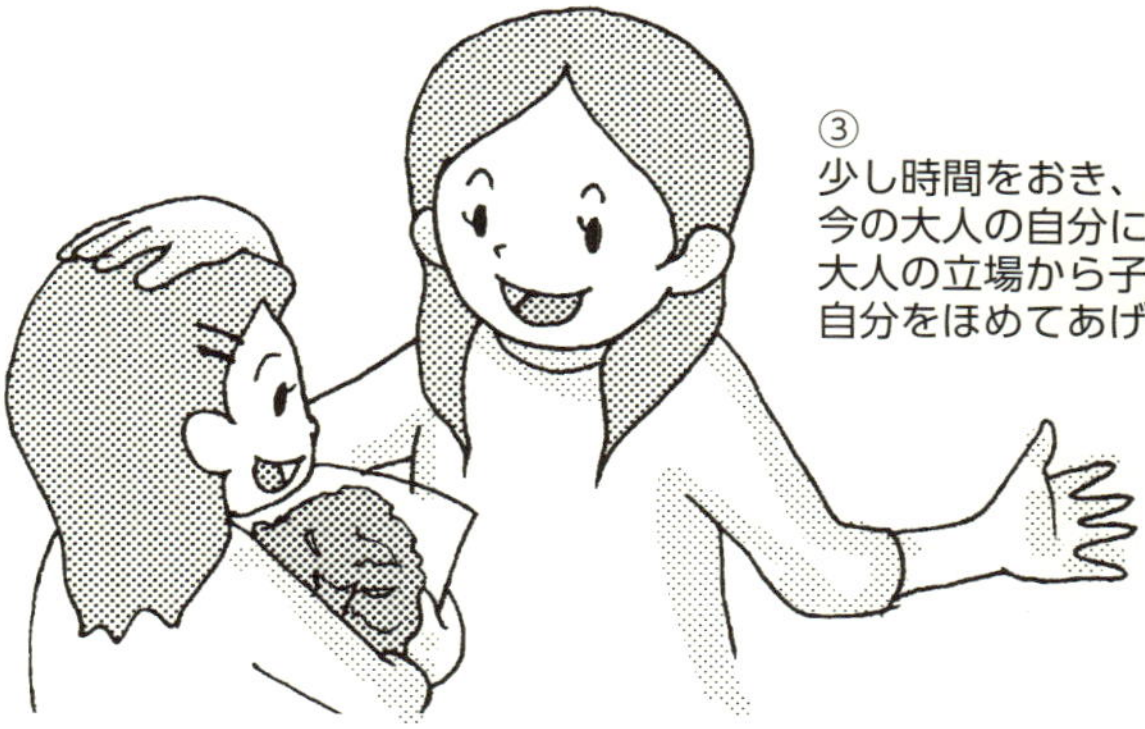

③
少し時間をおき、
今の大人の自分に意識を合わせ、
大人の立場から子どものころの
自分をほめてあげる

ワーク11

うつの潜在意識ストーム（原因）を癒したいとき①

――インナーチャイルドワーク① 心の傷を書き換える表現アートセラピー

所要時間：30〜40分
難易度：★★★★（練習が必要）
おすすめ度：★★★★
いつでもどこでも度：★★
準備するもの：紙・ペン・ミネラルウォーター・静かで一人になれる空間
※ＥＦＴ（ワーク29）も併用するとさらに効果的です

インナーチャイルドとは、幼いころに傷ついて心の中に閉じ込めてしまった感情や思いのことで、あなた自身の一部です。それが心の中であたかも人格をもった小さい子どものようにふるまうため、こう呼ばれています（詳細は１０３ページ参照）。

インナーチャイルドは、傷ついたまま潜在意識の中に閉じこもっており、自分をあわれに思ったり、家族を恨んだりしていますので、結果、うつの潜在意識の暴走スイッチを押すきっかけになることがあります。

これから紹介するのは絵を描くワークです。絵を描くことを通して感情を出し切ってしまい、涙を流すことで癒しが起こり、インナーチャイルドがヒーリングされます（癒されます）。

この作業を行うことで、潜在意識の中にファイリングされている、その当時の体験を再び体験することで、そのファイリングされたデータがすっきりと整理され、上書きできるようになります。つまり、トラウマ体験が書き換えられるということです。

なぜ、絵を描くことで再体験するのかというと、心は言葉や主観的な感覚だけで表現されるだけではなく、絵の中にも多く表現されるからです。

言葉よりも絵のほうがより多くのメッセージを表現できる方もたくさんいます。

言語的表現がしづらい感情にとまどうということもよくあります。

アートセラピーとして絵を取り入れることで、気づきや変化を感じてください。これは、インナーチャイルドにアクセスし、潜在意識を書き換える方法のひとつとして行っていただきたいと思っています。

このワークは自分と向き合える気持ちになったときに、安全な場所で落ち着いて一人で

11

行うことをおすすめします。

紙4枚・ペンを用意します。

① 目を閉じて、生まれてから8歳までのことを思い出しましょう。両親からいわれた言葉や態度に意識を向けてください。

【例】

ケース1……○○ちゃん、早く部屋のおもちゃを片づけなさい。本当にダメな子ね。何をやらせても遅いんだから。

ケース2……○○ちゃんはどうしてこんなこともできないの？　お姉ちゃんはちゃんとできるのに。

② 頭で考えないで、1枚目の紙の真ん中に自画像を描いてください。さらに、その横にお父さんとお母さんを描きます。うまく描こうと思う必要はありません。絵がうまいとか、下手だとかは気にしないでください。また、描けない場合はその人の写真を貼ってもかまいません。

③

②で書いたお母さんとお父さん・自分の顔を眺めながら、自分が幼かったときのお父さんやお母さんのことを思い出し、湧き上がってくる思いを2枚目の紙に文字で書きます。思い出した出来事や場面を感じたら、感情や涙を止めないで書いてください。

悲しい・怒りなどの感情が出てこない人は、潜在意識が感じさせないように麻痺させているのかもしれません。その場合は、心の扉が開くのに少し時間がかかるかもしれませんが、焦らないで時間をかけてゆっくりと行ってみましょう。

※この場面でEFT（ワーク29参照）を使うと、さらに強力にトラウマの解放が起こります。

【例】

ケース1……おやつを食べてから片づけようと思っていたのに、その前にお母さんからいわれてしまった。どうして私の話も聞いてくれないのだろうか……悲しい。

ケース2……姉妹で比較されてお姉ちゃんはできる子・私はできない子と思ってしまった。自分の価値が下げられてやりきれない。悲しい。姉に対して怒りを覚える。

11

④ 思い出した場面で本当は両親にしてほしかったこと・いってほしかったことを実際に言葉にしていってください。

【例】

「お母さん、片づけはちゃんとするつもりだったよ。おやつを食べてから。だから『いつ片づけようと思っているの？』って聞いてほしかった。そうすればちゃんとおやつを食べてから片づけると伝えられたのに……お姉ちゃんと私を比べないでほしい。もともともって生まれた気質や性格の違いがあるのだから、その子に合った叱り方もあると思う。いつもお姉ちゃんと比べられると嫌だ」

⑤ ③の場面で本当はあなたがそうなってほしかったイメージを3枚目の紙に絵で描いてください。絵が描けない人はなりたかった理想の形に近い雑誌などの切り抜きの一コマを紙に貼りつけます。

想像でかまいませんので、幸せや楽しさ・わくわく・愛情を感じられる場面をイメージし、1枚の絵（写真）として完成させてください。これは、あなたが望んでいた未完了の思いを、完成した絵（写真）のイメージへと書き換えるためのものです。この絵（写真）を完成させることがこのセラピーではもっとも重要になります。

⑥ ⑤の絵や切り抜きをあなたのハートがある胸に持っていって、つらい場面のイメージが絵や切り抜きに上書きされるように、書き換わるのを想像してください。パソコンの文章や写真・データを真新しいものに上書きするイメージをもつといいでしょう。

⑦ 深呼吸をしましょう。できればミネラルウォーターなどで水分補給をしてください。
うつのときはこのワークをするとかなり疲れを感じるかもしれません。一度に全部しなくてもいいですし、体調のよいとき、精神的にトライできそうなときに焦らず何度も試してみてください。

⑧ 4枚目の紙に、もう一度、⑤で描いたのと同じ場面を絵に描いてみましょう。または切り貼りしてみましょう。
・絵の色が明るくなった。

11

・絵の筆圧が強くなった。
・出てくる人物や描いた内容が変わった。
・選んだ写真が変わった。
などの変化が現れてくるかと思います。
⑤の絵（写真）と何かしら変化があれば、潜在意識下のインナーチャイルドは変化しているということになります。チャイルドは癒されて穏やかになります。

私がうつになったとき、第1うつのリカバリー期には入ってから、この潜在意識のトラウマの解放とアートを使った書き換え法を行っていました。初めのころはうまくできなかったりすることもあると思いますが、焦らず自分のペースで行ってみてください。

このセルフワークは、かなり強力にあなたの潜在意識下のトラウマを変化させ書き換えます。

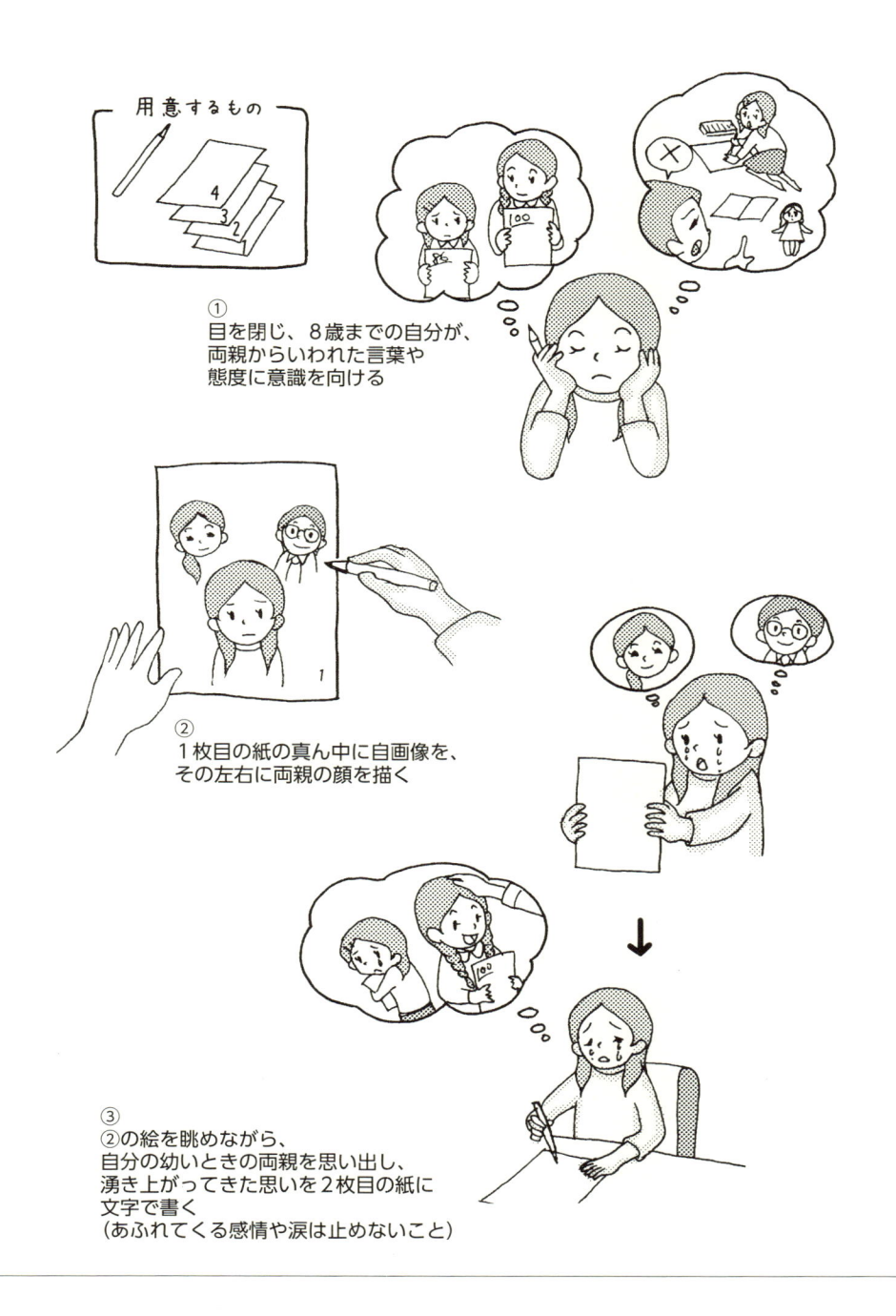

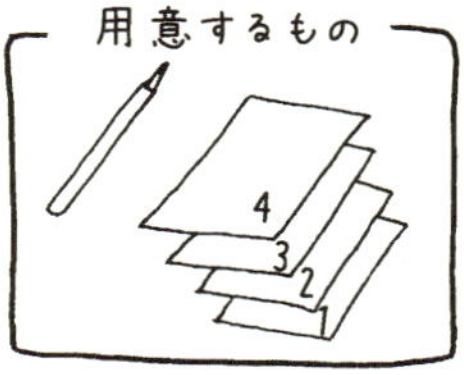

①
目を閉じ、８歳までの自分が、
両親からいわれた言葉や
態度に意識を向ける

②
１枚目の紙の真ん中に自画像を、
その左右に両親の顔を描く

③
②の絵を眺めながら、
自分の幼いときの両親を思い出し、
湧き上がってきた思いを２枚目の紙に
文字で書く
（あふれてくる感情や涙は止めないこと）

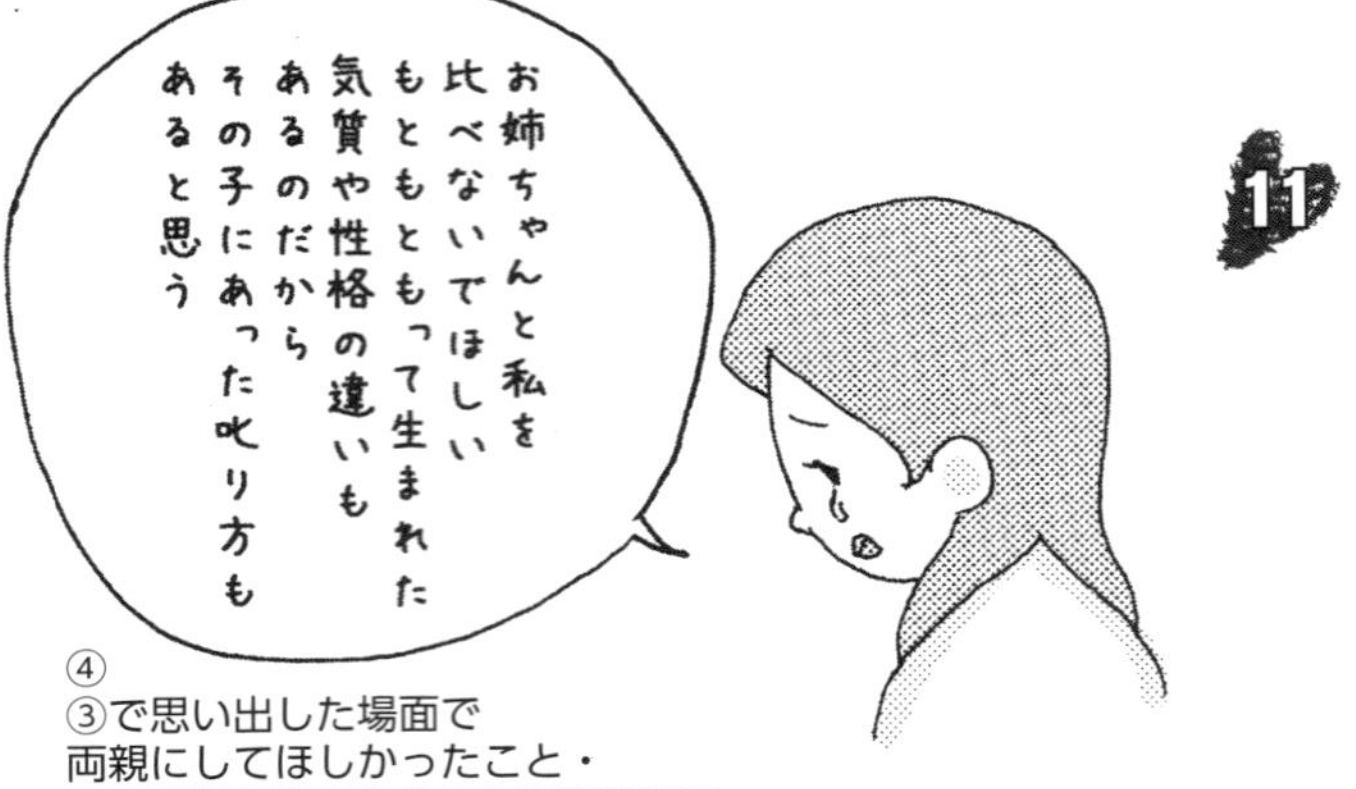
お姉ちゃんと私を
比べないでほしい
もともともって生まれた
気質や性格の違いも
あるのだから
その子にあった叱り方も
あると思う

④
③で思い出した場面で
両親にしてほしかったこと・
いってほしかったことを言葉にする

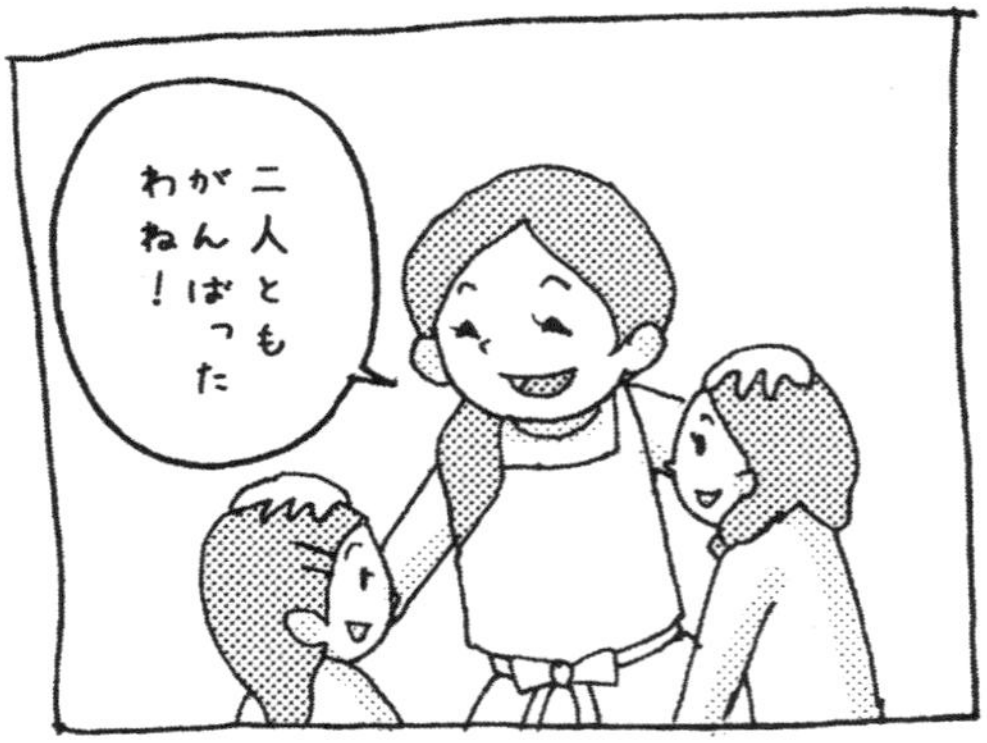
二人とも
がんばった
わね！

⑤
③の場面で
「本当はこうなってほしかった」
というイメージを
３枚目の紙に絵で描く

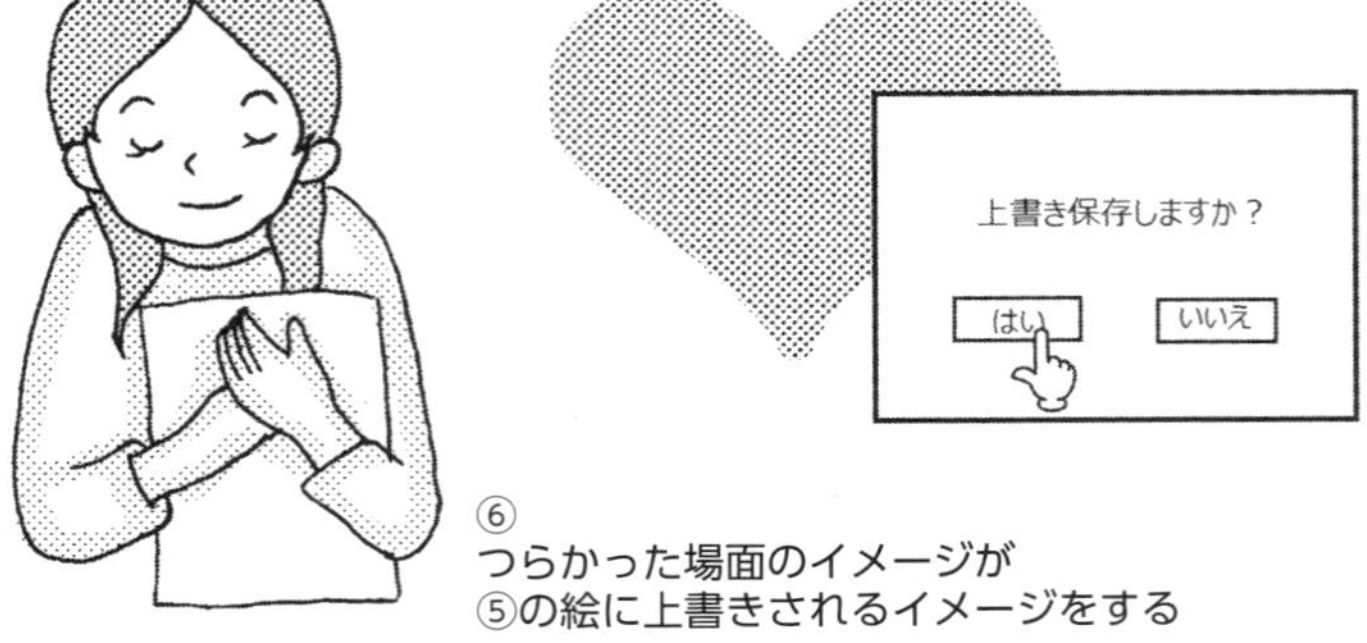

⑥
つらかった場面のイメージが
⑤の絵に上書きされるイメージをする

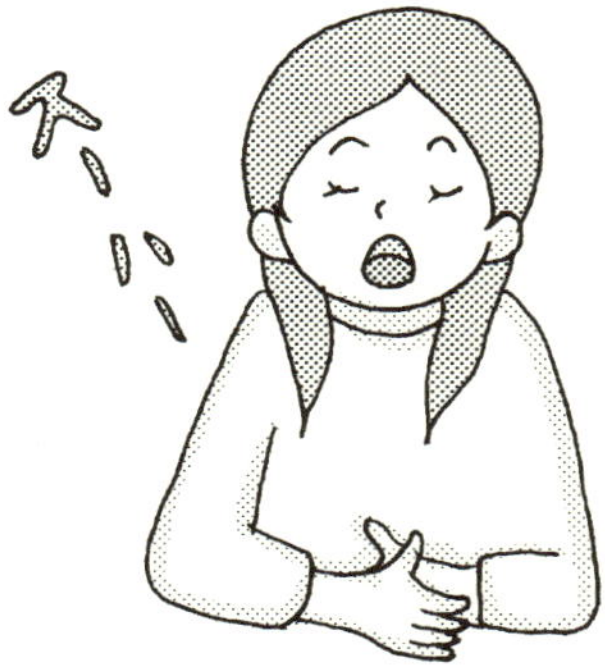
スーハー

⑦
深呼吸をして、水分補給をする

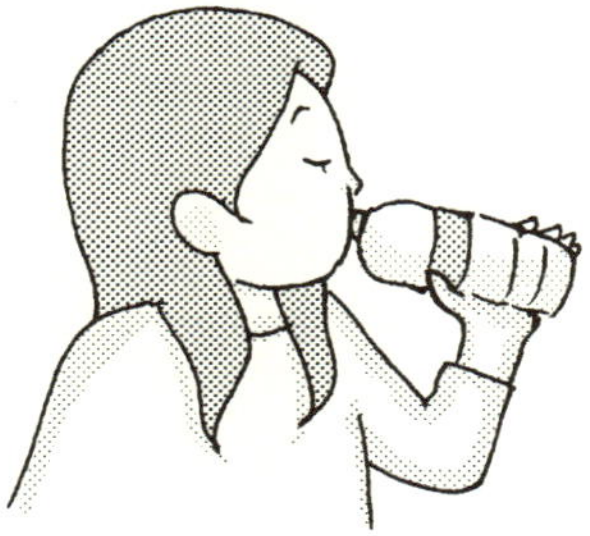

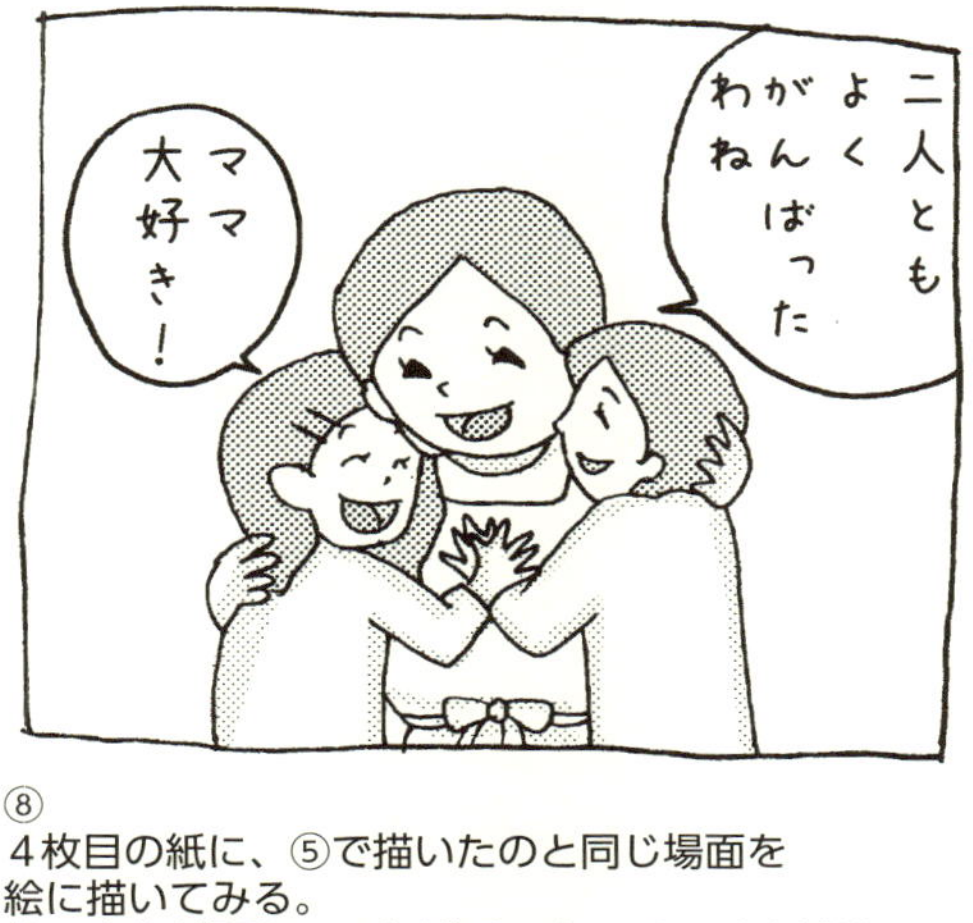
二人ともよくがんばったわね
ママ大好き！

⑧
４枚目の紙に、⑤で描いたのと同じ場面を
絵に描いてみる。
絵に変化が現れていればインナーチャイルドは
癒されて穏やかになっている

ワーク12

うつの潜在意識ストーム（原因）を癒したいとき②

――インナーチャイルドワーク② 出せなかった手紙を書くワーク

所要時間：15～30分
難易度：★★★
おすすめ度：★★★★
いつでもどこでも度：★★★
準備するもの：便せん・ペン・静かで一人になれる空間で

子どものころのあなたは、両親または一緒に住んでいた養育者（祖父母など）に対してなんの抵抗もできなかったかもしれません。心の奥では「本当はこうしたかった」「このように思っていた」などという思いがあると思います。

ここでは、その当時にいえなかったことをその相手に伝えるというワークを通して、インナーチャイルド（103ページ参照）を癒します。

便せんとペンを用意します。

① 当時、いえなかった気持ちや思いを文字という形にします。両親または一緒に住んでいた養育者に向けた手紙を書いてください。

複数いる場合は、それぞれの人宛てに1通ずつ違う手紙を書きましょう。

たとえば、両親が共働きで、保育園に行っていたけれど、寂しかったという思いがあったとします。

【例】

私はとても寂しくて悲しかったんだよ。でも当時は、お母さんも働いていて忙しかったから、お母さんのことを責めているわけではないの。ただ、この気持ちを伝えてわかってほしかったの。

② 書き終えたら、目を閉じてその人にその手紙を送るイメージングをするか、書いたことを声に出して読み上げます。手紙は実際に投函しなくてOKです。

最終的には親に伝えられることが望ましいですが、ここではそこまでハードルを上げなくて大丈夫です。

12

③ そして、目の前にその相手がいると思って、次のようにいってください。

「今までありがとうございました。あの当時は、私は小さくて何もできなかったけれども、これからは私は私の思いを優先して生きていきます」

相手に伝えられなかった思いが潜在意識下に残ることで、インナーチャイルドは「理解されなかった……悲しい」などと感じています。このプロセスを行うことで、インナーチャイルドは「自分の思いを伝えてくれた！ うれしい」に書き換えられるので、あなたの気分や状態も変わっていくのです。

書いた手紙は、ワーク終了後に処分してしまってかまいません。あなたにとってその潜在意識の未完了の伝えたかった思いはしっかりと伝わっています。心が満たされたら処分しましょう。

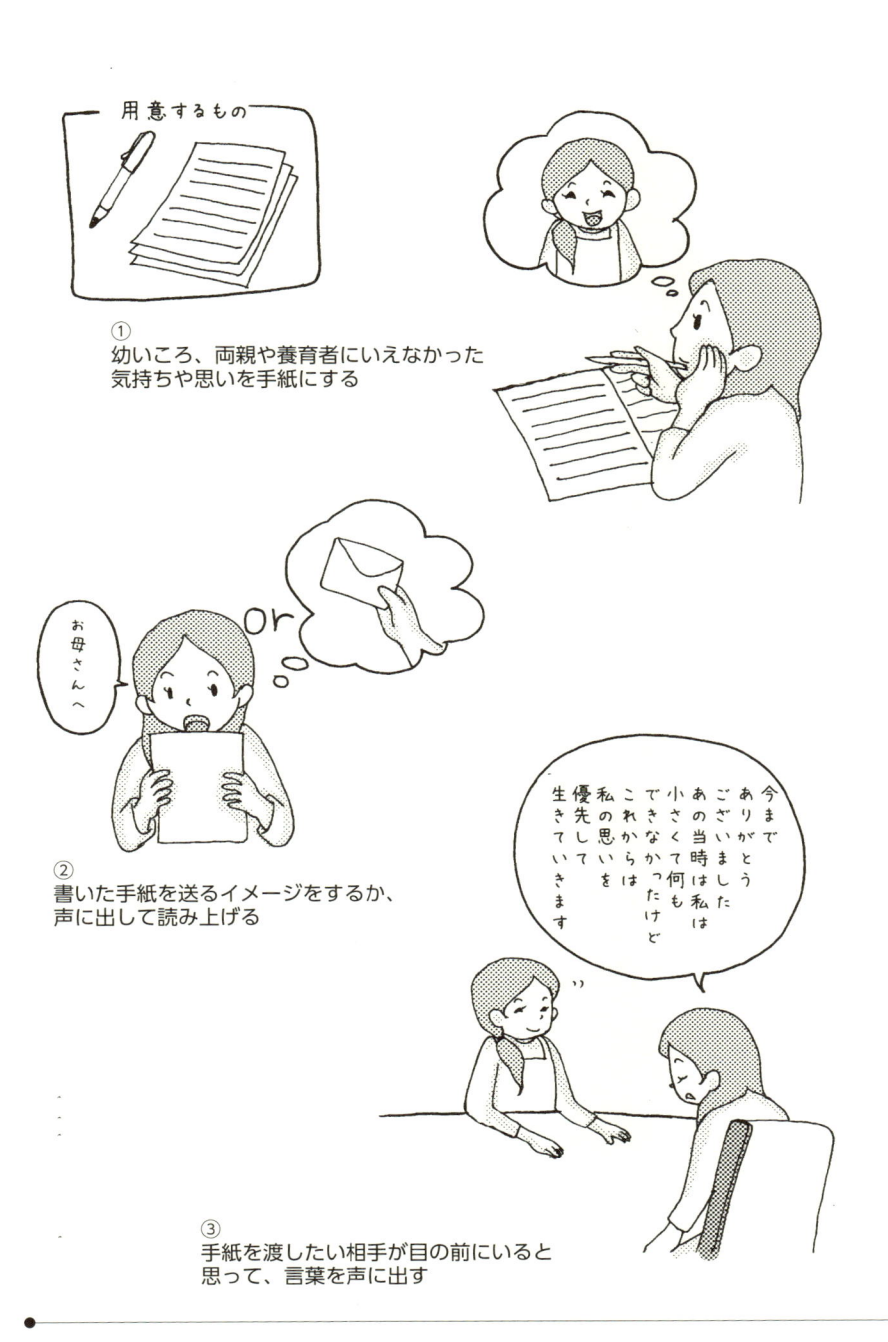

用意するもの

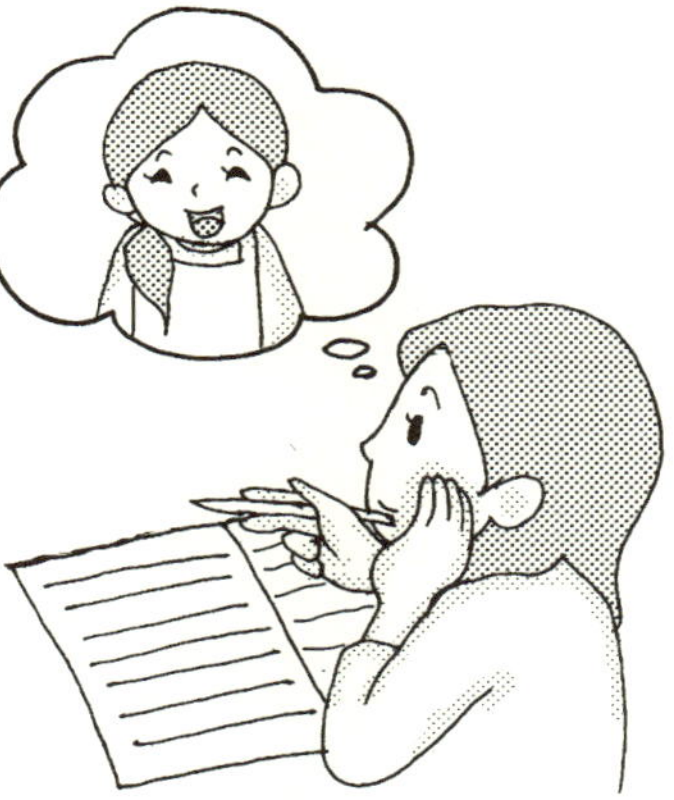

①
幼いころ、両親や養育者にいえなかった気持ちや思いを手紙にする

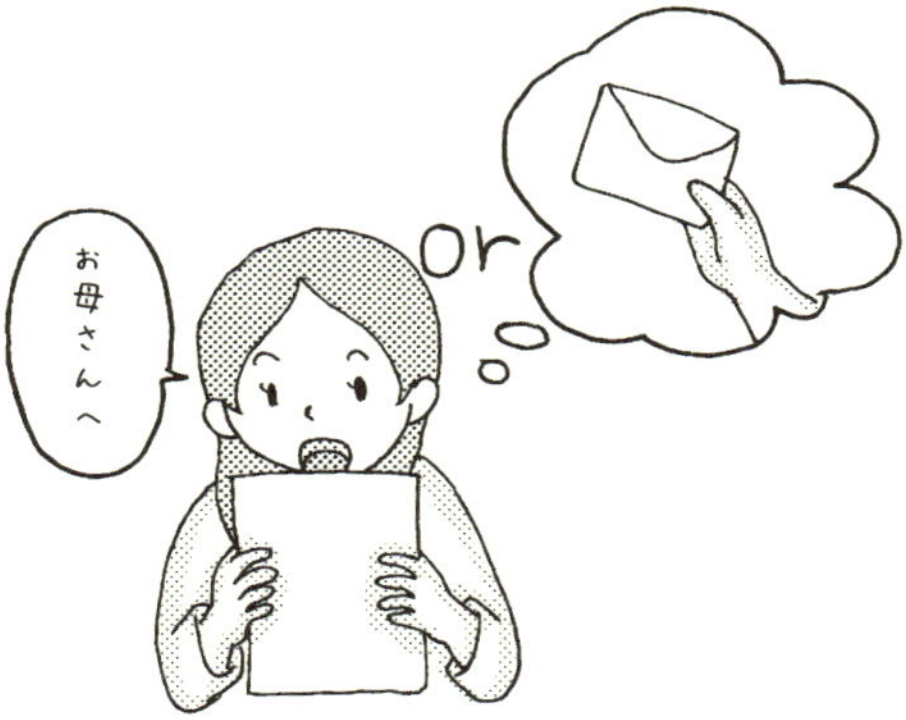
お母さんへ
or

②
書いた手紙を送るイメージをするか、声に出して読み上げる

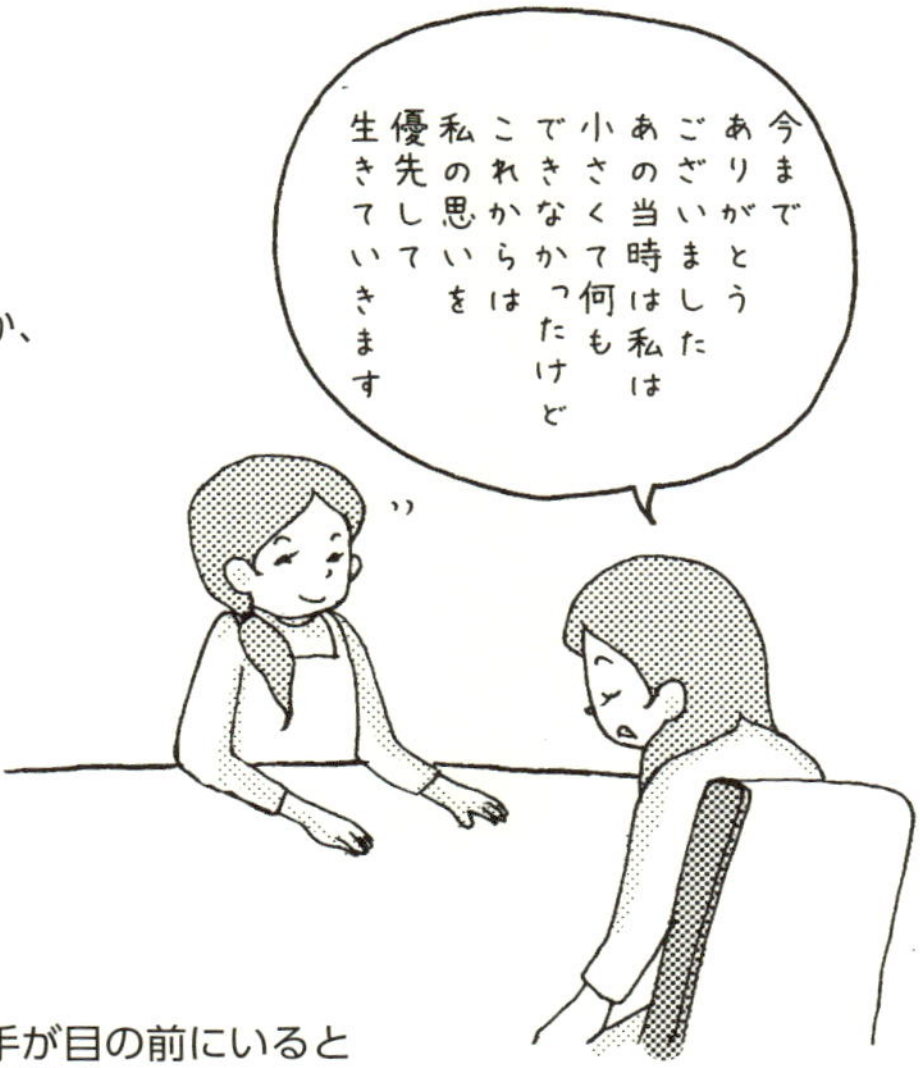
今まで
ありがとう
ございました
あの当時は私は
小さくて何も
できなかったけど
これからは
私の思いを
優先して
生きていきます

③
手紙を渡したい相手が目の前にいると思って、言葉を声に出す

ワーク13

うつの潜在意識ストーム（原因）を癒したいとき③

――インナーチャイルドワーク③　ぬいぐるみを使うワーク

所要時間：15～30分
難易度：★★★（練習が必要）
おすすめ度：★★★★
いつでもどこでも度：★★★
準備するもの：ぬいぐるみ・静かで一人になれる空間

たった15分で簡単にできる効果抜群のワークです。このワークは私が催眠療法で使っている「インナーチャイルドを癒すワーク」を一人で誰でも簡単にできるようにアレンジしたものです。

このワークは、ぬいぐるみをあなたの潜在意識の中に存在している傷ついた幼いときの子ども（インナーチャイルド）に見立てて、話しかけてあげたり、話を聞いてあげたり、抱きしめてあげて、当時満たされなかった思いを癒してあげる自己セラピーです。幼少期のトラウマをやさしくゆっくりと時間をかけて溶かしていく、そんなやさしいヒーリング（癒し）です。

自分がかわいい・愛らしいと思えるぬいぐるみを用意してください。

① 目を閉じて自分の心に質問してください。
「8歳までの自分自身が心の中にいるとしたら、どんな表情してるかな？　年齢はどのくらいでどんな様子かな？」

【例】
甘えることができない、人に頼れない感じ。3歳くらいで下を向いて寂しそうな顔をしている。
映像としてはっきりイメージできない人もいると思いますが、夢を見るように鮮明に現れてこなくてもＯＫです。ぼんやりとした感じでかまいません。

② ぬいぐるみを①で思い浮かべた幼いころの自分だと思います。床に置いたり、ま

たは椅子に座らせたぬいぐるみと対面してください。そして、①で浮かんできたことについて、心の奥からやさしく語りかけるように、ぬいぐるみに話しかけてください。

【大人の自分がぬいぐるみに語りかける言葉の例】

「今まであなたのことを知ろうとしなくて、ごめんね。心の奥に閉じ込めていて寂しかったよね。つらかったね。苦しかったね。そういう気持ちをわかってあげる余裕とタイミングが今までなくて、あなたがそこにいることを知らなくてごめんね。

これからは精いっぱい、あなたを認めていくからね。たくさん愛情を注いで愛してヨシヨシしてあげるからね」

③ さらに、ぬいぐるみ（幼い自分＝インナーチャイルド）に語りかける際、ぜひ取り入れてほしい5つの問いかけがあります。これは無条件の愛の語りかけです。

・何か伝えたいことはあるかな？

・どんな気持ちをわかってくれたらうれしい？

・何かしてほしいことあるかな？
・大人の私があなたにできることはあるかな？　または手伝えることはあるかな？
・触ってほしいところや、なでてほしいところはあるかな？

そして、この5つの問いかけをすると同時に、大人のあなたからどんな言葉をかけてあげたいと思っているかも意識してみてください。

【例】
大人の自分「何かしてほしいことはあるかな？」
ぬいぐるみ「一人でずっと頼れなくて、寂しかったよ。誰かに甘えたい私の思いをわかって、聞いてくれる人がほしい。抱っこしてほしい。一緒に遊んでほしい」

④ぬいぐるみが望んでいることをすべてやさしく受け止めてあげます。

【例】
「そうだね、今まで一人にしていてごめんね。すごく寂しかったよね。これからは一緒に何度でも遊んであげるし、話も聞いてあげるね」

13

ぬいぐるみを抱きしめて、やさしく包んであげます。また、触ってほしいところや、なでてほしいところを聞いて、その要望にも応えてあげてください。

⑤ぬいぐるみに安心感を与え、愛していること、また会いにくることを伝えます。

【例】

「今日は、今までずっと長い間いえなかったことを正直に話してくれて本当にありがとう。これからはあなたをいつも意識するね。

あなたの存在が大切。否定したり、乱暴な扱いをしたり、責めたりしないからね。

だから、これからは一緒に幸せになっていこうね。

ずっと愛しているからね。条件つきの愛じゃなくて、どんなあなたでも愛しているよ。

そして、また会いにくるからね。これからもずっとよろしくね」

恋人や家族に話すようにやさしく温かく語りかけ、与えてください。

このワークを行うことであなたのインナーチャイルドは愛情を受け取り、心が安定して傷が癒されていきます。

愛がいっぱいあるなかでは闇は存在できなくなり、溶けていきます。そして、愛されて生きていくという感情・感覚を育てることができるんです。それは人が子どもを育てていく母性愛に近い感覚だと思います。

※ワークを行う際の注意

・あなたが安心できる空間・自信がもてる空間・自由である空間で行ってください。この3つの空間は、インナーチャイルドを癒すために必要な空間になります。

・ぬいぐるみでワークするときは、あなたが思いやりのある親になったつもりで演じてみると効果があります。

・ぬいぐるみ（インナーチャイルド）が満足そうにしていると感じたら、そのワークはクリアです。

・しばらくの間、ぬいぐるみと一緒に寝てあげたり、なでてあげたり、抱きしめてあげてください。あなたのインナーチャイルドは愛されていると感じて、あなた自身の心も癒されていきます。

・頭で考えないで、リラックスして直感を大切にワークをしてみてください。「こうしないといけない」などのルールはありません。

13

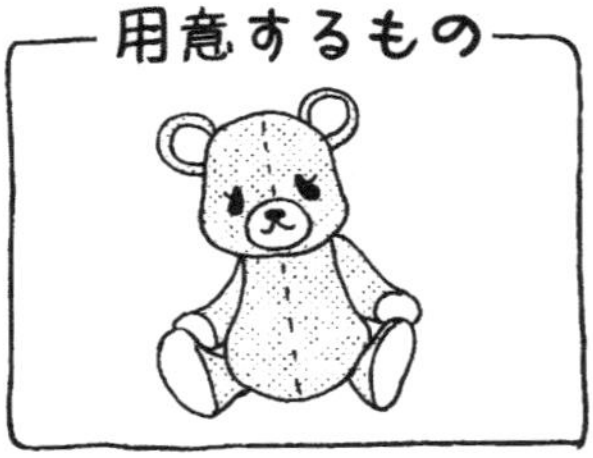
用意するもの

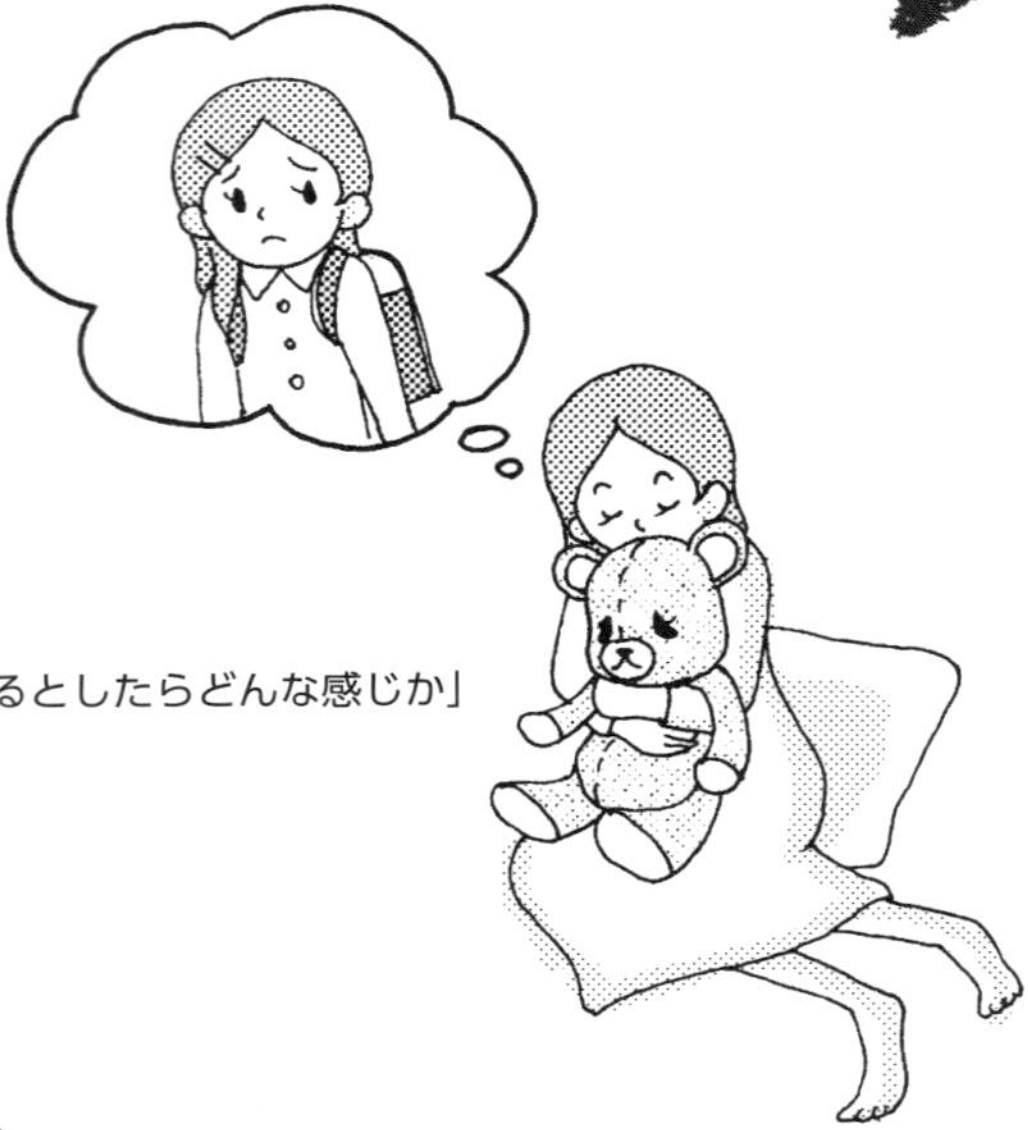

①
目を閉じ、
「8歳までの自分が心の中にいるとしたらどんな感じか」
と自分自身に問いかける

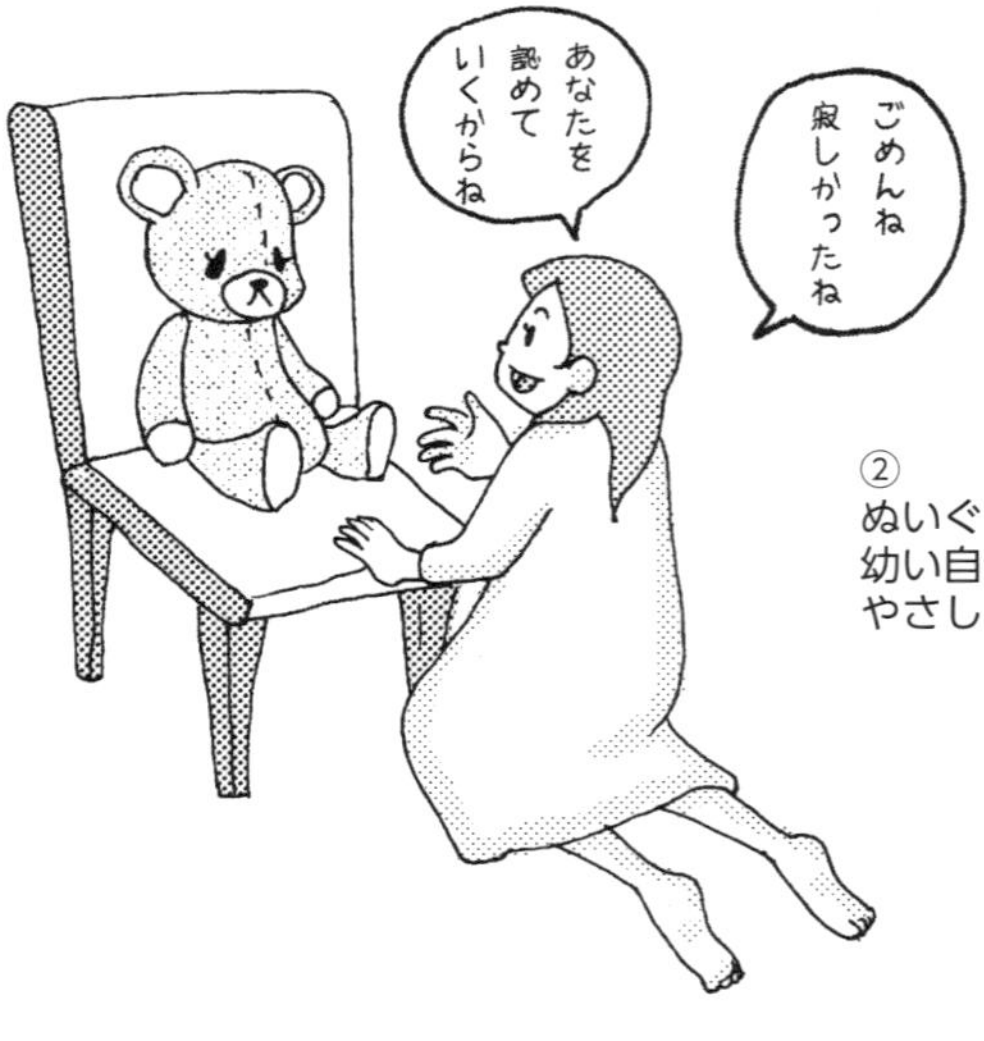
ごめんね 寂しかったね
あなたを 認めて いくからね

②
ぬいぐるみを①で思い浮かべた
幼い自分だと思い、
やさしく語りかける

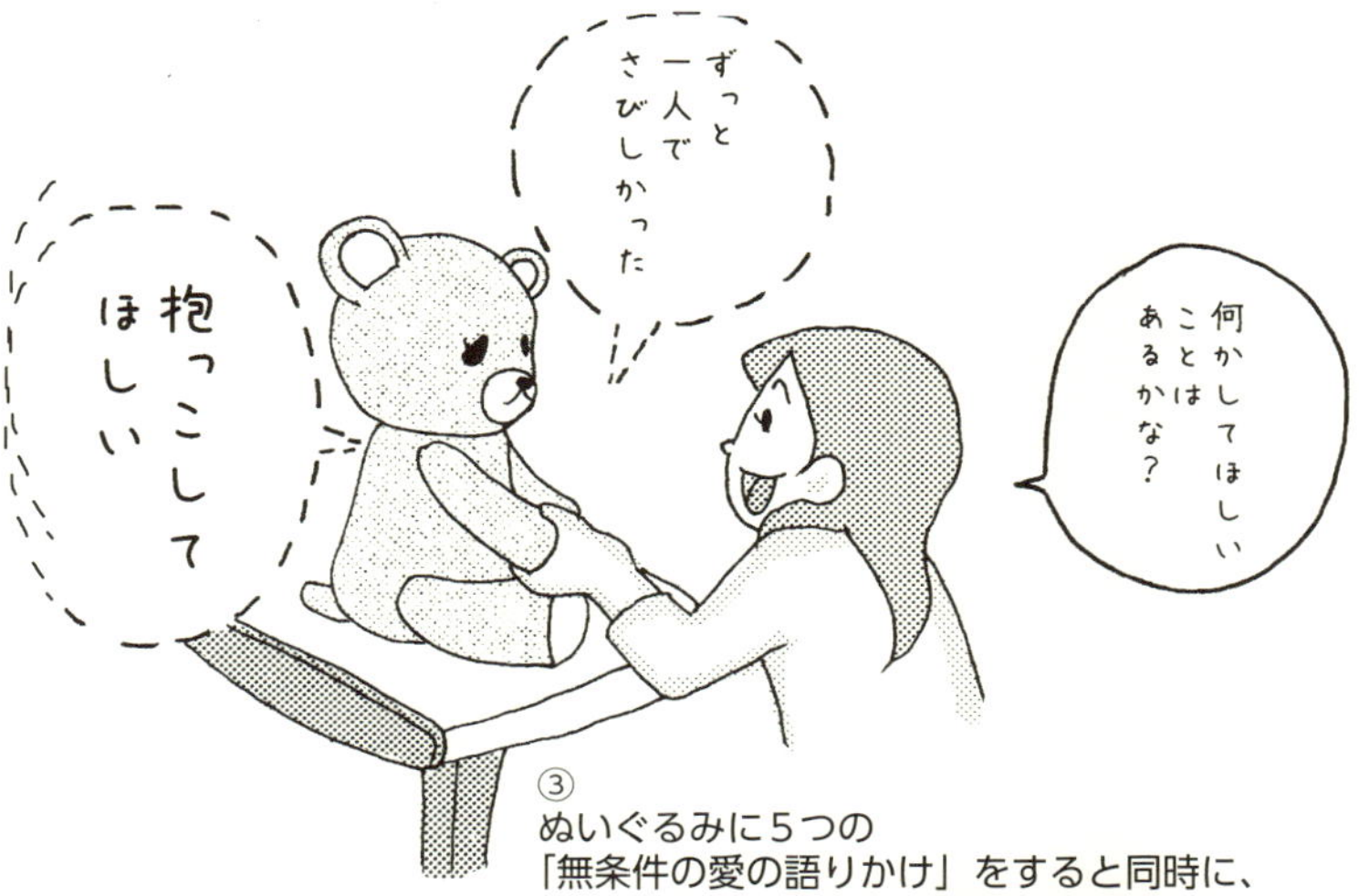
抱っこしてほしい
ずっと一人でさびしかった
何かしてほしいことはあるかな？

③
ぬいぐるみに５つの
「無条件の愛の語りかけ」をすると同時に、
大人の自分からどんな言葉をかけたいかを意識する

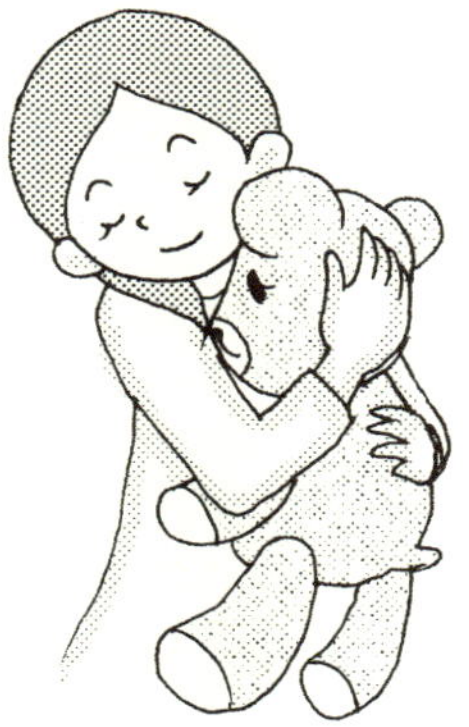

④
ぬいぐるみが望んでいることを
やさしく受け止める

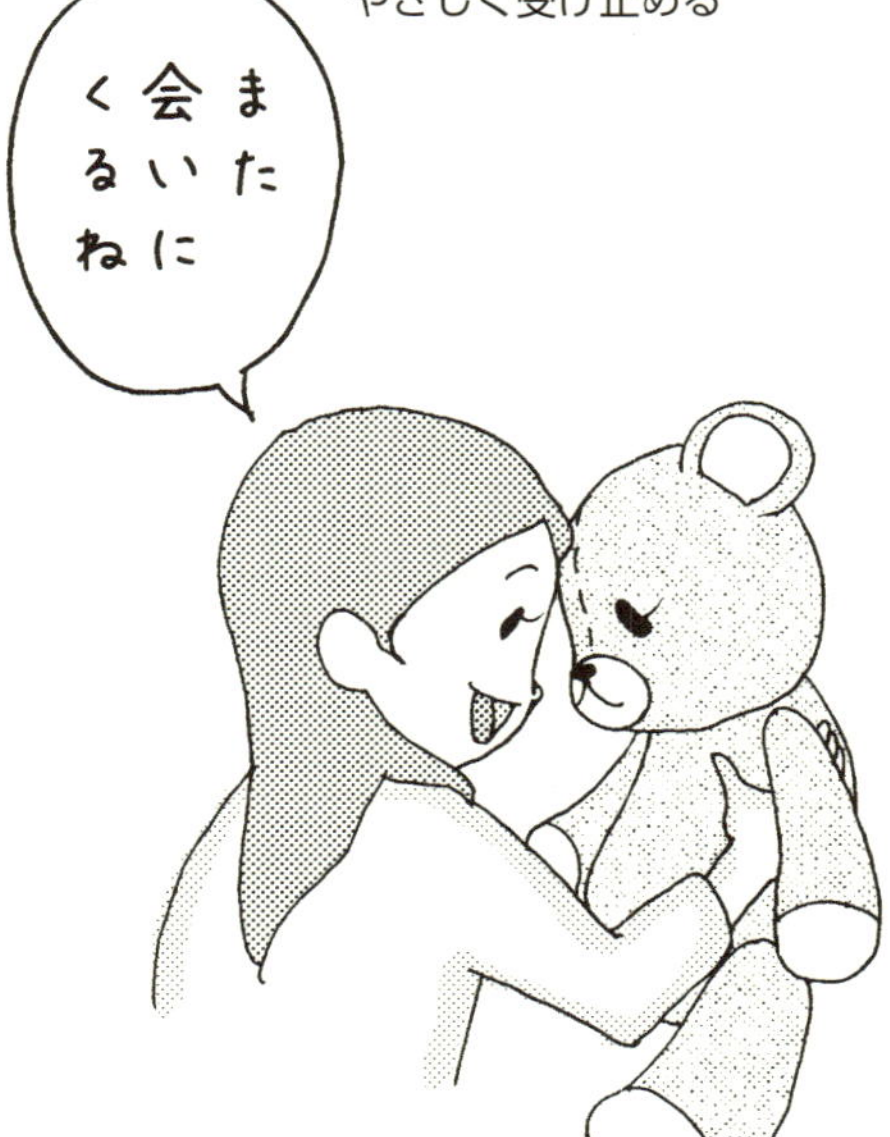
また会いにくるね

⑤
ぬいぐるみに安心感を与え、
愛していること、
また会いにくることを伝える

ワーク14

感情を発散させたいとき

――声を使って癒すボイスヒーリング

所要時間：3分
難易度：★
おすすめ度：★★★★
いつでもどこでも度：★★★
準備するもの：ミネラルウォーター・静かで一人になれる空間

声を出すことによって声帯を振動させ、音を外へと送り出すことで感情を解放するテクニックです。

心の底にある感情を大声で叫ぶとすっきりするんですね。たとえば、遊園地のジェットコースターで絶叫する、カラオケで大声で歌うなどした後は気分がすっきりした経験はありませんか？　これは感情が音にのって一緒に外へ出ていくからです。

私はこのボイスヒーリングで歌を歌っていました。もともとミュージシャン志望だったので、曲をつくって歌っていたんです。腹式呼吸をするので、横隔膜の上下運動と合わさって、リズム運動になり、セロトニン（幸福ホルモン）が出てきて気分もすっきりします。とてもおすすめの方法です。

①　床に座るか、椅子にゆったりと腰かけます。

②　手放したい感情に意識を合わせて、その思いが湧き上がってきたら、「この感情を手放しますか？」と自分に尋ねます。答えが「手放します」を選択したら、次の手順に進みます。

③　湧き上がる感情（悲しみ・つらさ・憎しみ・後悔・罪悪感・恥・不安・抑うつ気分など）をそのまま自分の声にのせて振動させるようなイメージで、お腹から母音で「あ――――」「う――――」「お――――」とゆっくりと声が続くまで出していきます。
感情を爆発させるというよりも、繊細にやさしく声帯を振動させる感じで行ってください。

14

④ 終わった後はミネラルウォーターを飲んで、リラックスしてください。たまっていた感情のエネルギーが抜けていることにきっと気づかれると思います。

音階が気になる人もいると思いますが、低い音で出しても、高い音で出しても自分が一番気持ちのいい振動で声を出すことが解放のポイントになります。大声を出すのではなく、小さい声で感情をのせて行うことが大切です。あまり声の高さは気にしないでください。

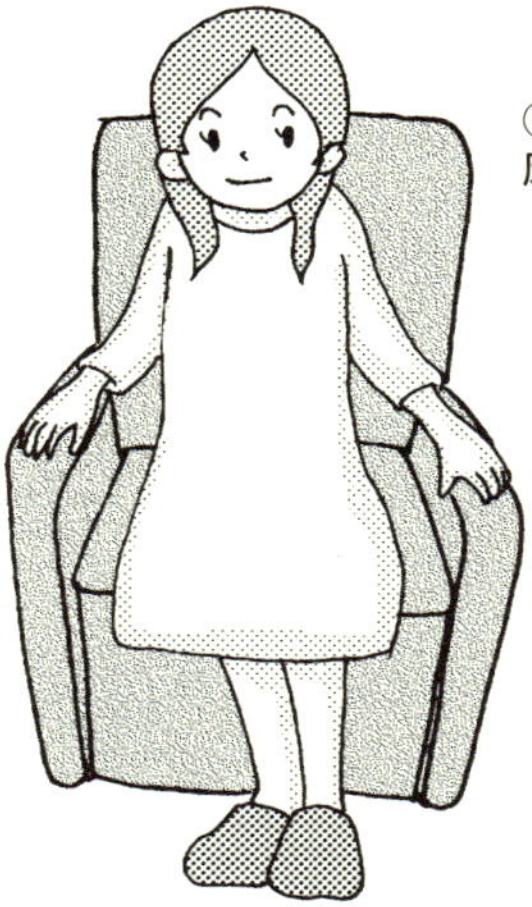

①
床または椅子に座る

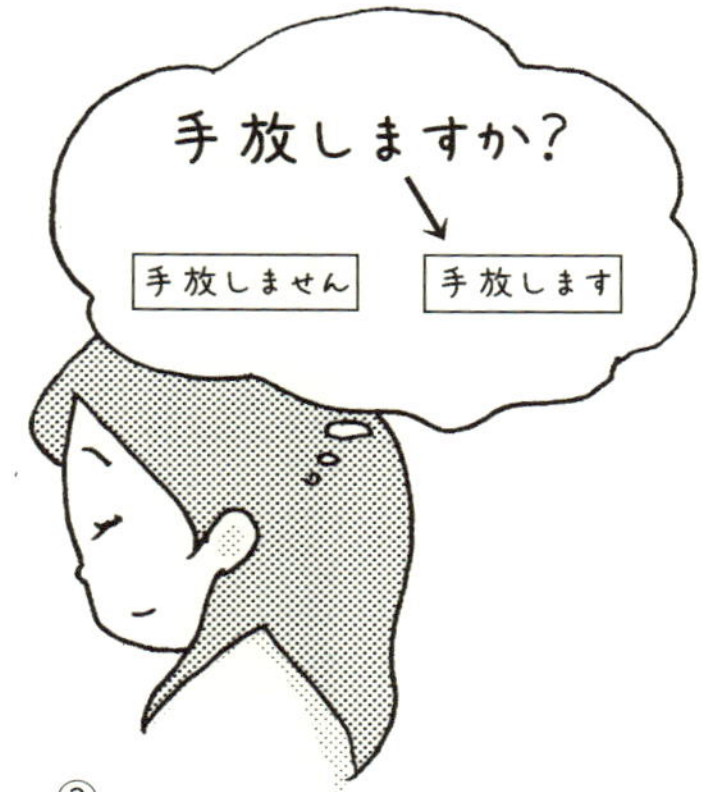

②
手放したい感情に意識を合わせ、

「この感情を手放しますか？」

と自分に尋ねる

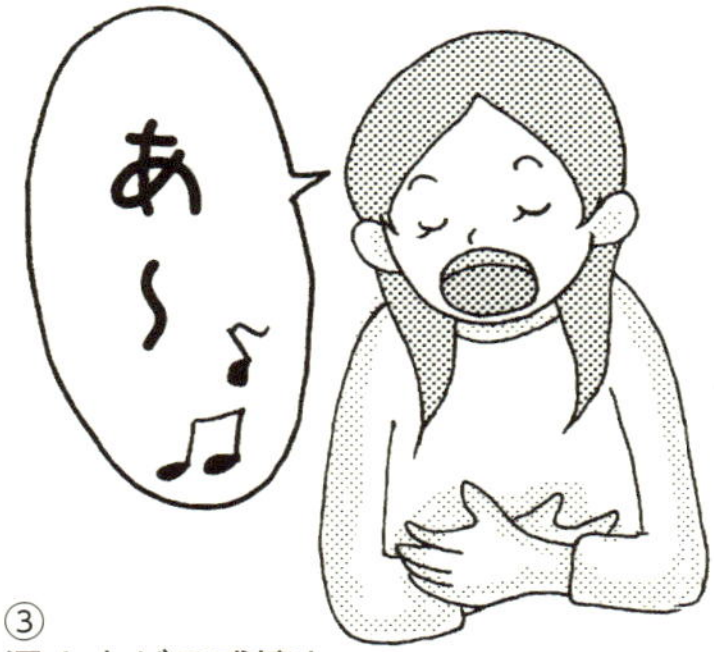

③
湧き上がる感情を
自分の声にのせるイメージで、
お腹からゆっくりと声を出す

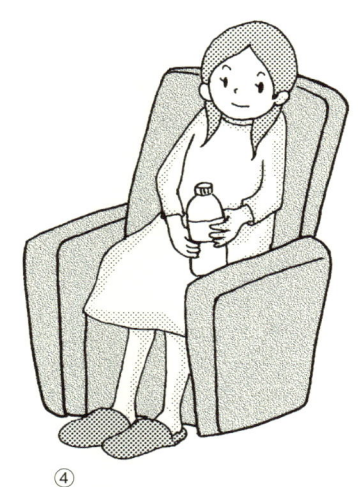

④
水分補給をしてリラックスする

ワーク15

ずっとため込んでいた感情を手放したいとき

――クッションや枕を使うワーク

所要時間：15分
難易度：★
おすすめ度：★★★★
いつでもどこでも度：★★★★
準備するもの：クッション（または枕）・ペン・静かで一人になれる空間

身体の体感を使って、感情を解放するワークです。

① 手放したい感情に意識を合わせた後、クッションや枕を抱きしめて、「この感情は私がつくり出したものだ」といいます。
なぜなら湧き上がってくる感情も思考もつくり出しているのはあなた自身だからです。クッションを抱きしめながら声に出していい、しっかりと感情を感じてく

ださい。

② 「この感情をこのままもち続けたいか？　手放したいか？」と自分に問いかけてください。

「手放したい」と感じられるようになったら、抱きしめていたクッションをそのまま身体から離します。そのときに、もち続けていた感情もクッションと一緒に手放すイメージをします。

なお、このワークはペンでも代用できます。

「この感情を手放したいか？」の答えが「はい」なら、「手放すことを選択します」と心に決意し、ペンを床に落します。そのときに、もち続けていた感情も一緒に床に落とすイメージをします。

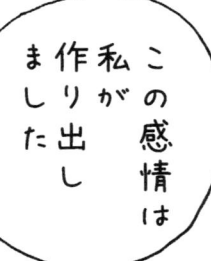

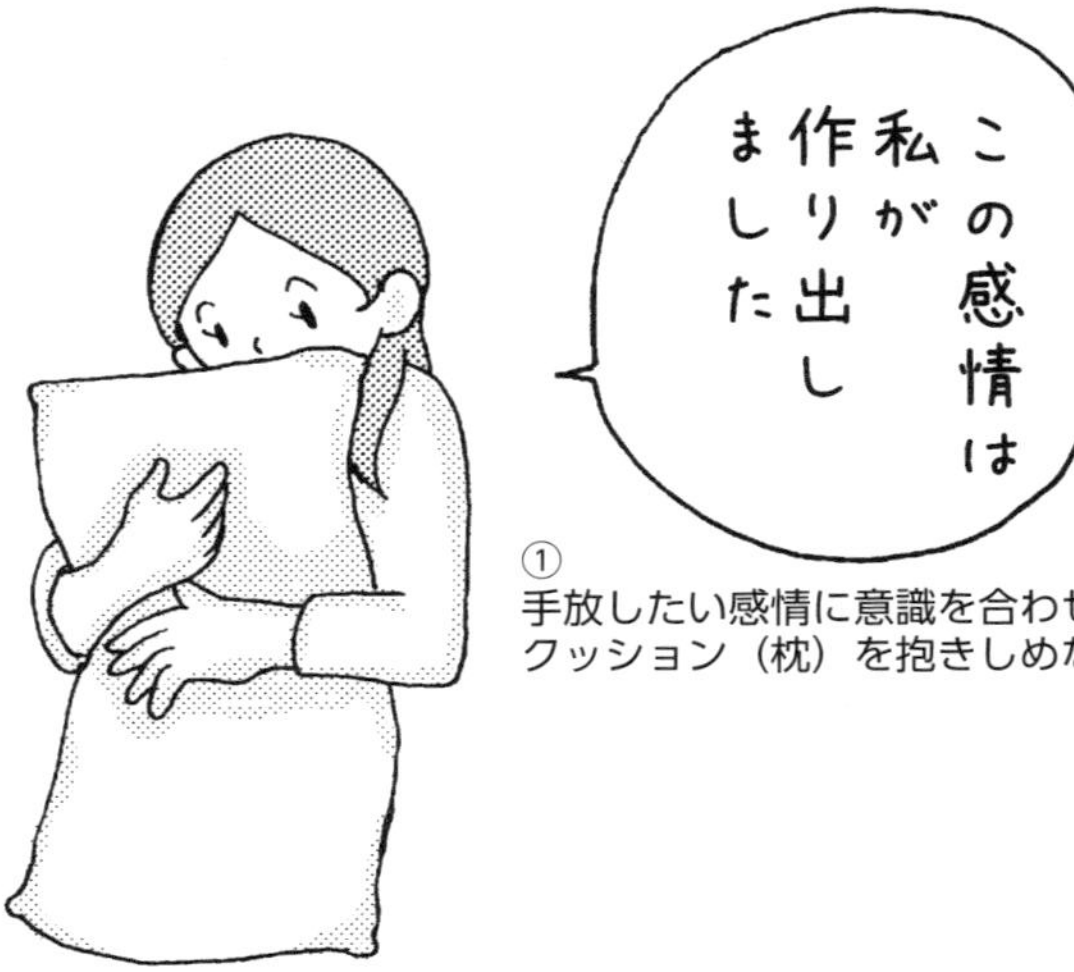

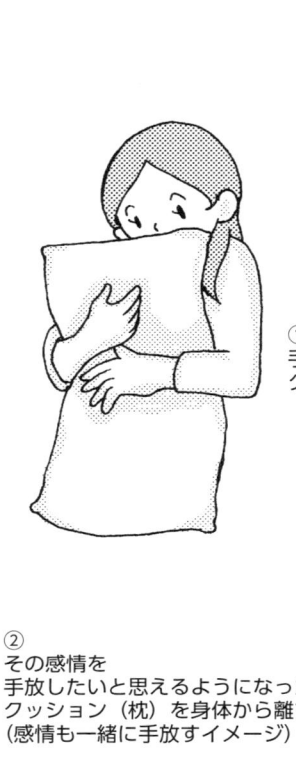

①
手放したい感情に意識を合わせ、
クッション（枕）を抱きしめながらいう

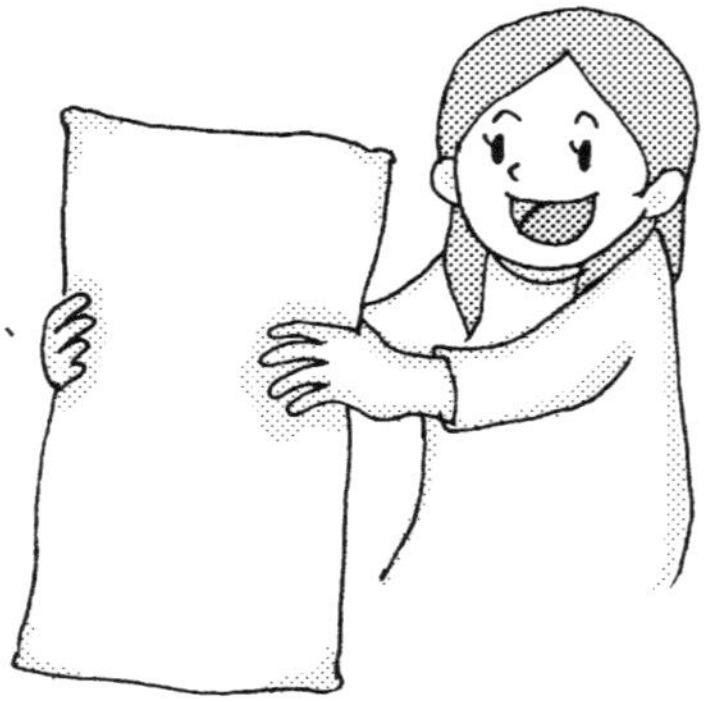

②
その感情を
手放したいと思えるようになったら、
クッション（枕）を身体から離す
（感情も一緒に手放すイメージ）

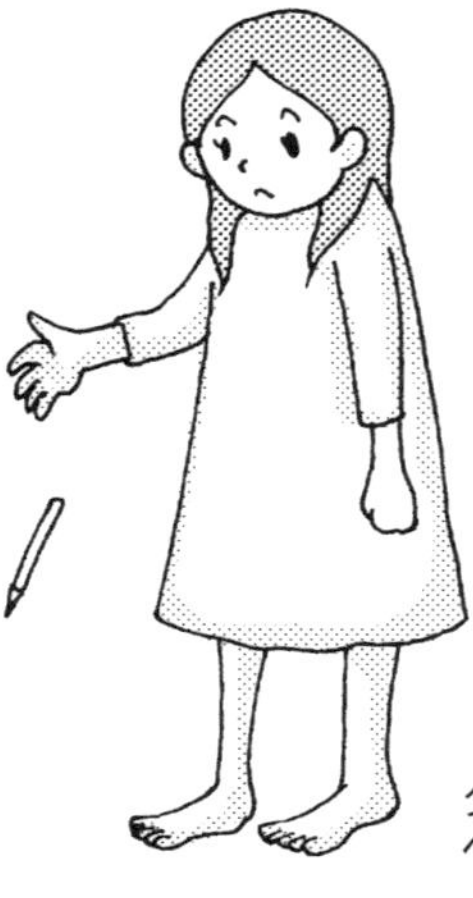

クッション（枕）の代わりに
ペンで行ってもOK

ワーク16

よく眠れないとき

――自己催眠でゆったりスヤスヤと眠る方法

所要時間：15分
難易度：★★★（練習が必要）
おすすめ度：★★★★★
いつでもどこでも度：★★
準備するもの：静かで一人になれる空間
※毎日行うことをおすすめします

催眠療法には、人から誘導される方法と自分で催眠状態になる自己催眠の2つがあります。ここで紹介する方法は後者のやり方で、腹式呼吸法（お腹を出したり引っ込めたりすることで横隔膜を上下させる呼吸法）を使います。拍子抜けするくらい簡単です。

なぜ呼吸法を使うかというと、リラックスモードへと切り替えることができるからです。

食事した後、「胃をどのように動かして食べたものを消化しようか？」と考えながら食

16

べる人はいないですよね？

また、夜寝た後で、「どのように呼吸したら息が止まらないか？」と考える人もいませんよね？

私たちがふだん意識していない消化や呼吸などの生命活動は、「自律神経」が司《つかさど》っています。そして、自律神経には交感神経と副交感神経の2つがあります（127ページ参照）。

交感神経が別名・興奮神経といわれ、身体が活動しやすいように調整します。血管は収縮し、血圧は上昇。心拍数も上がります。交感神経が優位なときは、緊張して興奮した状態になります。

一方、副交感神経はリラックス神経と呼ばれ、消化・吸収・排泄しやすい状態へと身体を調整します。血管は拡張し、血圧は降下。心拍数は下がります。副交感神経が優位なときは、身体が弛緩し、リラックスした状態になります。寝ているときも副交感神経が優位になっています。

この2つの神経がシーソーのようにバランスをとりながら働いているから人間は生きていけるのです。

うつの人は、いつもピリピリアクセル全開で刺激が強い、交感神経が優位な状態が続いています。だから眠れないのです。この状態をリラックスした状態へ、つまり、副交感神経が優位な状態へと変えてあげる必要があります。

呼吸は、穏やかなリラックスモード（副交感神経優位）へと意識的に切り替えるスイッチになります。ですから、呼吸法を使えば眠れるようになるのです。

① 落ち着ける場所で、椅子にゆったり腰かけるか、布団・ベッドに横たわります。寝る前でしたら、電気を消して、布団をかけたままでそのまま睡眠に入れる環境を整えて行います。

② 全身に力を入れて身体をグッと硬直させて、息を吐き出すのと同時に、ハーッと全身の筋肉をゆるめて脱力します。

③ 腹式呼吸で息を吸い込みます。太陽からの光のエネルギーが満ちた部屋をイメージし、その光のエネルギーも一緒に鼻から吸い込む感じで、お腹がふくらむように吸ってください。

16

④ 息を吸い込んだら、2秒間息を止めます。

口をすぼめてストローをくわえているようなイメージで、いつもの呼吸の3～4倍遅い速度でゆっくりと「ふ――――っ」と息を長くお腹から吐き出していきます。

※10秒間数えてゆっくり吐いてください。

⑤ ③と④を繰り返します。最低でも6回は繰り返してください。

この呼吸法を続けていくと、そのうちに自律神経が交感神経から副交感神経へと切り替わり、眠くなってくると思います。実は、この状態が自己催眠にかかっている状態なのです。意識もあるし、リラックスしている状態です。

この呼吸法と身体の力を抜くことで自己催眠状態に入っていき、そのうち眠気がきますのでそのまま寝てください。

最初はうまくできないかもしれませんが、回数を重ねると催眠に入る感覚が深まっていきます。人によっては、手が重たく感じたり、椅子や布団・ベッドに沈み込む感覚がある場合がありますが、それはうまく自己催眠状態になっている証拠ですので安心してください。

このワークは、うつの沈み期で眠れない人に特におすすめしている方法です。

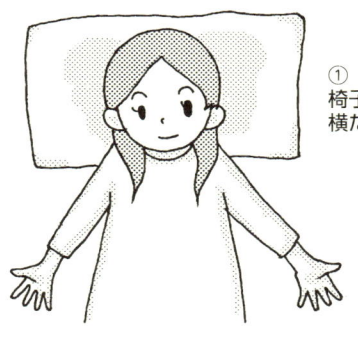

①
椅子に腰かけるか、布団・ベッドに
横たわる

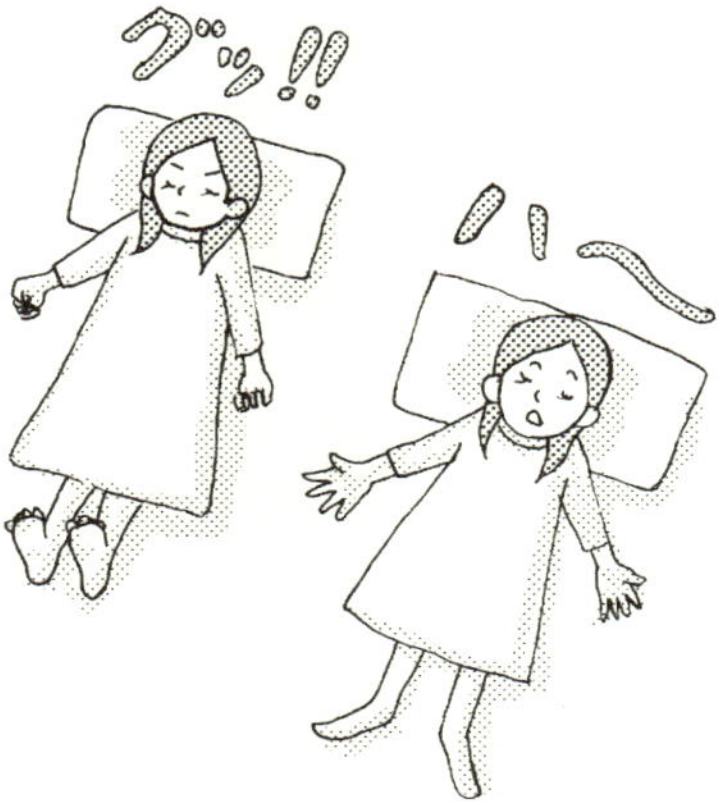

②
全身にグッと力を入れた後、
息を吐きながら脱力する

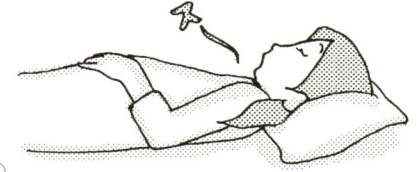

③
太陽の光のエネルギーに満ちた部屋をイメージしながら、
腹式呼吸で息を吸い込む

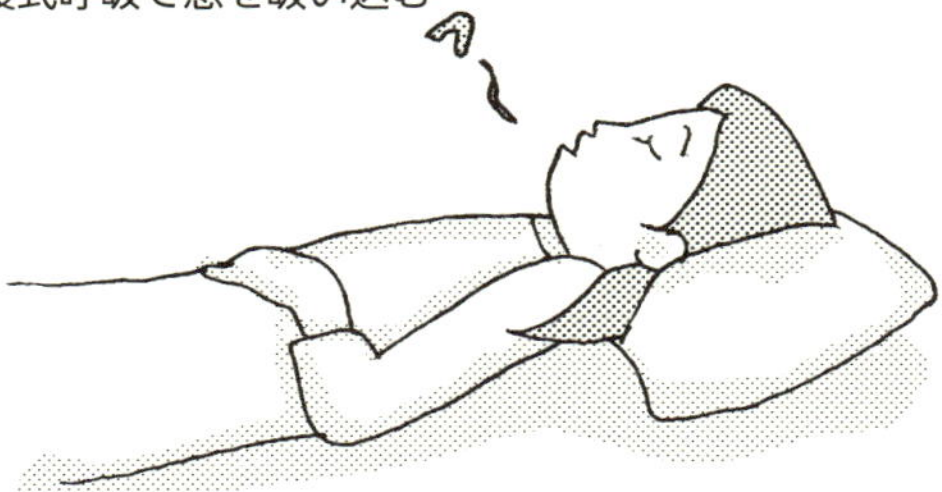

④
2秒間息を止めた後、
口にストローをくわえているイメージで、
10秒間ゆっくり・長く息を吐く（腹式呼吸で）

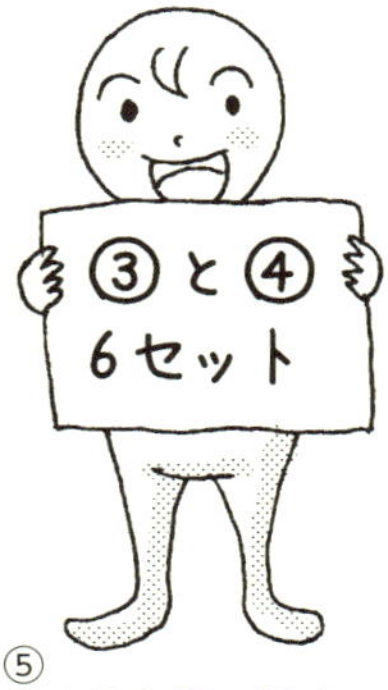

⑤
③と④を繰り返す

ワーク17

なかなか寝つけないとき

――睡眠に入りやすい環境を整える

所要時間：3分～
難易度：★
おすすめ度：★★★
いつでもどこでも度：★★★★
準備するもの：パジャマ・CD・アロマ・靴下など

睡眠には入りやすい環境があります。それを整える方法です。難しいものではありませんが、結構、知らない人がいます。

○ 就寝の3時間前には食事を済ませましょう。人間は消化の際、フルマラソンと同じくらいの消費エネルギーを使います。消化にそれだけのエネルギーを使って消耗したまま寝ると、眠りが浅くなり、身体を回復させるエネルギーがフルチャージされないため、疲労感が抜けません。

○ 寝る2時間前は、テレビやパソコン、携帯電話などは見ないようにしましょう。これらが発するブルーライトと呼ばれる光を見ると脳が興奮して寝つけなくなります。

○ 入浴は寝る1時間前までに済ませます。熱いお湯に入ると、交感神経が優位になり、「お目覚めモード」になってしまうので、38～40℃くらいのぬるめのお湯に10～20分ほどゆっくりつかりましょう。人の身体は体温が下がると眠くなるという習性があり、それを利用します。

○ パソコンや携帯電話は電磁波の影響を受けるので、身体から1～2メートル以上離して寝ましょう。

○ パジャマで寝るようにしましょう。冬などによくフードのついたパーカーを着て寝ている人がいますが、寝返りを打ったときに首回りに不快感を感じさせて熟睡

17

できないことが多いです。また、靴下をはいておくと足もとが冷えないので安眠できます。

○

遮光カーテンで部屋の中を真っ暗にして、室温は26～28℃に保つといいでしょう。温度を低く設定しすぎると、体感としては涼しくても、逆に「深部体温」（身体の内部の温度）が下がらずに熟睡できなくなるからです。

○

よく「私は寝相が悪い」という人がいますが、人は寝返りを打つのが健康な証拠です。寝返りを打たないで同じ部分を下にして長時間いると、筋肉が死んでしまいます。だから寝返りできる環境で寝るというのは非常に重要です。寝相が悪いことが何か悪いことのように思うのは間違いです。

○

冬場は掛け布団と毛布を重ねて寝ている人も多いと思います。その場合は、布団の上に毛布を掛けて寝ましょう。毛布の上に布団をかけて寝ると、毛布が寝返りの際に身体に絡みついて熟睡を妨げてしまいます。枕は高すぎず低すぎないものを。スムーズに横を向けるものがおすすめです。

○　タイマーをセットしてヒーリング音楽を流したり、ラベンダーなどの鎮静効果のある落ち着けるアロマを焚くのも安眠を促すアイテムになります。

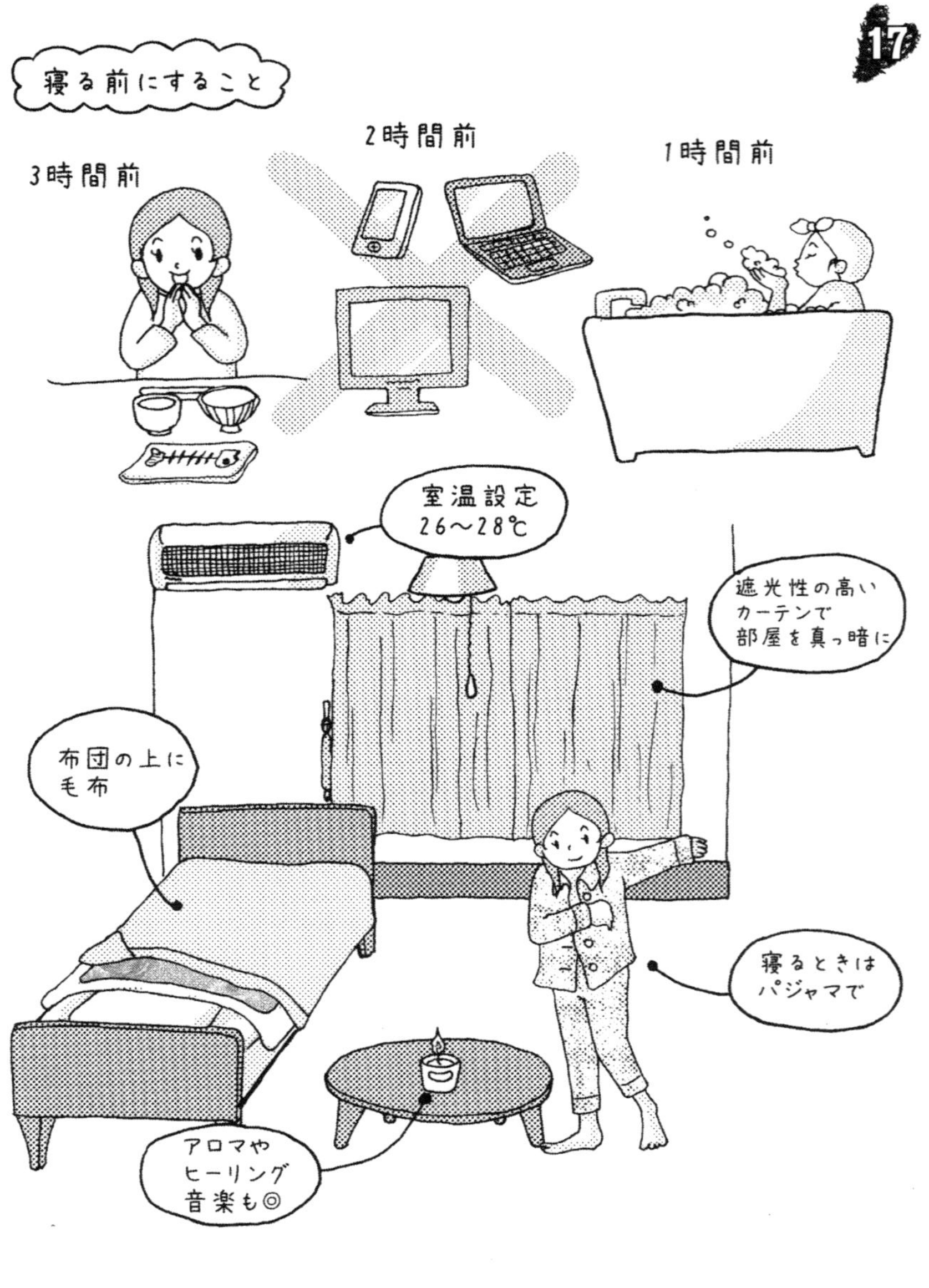
17
寝る前にすること
3時間前
2時間前
1時間前
室温設定
26〜28℃
遮光性の高い
カーテンで
部屋を真っ暗に
布団の上に
毛布
寝るときは
パジャマで
アロマや
ヒーリング
音楽も◎

ワーク18

心に迷いが生じたとき

――心からあふれる思いを感じる方法

所　要　時　間：30分
難　　易　　度：★★★
お す す め 度：★★★★
いつでもどこでも度：★★
準 備 す る も の：静かで一人になれる空間
※覚えられない人はレコーダーで録音しておきましょう

あなたの心の声を聞くための瞑想ワークです。心に迷いが生じたときなどに、直感で心の底の声を聞く瞑想法として行ってみてください。

① 椅子にゆったり腰かけるか、布団・ベッド、ヨガマットを敷いた上に横になります。

②全身にグッと力を入れて、「ふ――っ」と息を吐くのと同時に全身の筋肉をだらーんとゆるめます。この動作を4回行います。

③お腹がふくらむ腹式呼吸で、息を吸い込んで、ストローをくわえているように口をすぼめて息を細く長くゆっくりと吐き出します（10～15秒）。この呼吸法を20回程度行います。

④ここからはイメージします。あなたのお尻の尾てい骨から、細長いエネルギーコードが地球の中心へと伸びていきます。そして、あなたの頭の上からも、宇宙（天）に向かってコードが伸びていきます。天からのコードと地球からのコードを通じて、あなたへとエネルギーが流れてきて、胸（ハート）のあたりで融合するのを感じます。さらに、そのエネルギーに色をつけてください。暖色系がおすすめです。

⑤あなたの胸元にあるエネルギーを両手でそっと触れます。そのエネルギーとハートから湧き上がってくる愛のエネルギーに包まれているのをイメージします。あ

なたは平穏と安らぎを感じています。とても心地よくて愛されている感覚を全身で感じます。

⑥ 手を当てているハートの部分に向かって「今、私が感じている感覚や感情を教えてください」と伝えてみましょう。

その答えが本当の心からの声です。その答えはイメージになって現れるか、心の声として聞こえてくるか、身体の温かい感覚として伝わってくるか、人によって異なります。

瞑想の順番が覚えられないときは、順序を声で録音して聞きながら行うとよいでしょう。

18

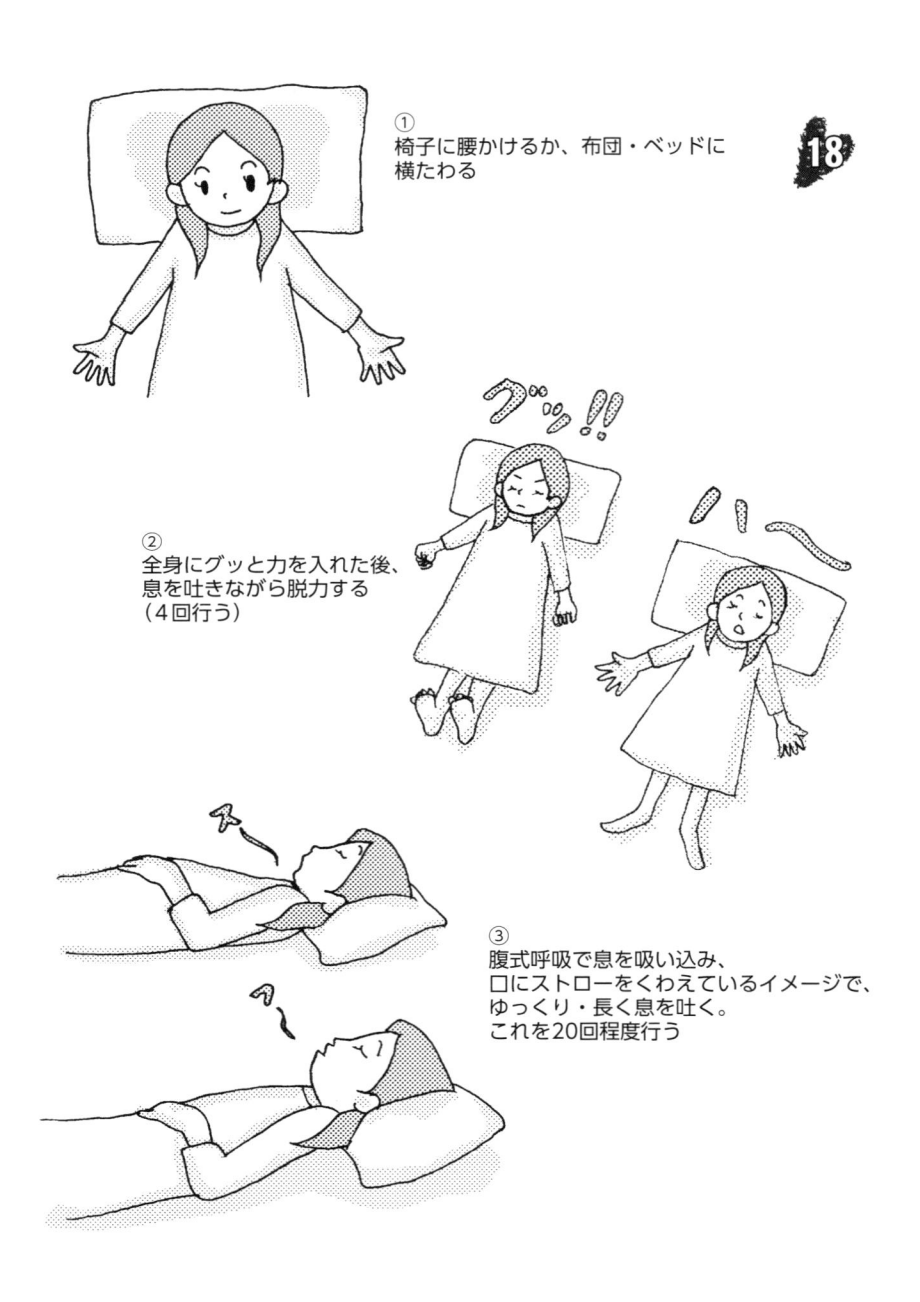

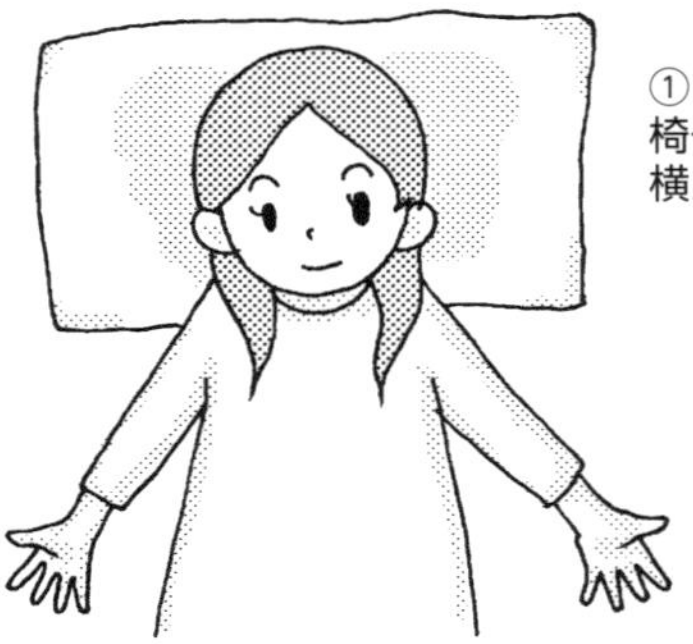

①
椅子に腰かけるか、布団・ベッドに
横たわる

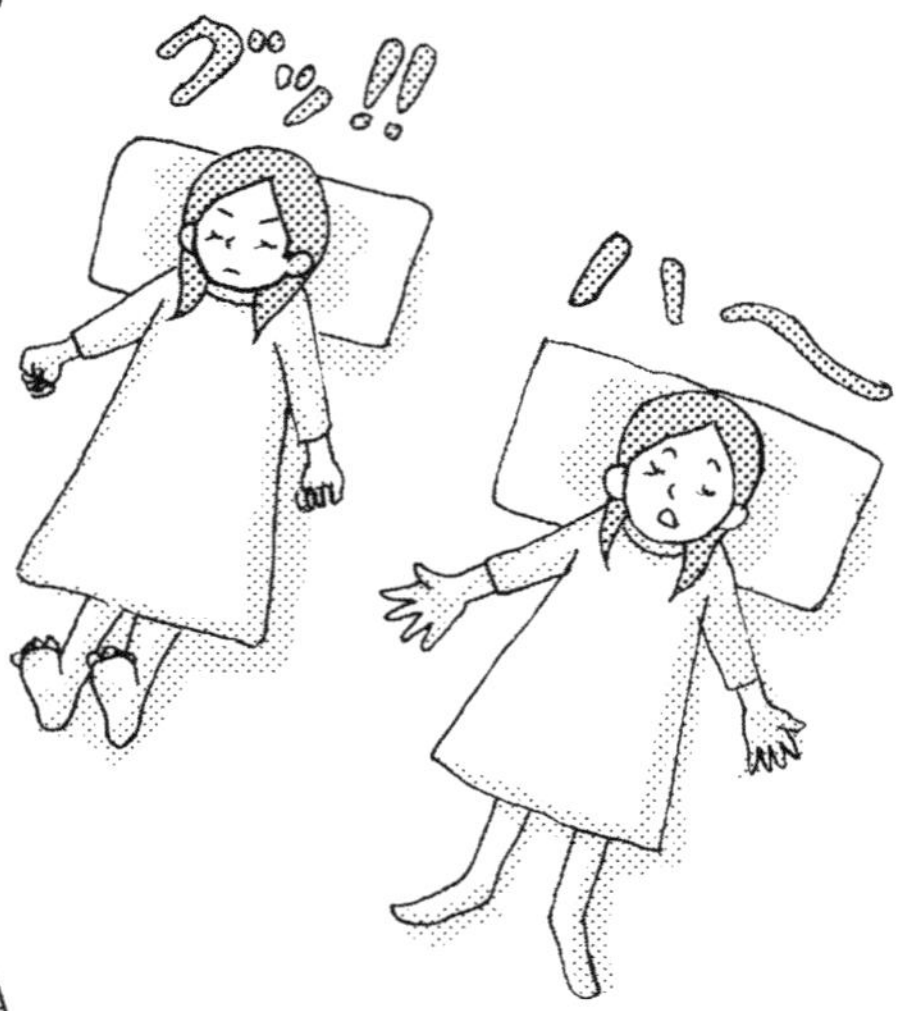

②
全身にグッと力を入れた後、
息を吐きながら脱力する
（4回行う）

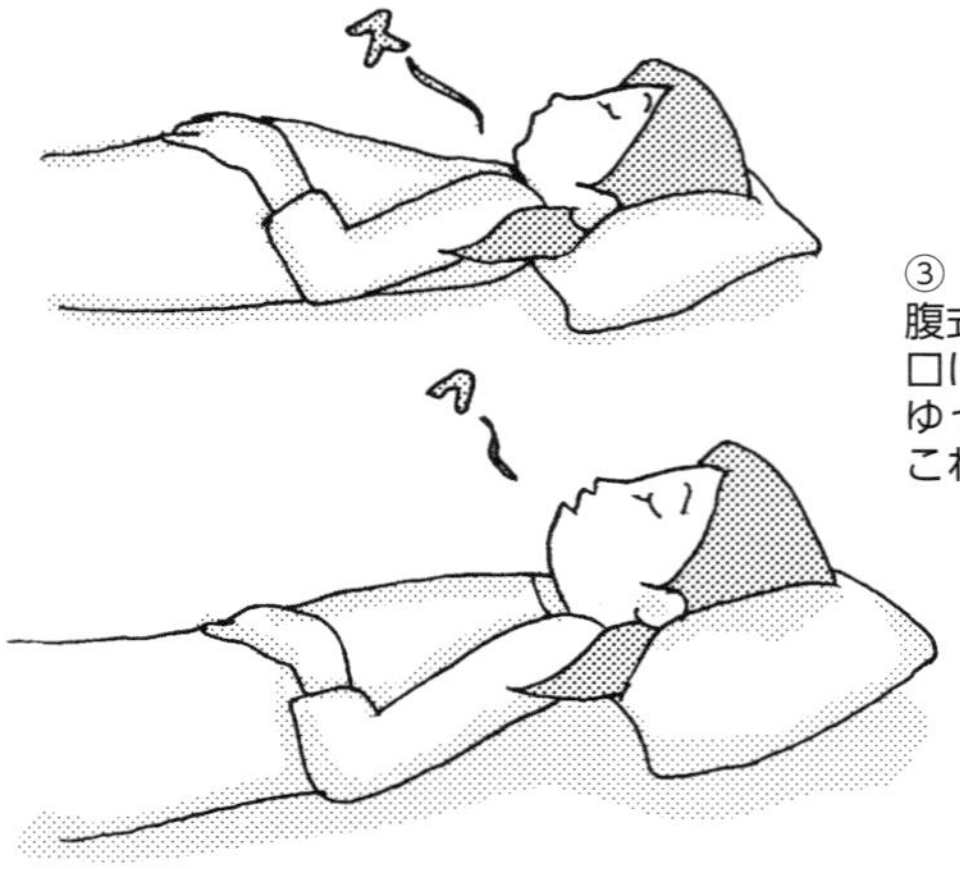

③
腹式呼吸で息を吸い込み、
口にストローをくわえているイメージで、
ゆっくり・長く息を吐く。
これを20回程度行う

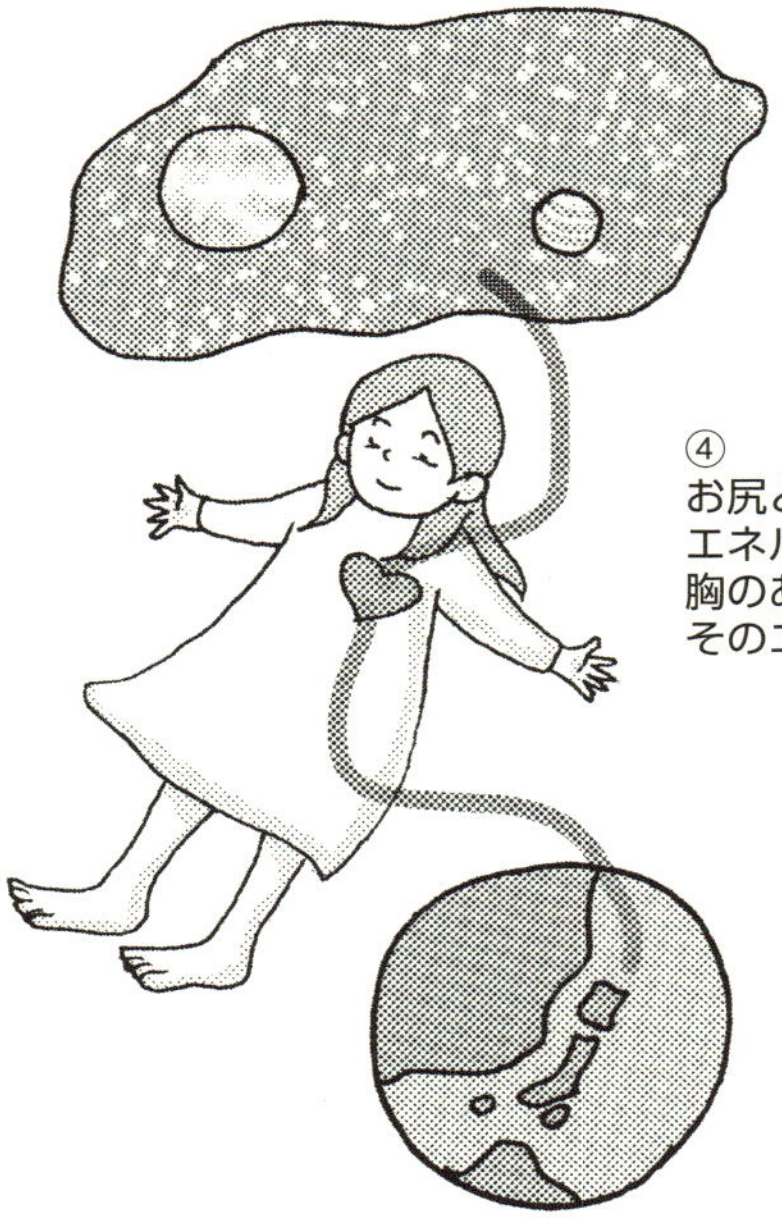

④
お尻と頭からコードが伸び、
エネルギーが流入してきて、
胸のあたりで融合するイメージをする。
そのエネルギーに色もつける

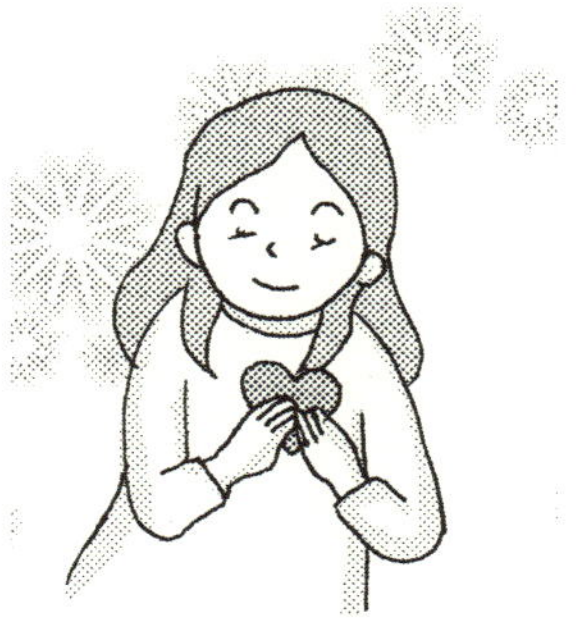

⑤
胸元にある愛のエネルギーに
そっと触れ、
平穏ややすらぎ、
愛されている感覚を感じる

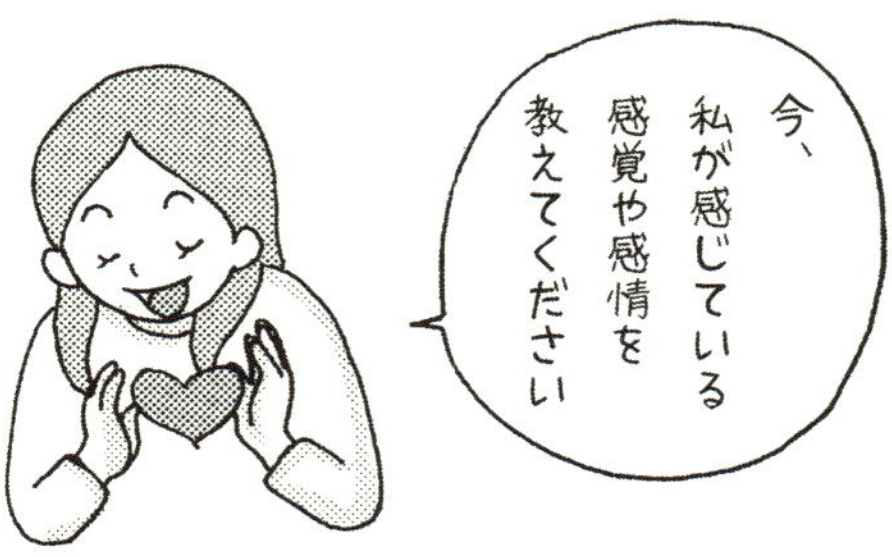
今、
私が感じている
感覚や感情を
教えてください

⑥
手を当てているハートの部分に向かって尋ね、
心の声を聞く

ワーク19

「うつがよくなるのか？」と不安になるとき

――5分でできる簡単自己催眠法

所要時間：5分
難易度：★★
おすすめ度：★★★★★
いつでもどこでも度：★★
準備するもの：静かで一人になれる空間
※毎日（寝る前・朝起きたときに）行うことをおすすめします

毎日たった5分でできる自己催眠法です。自己暗示によって催眠状態をつくるやり方です。

薬剤師のエミール・クーエ氏が考案した自己催眠法で、彼は治療院にくるがん患者さんやうつの人などの93％をこの方法で治したといいます。

やり方は簡単です。

布団やベッドに入って眠りにつく前に、次の言葉を唱えてください。

「毎日どんなときも、私の人生はどんどんよくなっていく」

そして、この暗示を自分自身に与えながら、どんなかたちであれ、あらゆる点において、あなたの人生がよくなっていくところを心に思い浮かべてください。

【例】
・毎日の仕事がうまくいき、ストレスなく自分が望んだ以上の成果が出ている。
・人間関係に対する悩みがまったくなく、誰と会ってもよい雰囲気でいられる。
・恋人との関係が毎日楽しく、とても幸せに過ごしている。
・家族と過ごす時間が十分にあり、子どもやパートナーの笑顔を毎日見ている。

これ以外にも、自分がイメージできる、もっと自分の人生がよくなり、毎日が楽しくいられるような情景を思い浮かべてみてください。

ここで、注意してもらいたいことは、眠り込まないようにすることです。

19

「毎日どんなときも、私の人生はどんどんよくなっていく」と唱えながら、右手の指で5回、左手の指でさらに5回、数えていくのがコツ。

これを毎日、眠りにつく前・朝起きたときに、右手5回、左手5回の合計10回繰り返し唱えながら、あなたの人生がよくなっていくイメージをしてください。毎日実行することが大切です。

眠りに入る前・朝起きたときにこの言葉を唱えることで、自分自身によいイメージをプログラムする習慣が養われます。すると、潜在意識にそのイメージが書き込まれ、植えつけられていきます。

潜在意識にアクセスするためには、心の膜（クリティカル・ファクター）をゆるませる必要があります。その方法とは、催眠状態になることなのです。

実は、人間は一日12～14回程度、催眠状態になっています。たとえば、夜寝る前、朝起きたときのボーッとした状態がそれに当たります。ですから、夜寝る前・朝起きたときに（心の膜がゆるんでいるときに）、潜在意識に暗示を刷り込むワークを行います。

しかも、効率的なのです。眠りにつく前に行うことで、夜はぐっすり眠れ、翌朝目覚めたときには自分の暗示に肯定的な反応をしているようになっているからです。

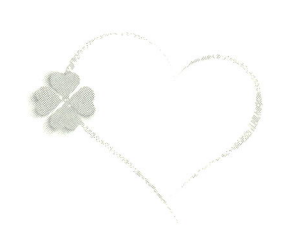

1週間続けられたら、今度は自分がどう変わりたいのかを言葉にして暗示をかけてみてください。

ちなみに私は、次のような自己暗示をかけていました。

「私の心はいつも安心と平和に満たされていて毎日が穏やかです」

この暗示をかける習慣を3週間、3か月、3年間と続けてみましょう。あなたの潜在意識に新しいプログラミングがインプットされていきます。

19

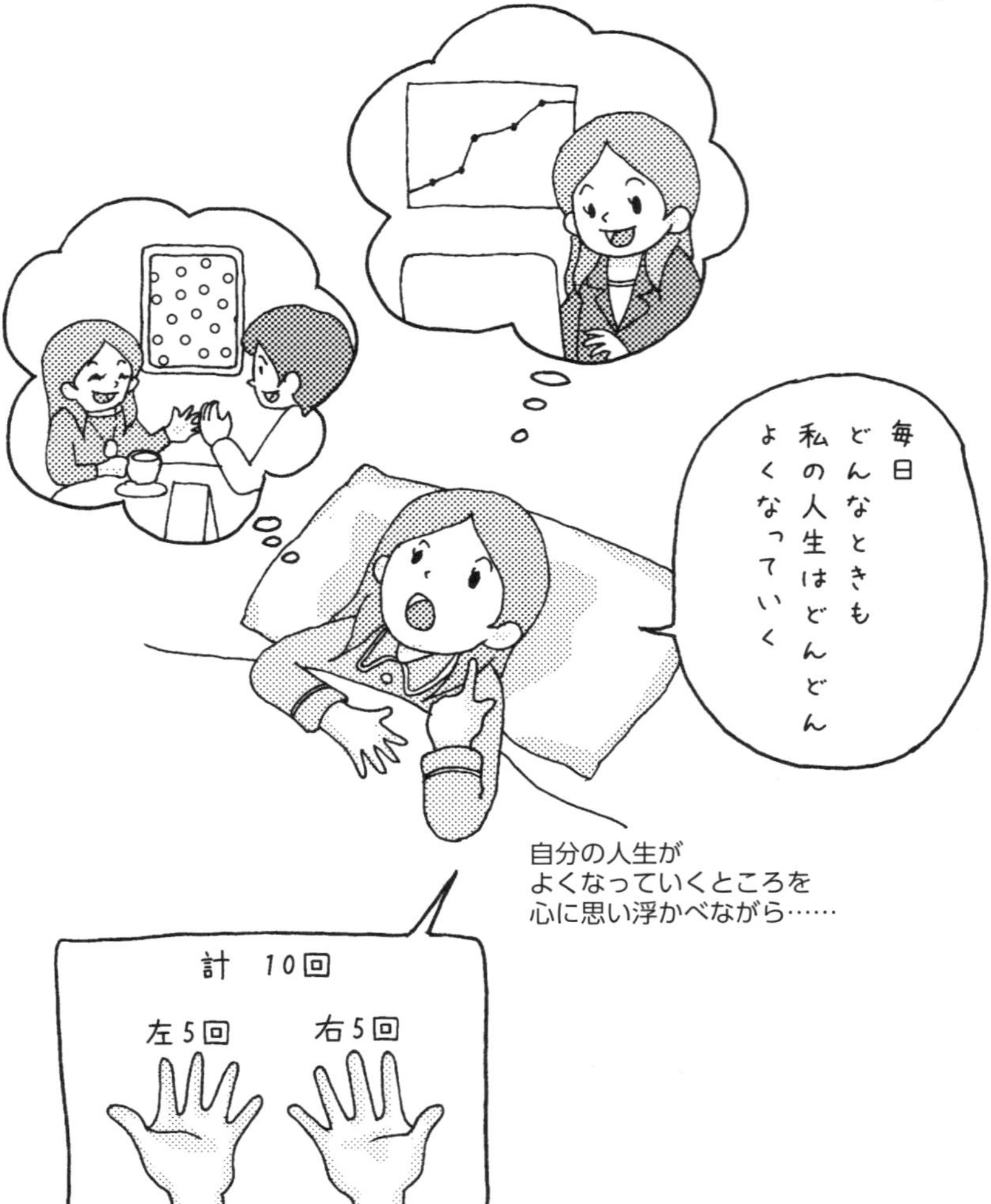
毎日
どんなときも
私の人生はどんどん
よくなっていく
自分の人生が
よくなっていくところを
心に思い浮かべながら……
計　10回
左5回
右5回

ワーク20

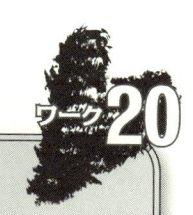

身体に不調を感じてつらいとき

——身体に感謝の思いを伝えるありがとうヒーリング法

所要時間：15～20分
難易度：★★（練習が必要）
おすすめ度：★★★★★
いつでもどこでも度：★★★
準備するもの：静かで一人になれる空間

うつで症状が出てくるととてもつらいので、「治したい」という思いが湧いてくると思います。でも、ありのままの自分をまず愛して受け入れて、身体に感謝することがすごく大切なんです。

たとえば、あなたがどこかで足をくじいたとします。ズキン、ズキンと足から痛みが伝わってきます。その状態は不快だと思います。しかし、その痛みがなかったら……そのまま歩いて、さらに炎症はひどくなり、腫れ上がり、最悪骨折してしまうかもしれないです

20

よね？

何がいいたいかというと、痛みは身体からの愛のサインなんです。だから、うつの症状も同じ。潜在意識（心）が命の危険を感じて、身体や感情を麻痺させるから起こるんでしたよね？　つまり、つらい症状が出るのはあなたを守ってくれているという証拠なんです。

ここで紹介するのは、今のありのままのあなたを「それでいいよ」と認めて受け入れてあげて、今までがんばって酷使してきたあなたの身体や臓器に「ありがとう」といいながらヒーリングするワークです。

私たちはものを食べたら胃が消化してくれますよね？　でも胃に対して、日ごろから感謝したこと、いたわりの気持ちをもって意識を向けたことはないと思います。でも、思いと言葉は、臓器にしっかりと伝わるんです。

このイメージでこのワークを行うと、身体と潜在意識のヒーリングが行われ、体調が楽になります。

① 布団やベッドに寝た状態で、頭・首・胸・みぞおち・お腹・足などにやさしく両手を当て、「脳さん、いつも私のために働いてくれてありがとう」「胃さん、いつ

も私のために働いてくれてありがとう」「大腸さん、いつも私のために働いてくれてありがとう」といいながら、ヒーリングしていきます。15分くらいすると両手がぽかぽか温かくなってくると思います。

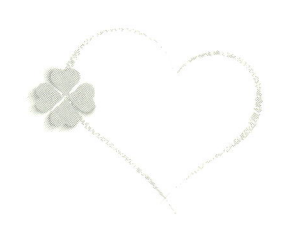

② その後、筋肉・骨・臓器・組織・細胞など身体の中のすべてが光に包まれ、完全に機能していることをイメージします。

うつの沈み期でも続けられる負担のかからないワークなので、私はよく行っていました。

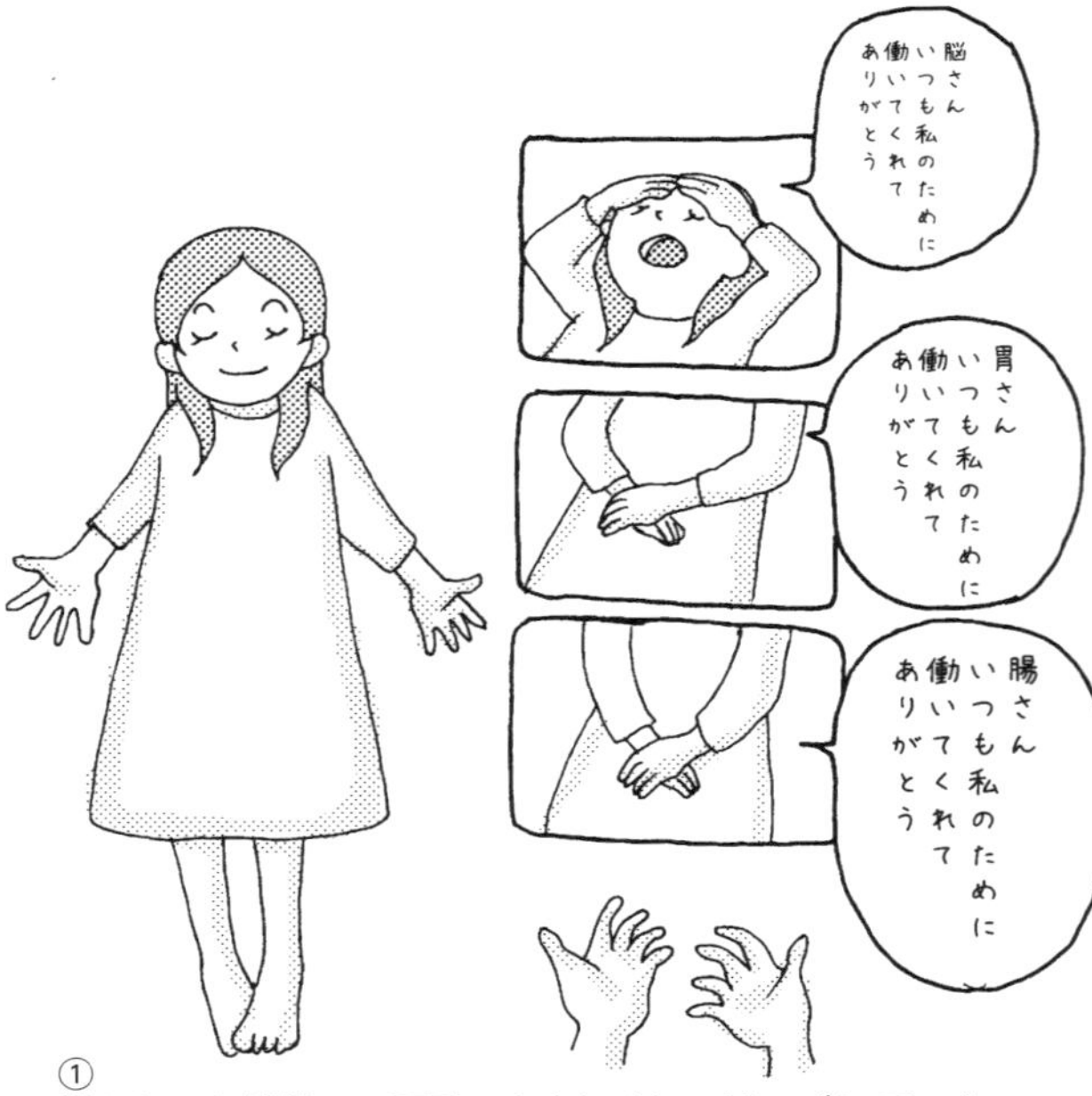

①
横たわった状態で、両手でやさしくヒーリングしていく

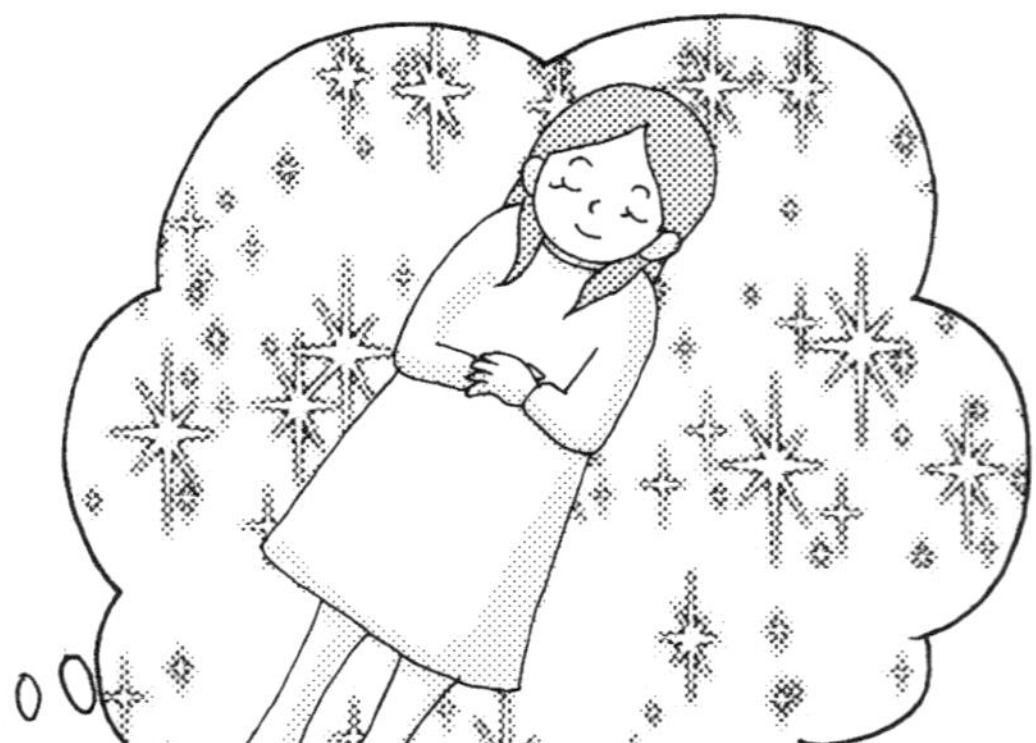

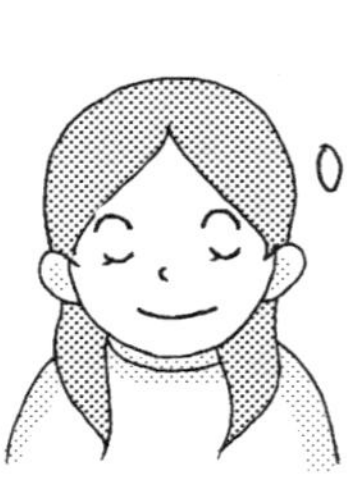

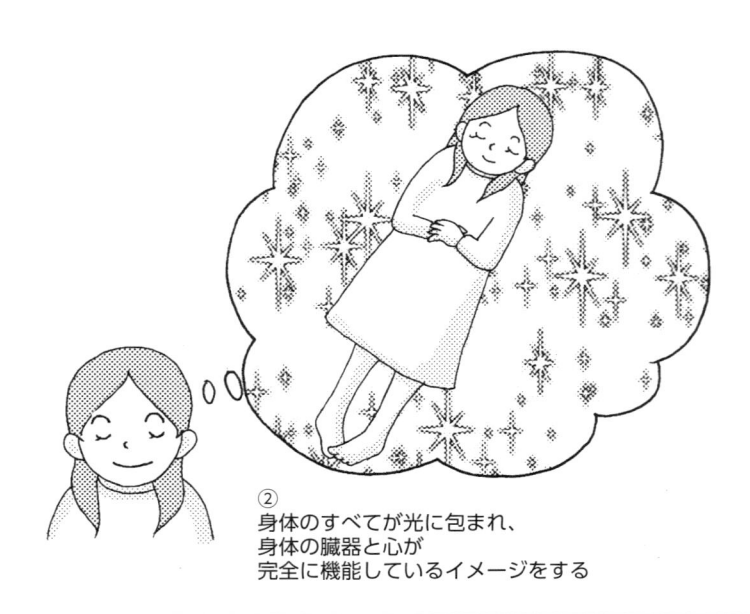

②
身体のすべてが光に包まれ、
身体の臓器と心が
完全に機能しているイメージをする

ワーク21

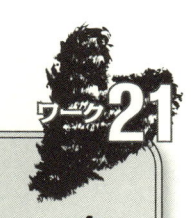

身体に「冷え」を感じるとき

――冷え取り健康法

所要時間：15～30分
難易度：★
おすすめ度：★★★★
いつでもどこでも度：★★
準備するもの：靴下・腹巻・湯たんぽ・カイロ・ドライヤーなど

うつのときはほとんどの方が、身体が冷えている状態になっていると思います。実際に自分の手足に触れてみてください。

夏でも冷たかったり、冬でも指先・足先がジンジンするような人は「冷え性」と呼ばれる状態です。冷えは病気ではないのですが、万病のもとになるのは間違いありません。お医者さんの中には身体の冷えがうつの原因だという人もいるくらいです。

21

冷えている状態は、身体のエネルギーを低下させ、新陳代謝や消化力を下げてしまうので、うつのときはこの逆の状態を目指します。

思い出してください。3章でお話しした、「うつの振り子の法則」は、幸福感・気持ちよさ・愛情を感じるようにするんでしたよね？　つまり、「冷えて冷たくて不快だな」を「ぽかぽかして温かくて気持ちいいな」と感じるようにすればいいのです。

身体をぽかぽかさせると、心地よさと幸福感を感じられます。私は、別府や湯布院など有名な温泉地がある大分県に住んでいますが、日本全国からたくさんの人が温泉に入りに訪れます。日本人は、温泉に入る心地よさを知っているんですね。

私がクライアントさんにおすすめしている冷え取り方法は簡単。半身浴です。あとは、足湯。その他、靴下の2枚履き、腹巻、湯たんぽ、カイロなどで身体を温めるのもよいでしょう。また、ドライヤーの温風を利用する方法もあります。冷えている患部から10～20センチ離してドライヤーで温めます。足先や背中・首など、どこでもできます。

夏の暑いときでもキンキンに冷えたビールや飲み物・アイスクリームなど、身体を冷やすものはあまり飲んだり食べたりしないほうがいいかもしれません。ただ、私は「絶対にこうしなければダメです」という考えではないので、たまにはいいと思います。がまんすることで余計にストレスがたまるのなら意味がないからですね。

日ごろから身体を冷やさないように夏でも温めておくことがすごく重要です。白湯を飲むこと（ワーク25）や自律神経を整える爪もみセラピー（ワーク22）と組み合わせると血流もよくなり、もっとぽかぽか健康になって、身体が冷えてしまった状態から抜け出せると思います。

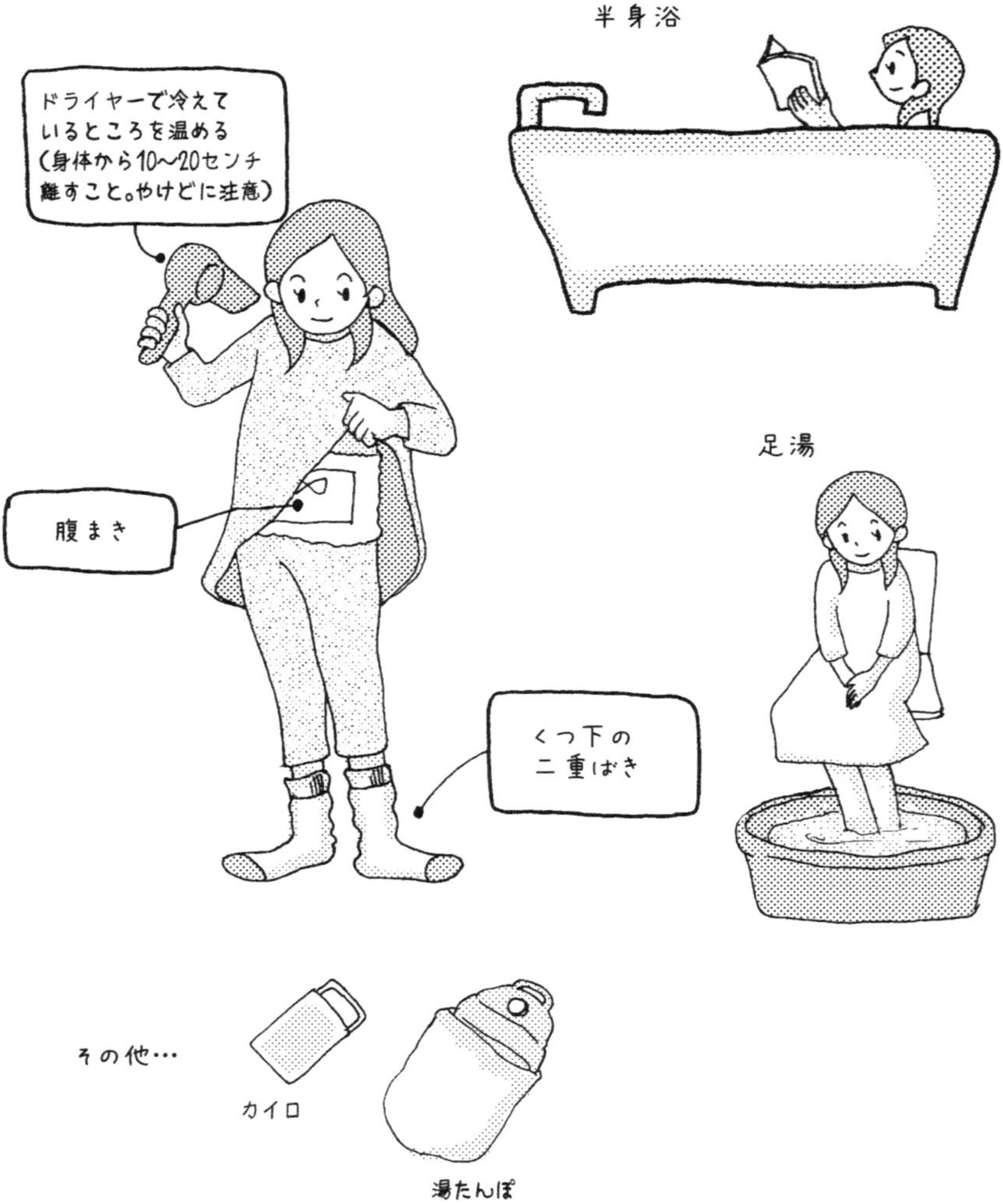
半身浴
ドライヤーで冷えて
いるところを温める
(身体から10〜20センチ
離すこと。やけどに注意)
腹まき
足湯
くつ下の
二重ばき
その他…
カイロ
湯たんぽ

ワーク22

自律神経の乱れ（身体・気分の不調）があるとき

――爪もみセラピー

所要時間：3分
難易度：★
おすすめ度：★★★★
いつでもどこでも度：★★★★★
準備するもの：特になし

爪もみは、私が多くのクライアントさんにすすめている効果的な方法です。爪を刺激するのではなくて、爪の生え際《はえぎわ》を刺激します。両手はもちろん、足の爪ももみます。爪のあたりを刺激すると、自律神経のバランスが調整され、リラックス神経である副交感神経が優位になるのです。副交感神経が優位になると、リンパ球（白血球の一種）の数が増え、免疫力が高まりますから、病気を治す力・病気への抵抗力がつきます。

また、爪もみは血流をよくする効果もあります。

血流がよくなると体温が上がるので、平均体温が35℃台だったのが36℃台へと上がったというクライアントさんは数え切れないほどいます。その結果、手足の冷えや頭痛・腹痛・生理痛・便秘・肩こり・不眠・慢性的な疲労感・うつ状態から回復された人も山ほどいます。

だから、クライアントさんには「テレビを見ながらでもやってくださいね」と声がけしています。

① 爪の生え際、249ページイラストの●の点を人差し指と親指でギュッ！ギュッ！　とつまみます（1つの指を20回）。

② 左右の手が終わったら、両足も行います。

③ 一日に何回してもいいですが、寝る前に行うと副交感神経にスイッチが入って眠れるようになります。

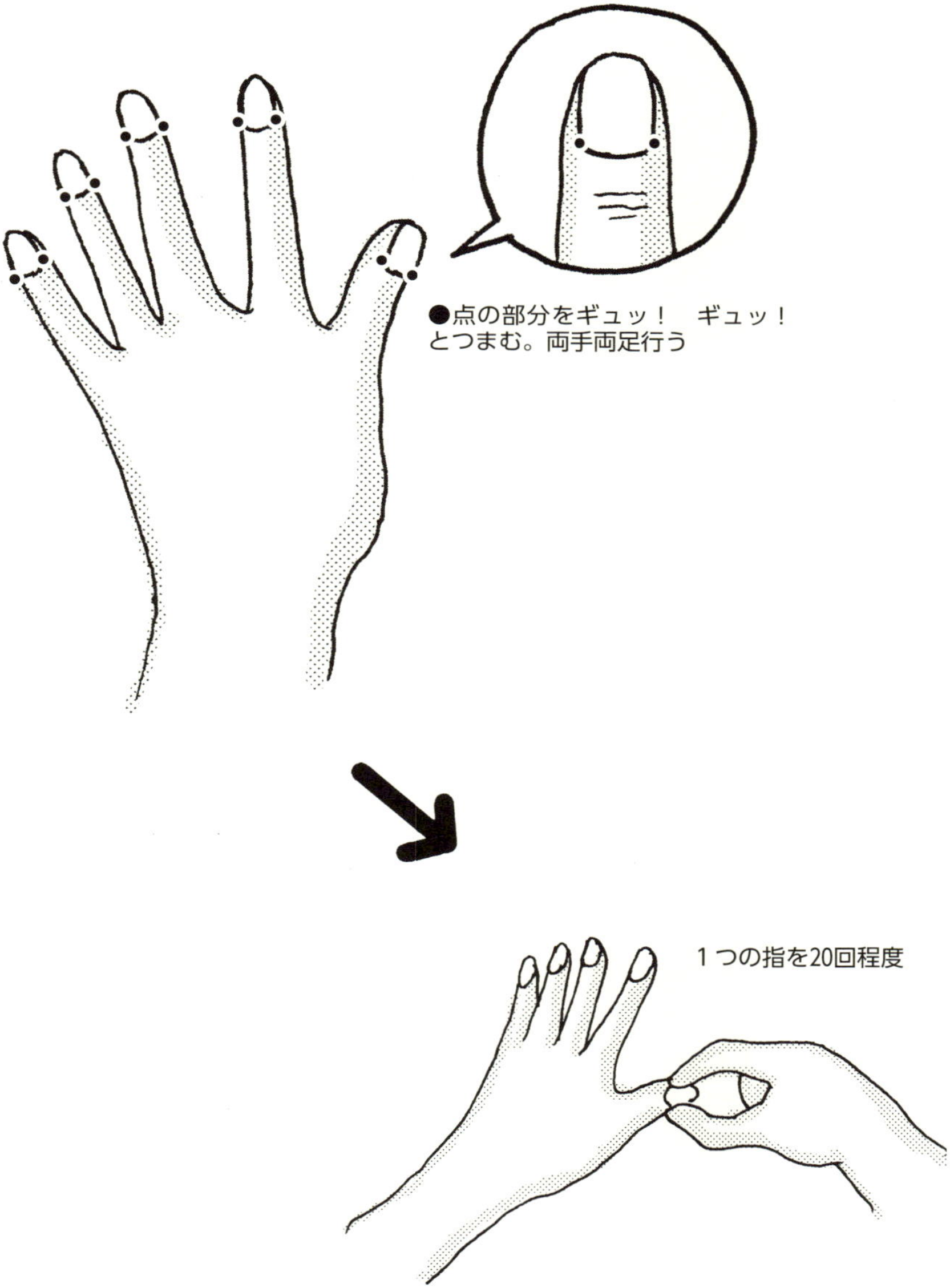
●点の部分をギュッ！　ギュッ！
とつまむ。両手両足行う
1つの指を20回程度

ワーク23

抑うつ気分が続くとき

――セロトニンを分泌させる日光浴・運動・食事

所要時間：15分～
難易度：★★
おすすめ度：★★★★
いつでもどこでも度：★★★★
準備するもの：日光・ガムなどリズム運動を促すもの・食事

私たちの身体は、幸せな気分にしてくれるセロトニンというホルモンを分泌しています。別名・幸せホルモンと呼ばれるこのホルモン、うつのときは分泌量がとても少なくなります。

精神科や心療内科では、セロトニンの分泌量が少ないからうつになるといわれます。ですから、セロトニンの分泌を促す薬が処方されます。

しかし、中程度のうつには薬よりも運動のほうが効果が出ることが、すでに研究データではっきりと出ています（中程度のうつとは、うつの回復ステージに当てはめると、③第1うつのリカバリー期、④うつの波期が相当します）。

実は、セロトニンをたくさん分泌させるために必要なのが、①日光、②運動、③食事なのです。

①日光について

冬の日差しが弱い東北地方ではうつの自殺者が多いことをご存じでしょうか。人にとって日の光はとても大切なものなのです。

外出できる人は、一日15分くらい外に出てみてください。目安は、心地いい・気持ちいいと感じられる程度です。外に出られない人は、窓際から入ってくる室内光を浴びるだけでも効果があります。

②運動について

私がおすすめする運動とは、フルマラソンやサッカーなど激しい運動ではありません。リズム運動です。リズム運動とは、繰り返し行われる筋肉の動作のことです。たとえば、

23

ウォーキング・腹式呼吸・ラジオ体操・ヨガ・フラダンス・太鼓を叩く・ガムを噛むなどです。

・ウォーキング

おすすめはなんといっても気軽にできるウォーキングになるでしょう。お天気のいい日に日光を浴びながら、ウォーキングするのが一石二鳥です。

鬱々とした気分のときには外に出る気がしないときもあります。そのときは玄関を出て、新鮮な空気を吸ってみましょう。そして、できればそのまま近所を5分間散歩してみてください。少し気分も変わってくるかもしれませんよ。

・腹式呼吸法

腹式呼吸も腹筋を繰り返し使うのでリズム運動になります。

息を吐くときが大切で、10～15秒、口にストローをくわえているように長く細くゆっくりと息を吐いていくことがコツです。吸うときは普通に吸ってOKです。

1分間に3、4回の呼吸をする感じで、まずは5分から始めてみましょう。

・ガムを噛む

野球選手がよくガムを噛んでいるのをテレビ中継で見たことがあると思います。あれは、ガムを噛むことでセロトニンを出し、リラックス状態にしているんですね。

ガムを噛む動作も、咀嚼筋《そしゃくきん》といわれる筋肉を繰り返し使っているので、リズム運動になります。

③食事について

セロトニンは、トリプトファンという必須アミノ酸を原料としてつくられます。しかし、トリプトファンは身体の中で合成することができません。ですから、食べ物から摂取する必要があります。

トリプトファンは、豆腐・納豆・味噌などの大豆製品、赤魚、チーズ、バナナ、ケールなどに多く含まれています。

私はよくバナナをよく食べていました。あとはカレーもよく食べました。

なぜカレーかというと、セロトニンがどばどば出るからです。カレーに含まれるさまざまな香辛料をとると脳と腸が温まり、セロトニンがどんどん出るようになります。

セロトニンは脳と腸でつくられていますが、実は95%が腸でつくられているといわれています。

腸は第二の脳といわれているほど、重要な器官です。腸には意識が宿っているという学者もいます。香辛料を摂取すると、全身の血行と新陳代謝がよくなり、ぽかぽかしてきます。そのぽかぽか感が腸を刺激して、腸内のセロトニン分泌量が増えるのです。

④腸内環境の改善について

腸が冷え切っていると、腸が「幸せじゃない」と感じて、セロトニンの分泌を抑えてしまいます。ですから、うつの人は腸の調子があまりよくない人が多いと思います。たとえば、便秘や下痢を繰り返すという人も多いでしょう。暴飲暴食も腸の環境を悪化させてしまいます。

腸内環境をよくするには善玉菌を増やすことです。

私たちの腸の中には、腸内細菌といわれる、善玉菌と悪玉菌が棲んでいますが、悪玉菌が腸内に増えると、毒素（アンモニアなど）が身体にまわりやすくなり、腸内環境が悪化してしまいます。

善玉菌を増やして、腸内環境をよくするには、次の5つが大切になります。

・野菜・海藻類・穀物・果物を多くとる（身体の調子を整え、腸内をデトックスしてくれる食物繊維などの栄養素が多く含まれる）。

・動物性のたんぱく質を控え、植物性の良質なたんぱく質をとる。

・一日に1・5〜2リットルの水を飲む（ワーク25の白湯を含む。水道水はNG）。ただし、水分制限のある方、たとえば、腎疾患（透析）、水中毒症、高血圧、心臓病、胃腸の弱い人は飲まないでください。胃腸の弱い方は、ワーク25の白湯がおすすめです（消化力がアップします）。
・発酵食品（納豆・ヨーグルト・醤油・味噌・漬物など）をとる。
・適度に身体を動かす（腸の動きをよくすることで便秘予防になる。便秘になると腸内に有害毒素が発生し、全身にまわってしまう）。

うつのときには腸をきちんと機能させることがすごく重要になります。ですから「脱・腸冷え対策」をしてください。

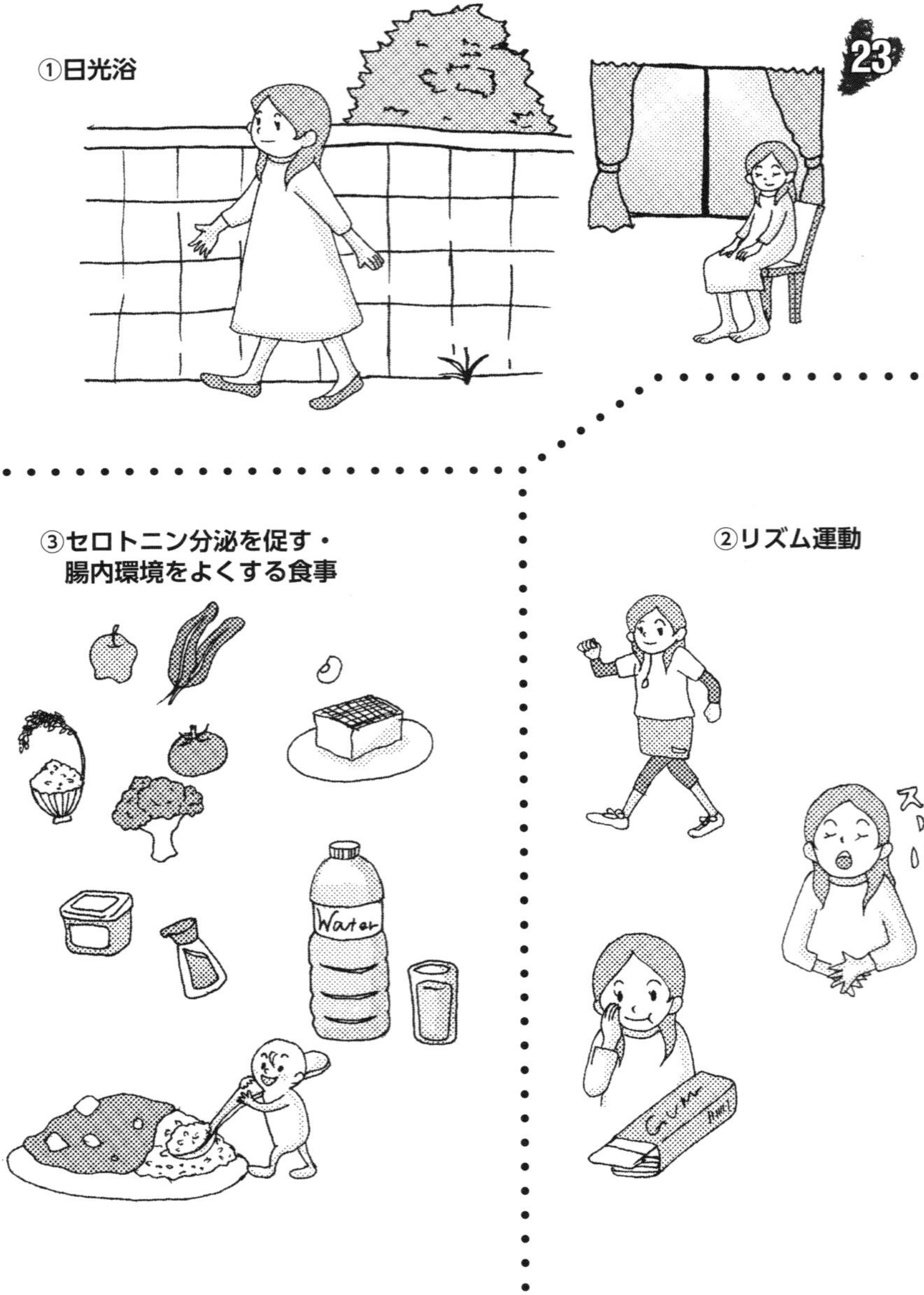
①日光浴
②リズム運動
③セロトニン分泌を促す・
腸内環境をよくする食事
Water

ワーク24

食欲がないとき

――無理に食べないプチ断食セラピーでうつを楽にする

所要時間：3分
難易度：★★
おすすめ度：★★★★
いつでもどこでも度：★★★★★
準備するもの：体調に合わせた食事

①空腹を感じる食生活を

「うつのときにこの栄養素をとったほうがいいですよ」といって、魚油やイチョウ葉エキス・セントジョーンズワートなどのサプリメントをすすめる人もいますし、栄養療法を実践しているお医者さんもいます。

でも、私は逆の考えです。

24

うつのときに食欲が落ちるのは、身体が受けつけてないからなんです。人間は、消化にフルマラソンと同程度のエネルギーを必要とします。うつのときは、エネルギーが落ちていて、消化にまわすだけのエネルギーがないから食欲がないんです。

でも、栄養学を学んだ専門家や現代栄養学に教育されてきた専門家は、「カロリーを必要量摂取しないといけないから、精がつくようにたくさん食べなきゃダメです」というのです。

私は、クライアントさんに次のように説明しています。

「犬や猫、動物たちは具合が悪いとき、どうしていると思いますか？　体調が悪いときは、食べないんです。じっと丸まってなるべく動かないようにしてエネルギーを蓄えようと寝ているんです。これが本来の自然な姿なんですね。だから、人も同じ。エネルギーが低下しているうつの沈み期にいっぱい食べると回復は遅くなります」

日本人が食べ過ぎるようになったのは戦後のことです。昔は一日二食が基本でした。三食食べるようになり、肥満・糖尿病・高血圧・がん・心臓病・脳血管障害・メタボリックシンドロームなどの生活習慣病が生まれました。もちろん、その中にうつも入ります。

私は一日二食しか食べません。それで本当に身体が嘘のように軽くなります。心も軽くなります。大切なことは空腹を感じることなのです。

人間は空腹を感じると身体の免疫力が高まり、長寿遺伝子（サーチュイン遺伝子）がオンになり、より健康になります。空腹感は身体にとって危機状態ですが、身体中にその警報が行き届き、生命システムが一気に作動するからです。免疫力・自然治癒力・排毒に力が入り、身体が再生していきます。

こういうことを知っておいてほしいなと思っています。巷では、プチ断食やローフードの小食で体調がよくなる人が増えていますが、このような理由があるからなんですね。

私は食べることよりも食べないことを提唱しており、クライアントさんには次のような食生活をアドバイスしています。

・時にファステング（断食）をする。ただし、脱水予防のために水分補給は忘れずに。
・一日二食（まずは朝食を抜くことから始める）。

・食べ過ぎない（腹六分）。
・一口に30回噛む。
・野菜を中心に和食を食べる。
・甘いものは極力食べない。
・できるだけ未精製なものを食べる（工場で加工されたものは食べず、天然物を食べる）。
・揚げ物や何度も使った油はとらない。
・ファストフード・カップめん・スナック菓子類は避ける。
・清涼飲料水は避ける。
・冷たいものは食べない（身体を冷やすため）。

断食のやり方はいろいろあります。しかし、いきなり一日一食などと極端に減らすのはおすすめできません。理由は身体がついていかないからです。

ですから、私は朝食だけを抜く、「プチ断食（半日断食）」をおすすめしています。一日三食満腹に食べている人はこれから始めてみてください。水分は摂取してもかまいません。

なお、復食の際は、いきなりガツガツと大量に食べると消化に負担がかかりますので、揚げ物・油類・肉類などは避け、まずは粥などをとるようにしてください。

プチ断食は、体調がよければ一生続けてほしいと思います。

②なぜ甘いものを食べるのを控えたほうがよいのか

うつの患者さんや、心に病を抱えている方は甘いものが好きな傾向があります。うつや心の病の方に食生活を聞くと、清涼飲料水・チョコレート・キャラメル・アイスクリーム・甘い菓子パン・スナック菓子などをいつも好んで食べている方が多くいます。

しかし、甘いものをたくさん食べると、一時的に低血糖状態になり、精神的に不安定になりますので、できるだけ控えたほうがいいと思います。

砂糖の大量摂取が低血糖を招くことをご存じでしょうか。お医者さんや管理栄養士・カウンセラーなどのプロもあまり知らないと思います。

砂糖は、二糖類（ブドウ糖と果糖の2つの分子の結合）で分解吸収が早く、すぐに高血糖になります。すると、膵臓からインシュリンというホルモンが分泌され、血糖を下げるのですが、砂糖を多くとる生活を続けていると、インシュリンが過剰に分泌される状態となり、血糖が低くなりすぎてしまいます。これが低血糖と呼ばれる状態です。

血糖値は、健常人では空腹時でも70mg／dLより低下することはほとんどありません。この数値が60～70mg／dL未満の状態が低血糖症といわれており、脱力感・頭痛・冷や汗・動悸・震え・けいれん・あくび・空腹感・精神状態の不安定・意識障害などの症状が現れます。

このような症状が出ることから、低血糖症ではなく、精神的な病気と診断されている人たちも実際はいると思います。それだけ多くの人が甘いものを大量に摂取している現状があるのです。

ですから、精神の安定のために、甘いものを食べるのは極力やめましょう。

③和食のすすめ

私がおすすめする食事は和食です。和食ほどバランスのとれたすぐれた食事はないと思っています。

ヘルシーな食事として世界中でブームになり、セレブや芸能人も好んで食べています。

なぜ和食がよいのかというと、栄養価が高い食材をバランスよく含み、ＧＩ値が低いものが多いからです。GIとは、グリセミック・インデックスの略で、食後血糖値の上昇度を示す指標のことです。ですから、血糖値も安定する食事ということになります。

お味噌汁と玄米、肉じゃがなど、体調に合わせて「小量」とることをおすすめします。野菜は食物繊維が多く、腸内をきれいにしてセロトニン分泌を促します。発酵食品（味噌・納豆・酢・漬物・醤油など）には、消化吸収や燃焼・排泄などの生命活動に不可欠な酵素が含まれています。

和食のすばらしさを再確認していただきたいと思います。

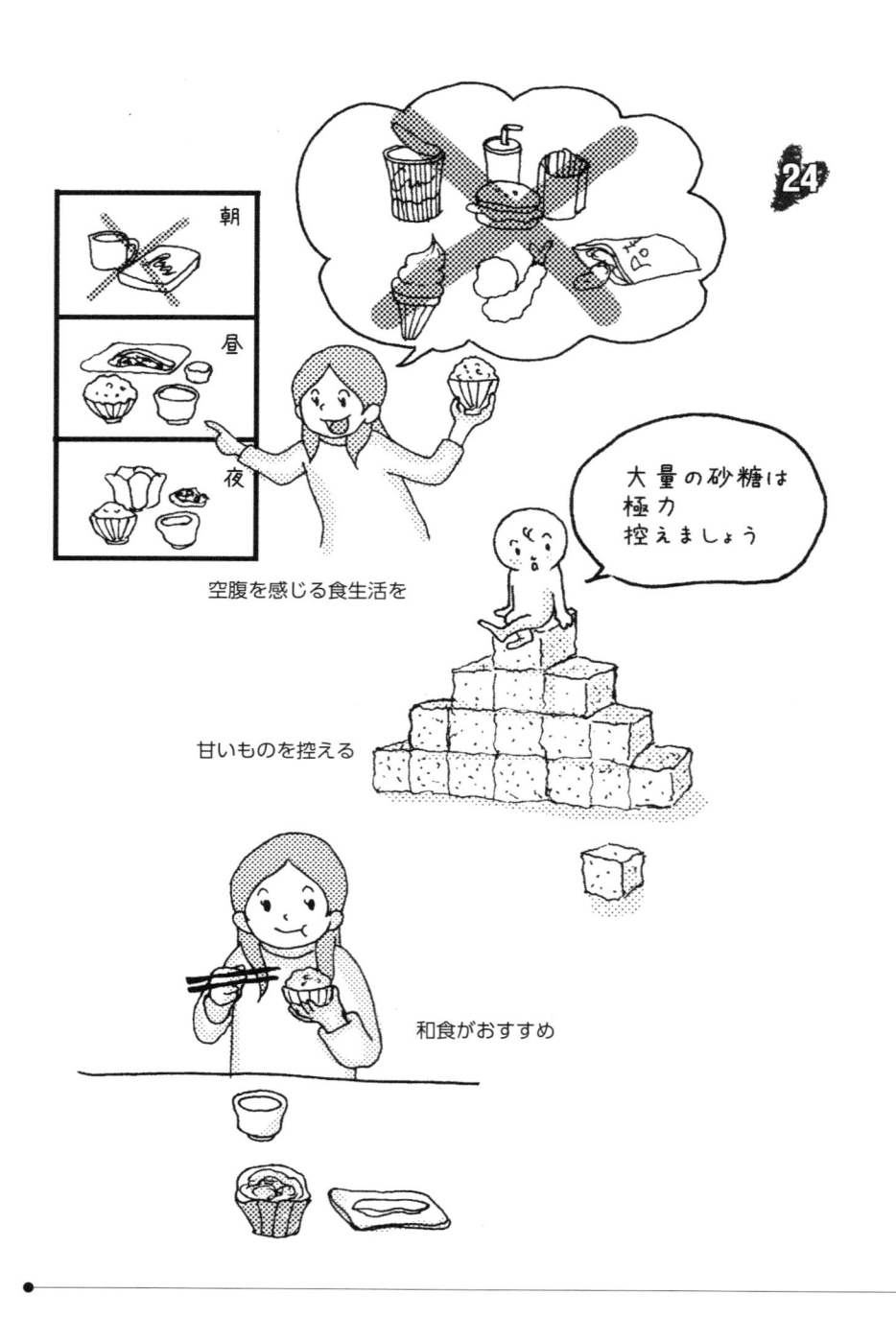

24

空腹を感じる食生活を

甘いものを控える

和食がおすすめ

ワーク25

動くのがおっくうに感じるとき

——魔法の白湯で毒だし体質になる

所要時間：15分
難易度：★★
おすすめ度：★★★★
いつでもどこでも度：★★★
準備するもの：やかん・ミネラルウォーター（水道水はNG）

私がうつのときに欠かさずに行っていたのが、身体の中の毒を体外に出すことです。毒とは主に食事から取り込まれている食品添加物・化学調味料・農薬などのことです。

現在のコンビニ食や、菓子類・菓子パン類・ファストフード・冷凍食品・清涼飲料水など手軽に手に入る食品のほとんどが、食品添加物や化学調味料を大量に使っています。

また、野菜や穀物・果物などの農薬の問題もあります。私たちが1年間に身体に取り入

25

れる農薬量はどれくらいになるかご存じでしょうか。約4キロにも及ぶといわれています。さらに、これらの食物のミネラル含有量は戦前の60分の1しかないという悲惨な状況になっています。

このような食環境の変化は、私たちの身体にとってどう考えてもいい影響は与えないいんです。毒が身体の中にたまっていくと、エネルギーが低下します。身体や心に不調を感じやすくなり、そのために潜在意識のトラウマスイッチが押されやすくなります。

ですから、デトックス（排毒）という考え方が大切になるんですね。

私がおすすめしているのが、白湯によるデトックス。アーユルベーダというインド医学では、白湯は内臓にたまった毒素を洗い流してくれる働きがあるとされています。

内臓に白湯という液体が流れ込むと、汚れや毒素を洗い流し、血液をきれいにしてくれますし、身体を温めて免疫力を高め、うつを回復させてくれます。また、白湯は胃腸の働きを助け消化力を高めてくれるすぐれものです。これは水ではできないんですね。白湯でないと完全な浄化作用が発揮されません。

白湯のつくり方と飲み方を紹介しましょう。

ミネラルウォーターとやかんを用意します。

水道水は、次亜塩素酸ナトリウムなどの塩素剤が抜けないため、使用しないでください。

①　やかんに水を入れて強火にかけます。このときに必ず換気扇を回すようにしてください。

②　沸騰したらやかんのフタを取ります。湯気が上がるようにして、気泡がブクブク立ち続ける火加減のまま10分間、沸かし続けます。

③　10分後、火を止め、常温で飲める程度にまで冷まします。

④　冷めたら、すするようにちょっとずつ飲みます。グビグビと一気に大量に飲まないようにしてください。

⑤　残りは保温ポットに入れておき、そのつど飲みます。やけどしない程度の温度で

25

保温してください。

朝、150cc程度を10分くらいかけてゆっくり飲んでください。老廃物を押し出し、腸をきれいにします。食事中は150cc程度をすするように飲んでください。

朝昼夕と飲むと、消化力・解毒力・排毒力がアップします。

ただし、一日700cc以上は飲まないようにしてください。飲み過ぎると、腸内で栄養素が吸収しにくくなります。


この飲み方を3か月続けると、心身の変化を実感できると思います。

排毒のポイントは、体内からすること。白湯を飲む以外では、低温サウナに入ったり、半身浴をして汗をかくのもおすすめです。

私は、自宅のお風呂で半身浴をしていました。ただ、脱水症状を起こす心配もあるので、しっかりと水分を補給しましょう。

その際、コーヒー・紅茶・お茶・アルコールは、水分にカウントしないでください。なぜかというと、カフェインやアルコールは利尿作用（尿を出す働き）を促進するので、飲んだ以上の水分が尿として身体から排出されてしまうので、脱水症状を起こしやすいのです。これは案外、一般の方には知られていません。ミネラルウォーターを飲むようにしましょう。

白湯による毒だしは、お金がかからず今すぐに試すことができるものです。ぜひ、身体のデトックスを意識してみてください。きっと身体が軽くなっていきますよ。

25

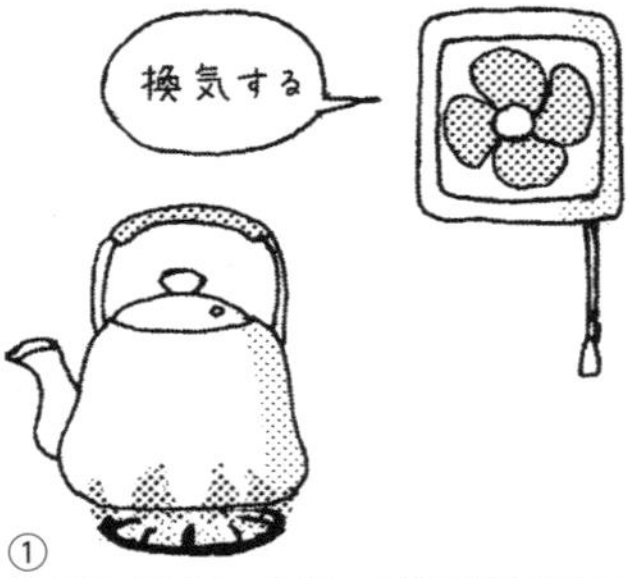

①
やかんに水を入れ、強火にかける

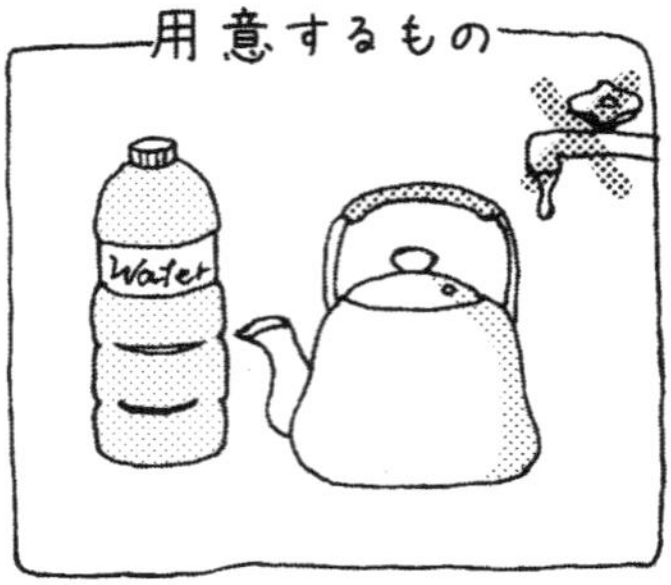

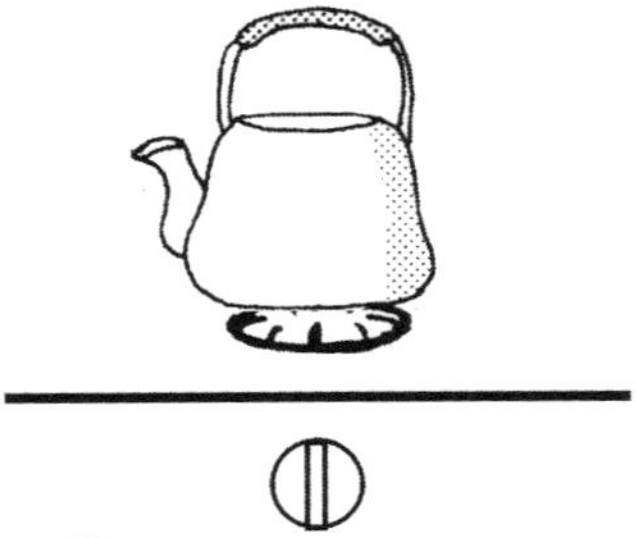

③
火を止め、
常温で飲める程度まで冷ます

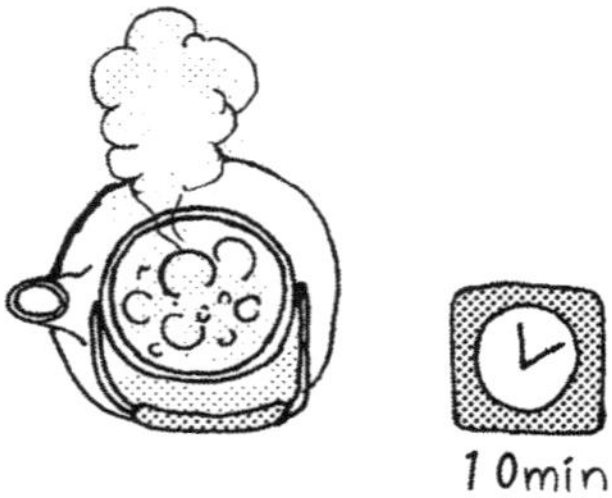

②
沸騰したらやかんのフタを取り、
そのまま10分間沸かし続ける

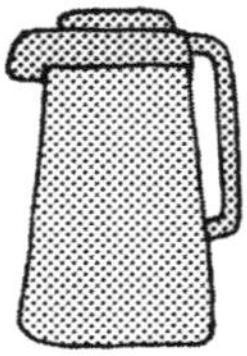

⑤
残りは保温ポットへ

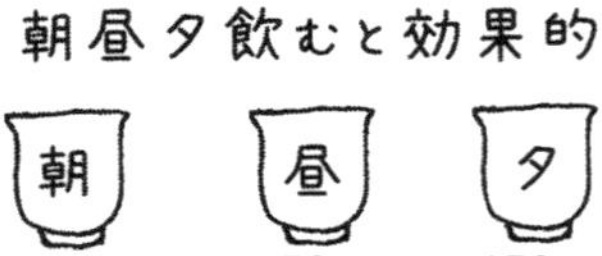

150cc　150cc　150cc

※一日700cc以上は飲まないように！

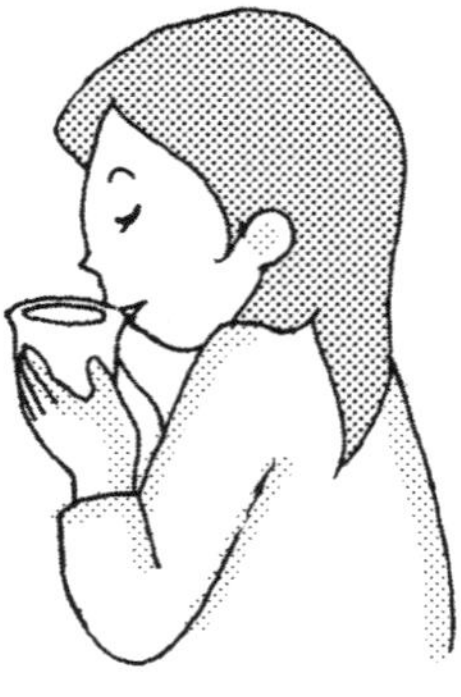

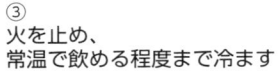

④
すするように少しずつ飲む

ワーク26

気持ちをすっきりさせたいとき

──掃除と整理整頓　うつ脱出プチ環境術

所要時間：10分～
難易度：★
おすすめ度：★★★★
いつでもどこでも度：★★★★
準備するもの：掃除道具など

頭の中や気持ちが整理できていない人、心が安定していない人、心の病の人は、部屋が散らかっていることが多いという心理学実験の統計結果があります。散らかっている部屋の中で過ごしていると、気持ちもすっきりとせず、余計にイライラや不満がつのりやすい悪循環に陥りやすくなります。また、何かする気になっても、そのモノがどこにあるのかがわからずイライラするのも合理的ではありません。

26

ですから、部屋を片づけましょう。とはいっても、一気に片づける必要はありません。一気に片づけると疲れてしまうからです。「今日は、部屋のこの部分をこの時間で片づける」と範囲と時間を決めて片づけるようにします。もちろん、決めたことが達成できなくてもかまいません。

整理整頓されたきれいな部屋で療養することは、とても大切なんです。

病院の室内の色は、白やグリーンで統一されているのはなぜだと思いますか？　入院すると、毎日ベッドまわりをきれいに整えてくれるのはなぜだと思いますか？

病院のサービス、清潔を保つためであることはもちろんですが、本当は患者さんの精神状態をよくするためなんです。

だから、だまされたと思って、一度、あなたの部屋をきれいにしてみてください。ホコリひとつ落ちてないほど神経質になる必要はないんです。部屋にいてもストレスなく、すっきりしている感じであればいいんです。

身のまわりを少しずつ整理整頓してみてください。

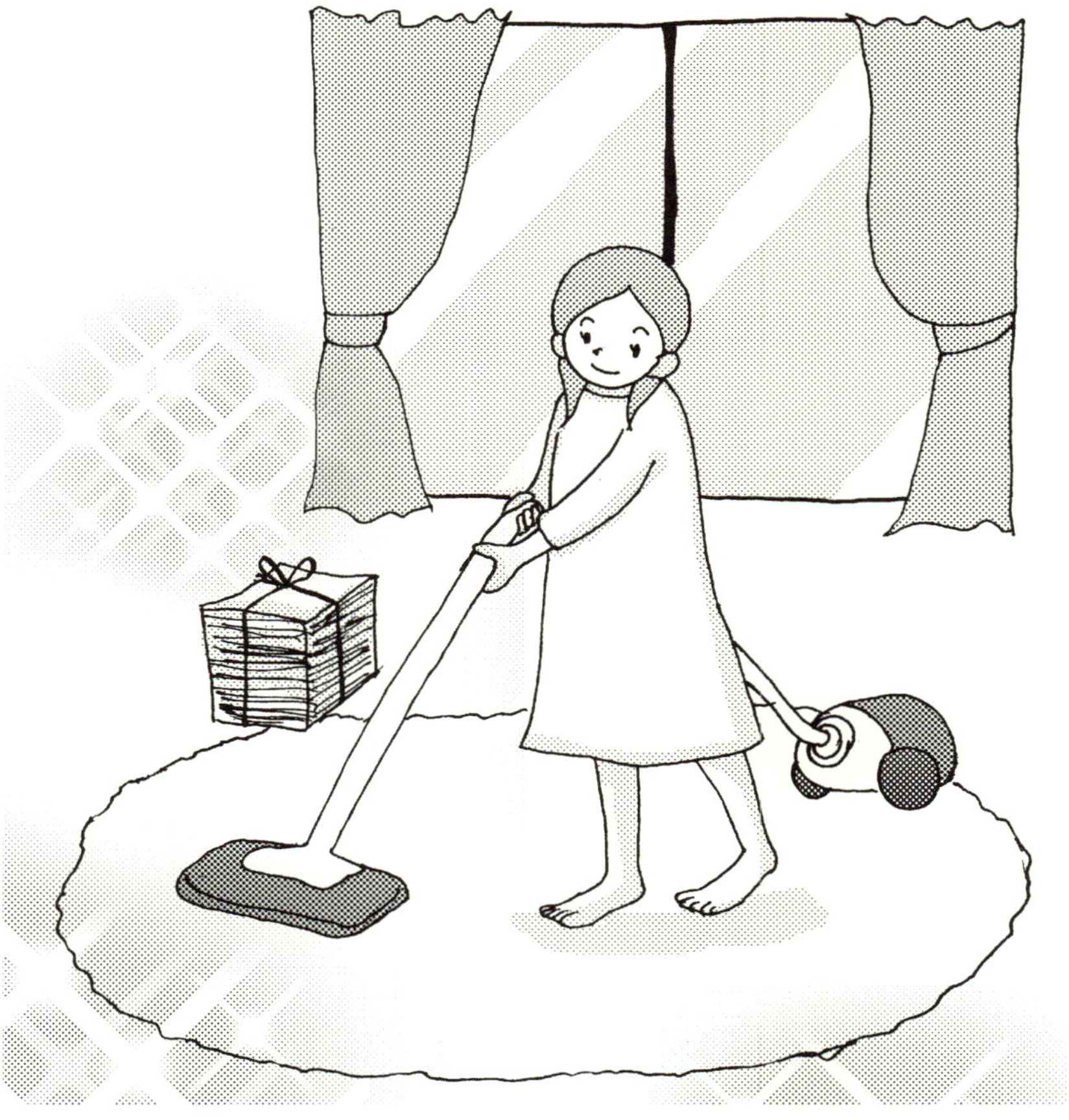

範囲と時間を決めて部屋を片づけよう（無理はしない）

ワーク27

気持ちが暗く沈むとき
——色の力を取り入れた服装やインテリアに替える

所要時間：10分～
難易度：★
おすすめ度：★★★
いつでもどこでも度：★★★★
準備するもの：洋服やアクセサリー・インテリアや小物・観葉植物など

色には、パワーがあることをご存じでしょうか。

主な色の力を紹介しておきましょう（275ページ表参照）。

今、多くの方が黒い服を好んで着ていますが、私は黒い服はなるべく着ないようにしています。黒は喪服の色だからです。私は黒い服を着るときは一部に赤やオレンジや、キラキラのアクセサリーを必ず入れるようにして、全部黒で統一はしません。

色の力

色	特　徴
赤	アドレナリンを出し、興奮させる色。情熱的・活動的・行動力などのパワーをもっている
青	精神を鎮静化・安定させる力があり、判断力・集中力をあげ、冷静にさせる色。発汗を抑える
黄色	神経を興奮させ、うつや精神の不安定に効果がある色。部屋にひまわりの花の絵などを飾っておくなど、うつのときは幸福感を感じられるように黄色を意識する
緑	神経・精神の鎮静作用があり、緊張をやわらげる色。目を休める効果もある（草木がある公園や山などが人気の理由は癒されたいからというのもあるかもしれない）
オレンジ	食欲不振をやわらげる色。ポジティブな気持ちにさせる力がある
白	質感を軽く見せる。清潔感・けがれのなさを表す色
ピンク	愛に満ちた心・やさしさ・優雅さ・美しさを感じ、女性らしさを表現して品性や品格をもたらし幸運を与えてくれる色
黒	悲しみ・静寂・暗闇を表現する色。光を吸収し、色味の存在しない状態である黒はとても謎めいて神秘的な色の代表である。重厚感・圧迫感がある。孤独を表し、喪服が黒なのも悲しみを表すため。うつのときにあまり取り入れないほうがよい色

27

できればあなたもわくわくしたり、心がときめくような色やデザインの服を着てみることをおすすめします。

外見を変えるだけでも、あなたを取り巻いているオーラや雰囲気は変わってきます。

ですから、心が健康な状態である幸福感や気持ちよさ（うつの振り子の法則）に近づけるのならば、ぜひ日常生活に色の力を取り入れてみてください。

また、色の力を考慮した部屋の模様替えもしてみましょう。

【例】

・観葉植物を育ててみる。

・カーテンの色を明るく落ち着いた色に替えてみる。

・ベッドシーツや枕カバーの色を替える。

人間は人生の3分の1は寝て過ごすので、その部屋の環境からも、色からも大きな影響を受けていることを知っておいてください。

もう少し、色について勉強したい方は、色彩心理学の本を読んで研究してみるのもおすすめです。潜在意識にも色の影響はあるんですよ。

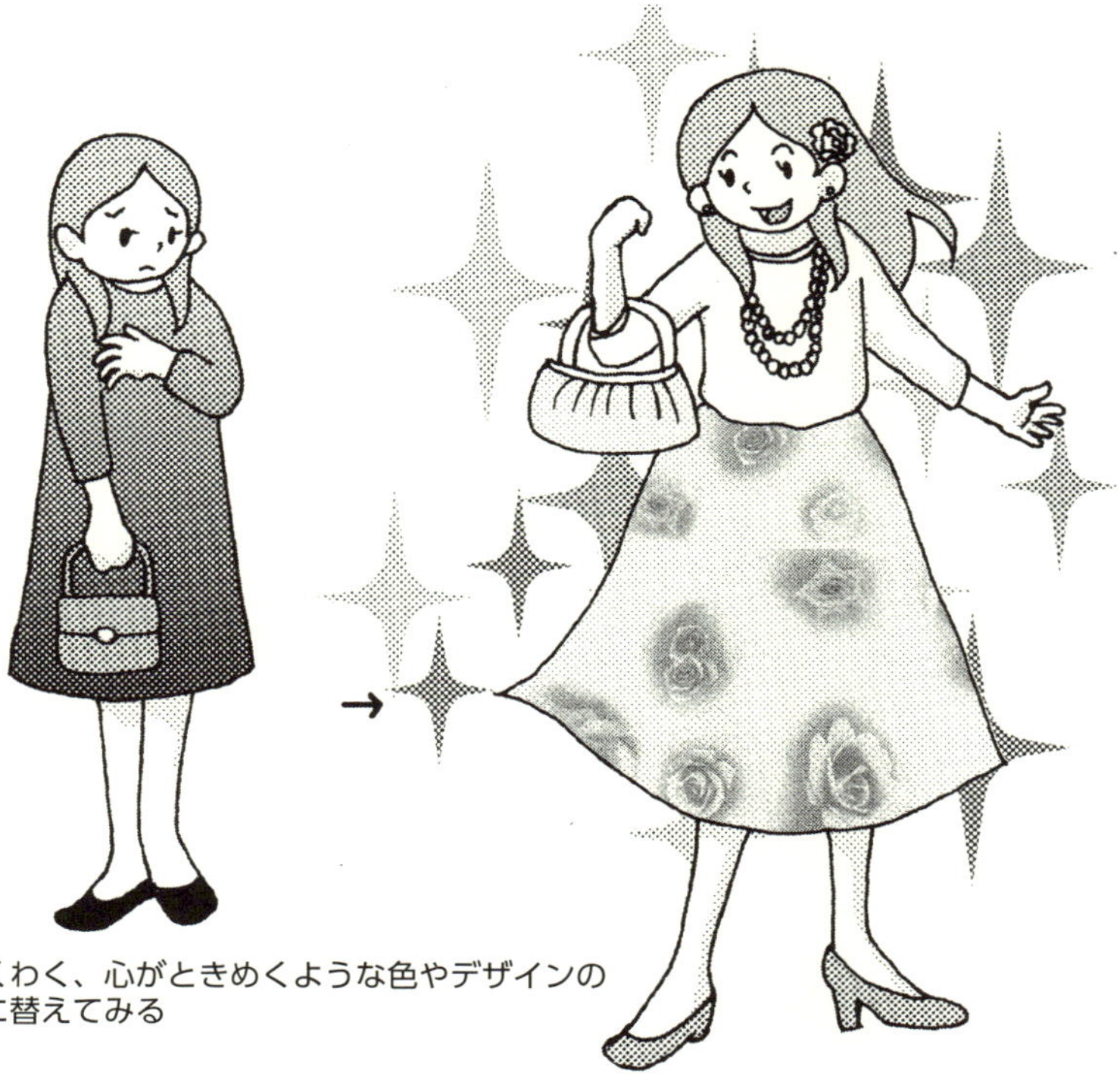

わくわく、心がときめくような色やデザインの服に替えてみる

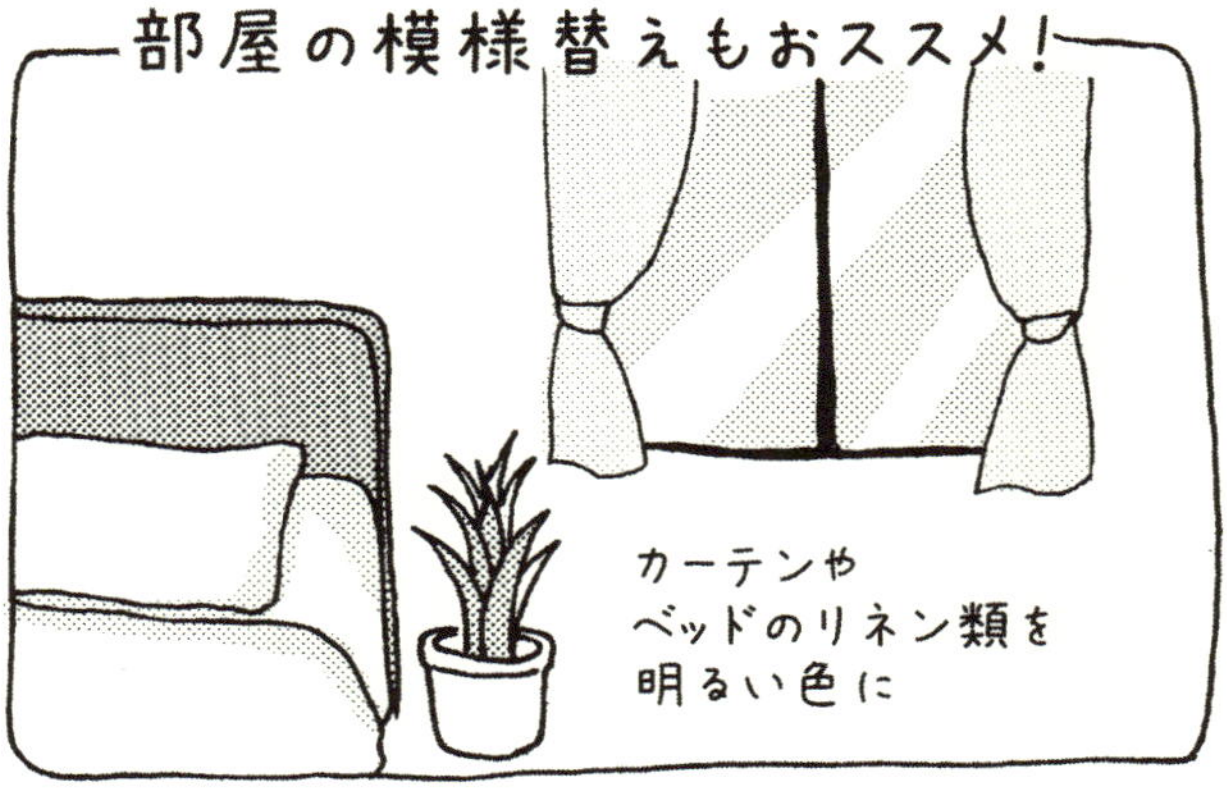
部屋の模様替えもおススメ!
カーテンや
ベッドのリネン類を
明るい色に

ワーク28

不安・イライラ・落ち着かない・焦る・ストレス時①

――おでこヒーリング

所要時間：5分
難易度：★
おすすめ度：★★★★
いつでもどこでも度：★★★
準備するもの：特になし

ミスをしたときに、「やってしまった！」とおでこに手を当てるしぐさをしている人を一度は見たことがあるのではないでしょうか。

実は人間は、ストレスを感じると、無意識におでこに手を当てることでストレスを解放しようとする習性があるのです。

この習性を利用した簡単なワークを紹介します。脳の血液の流れが変化し、ストレス状態がやわらぎます。気軽にどこでもできるので、私も日ごろからよくやっています。

この方法はキネシオロジーのＥＳＲ法（Emotional Stress Release ＝感情ストレス解消法）を使ったテクニックで、医療として保険適用されている国もあります。

不安や怒り・恐怖、どんな感情に対しても有効です。過去の問題、現在の問題、未来の問題にも使用できます。

ちなみに、キネシオロジーとは、筋肉が精神的ストレスに反応してゆるむという特性を利用し、さまざまな治療法を使い分けながら、身体の不調を解消していく代替医療です。

また、ＥＳＲ法とは、神経血管ポイントと呼ばれる特別な反射ポイントを活性化させ、脳の前頭葉への血流を促進させる方法です。

おでこには神経血管ポイントと呼ばれる特殊な反射ポイントがあります。ここに触れると、冷静に行動する人間脳である前頭葉に血液が流れるようになり、創造的に物事を考えられるリラックスモードになります。

場所はピンポイントでなくてもかまいません。手のひらで軽く額に触れているだけでそのポイントを自然に触れることになるからです。

①　目を閉じて、ストレスを感じている場面をイメージします。人によっては悲しみ

28

や怒りなど感情が出てくると思います。

② 281ページのイラストの②のように、おでこを手で覆《おお》うようなかたちで軽く押さえます。そのまま何も考えずに腹式呼吸を行いながら5分ボーッとします。ヒジをついて行っても、横になってもかまいません。

③ 5分たったら、もう一度、初めのストレスを感じた場面を思い出します。以前より感情がやわらいだのを感じられると思います。あるいは、以前の場面を思い出せなくなっていることもあります。感情がやわらいだなどの変化があれば、手を離してください。

私はこのときに、ワーク16で紹介した、腹式呼吸も一緒に取り入れながら行っていました。おでこヒーリングだけよりも効果があります。

これはうつの沈み期でもできる方法です。

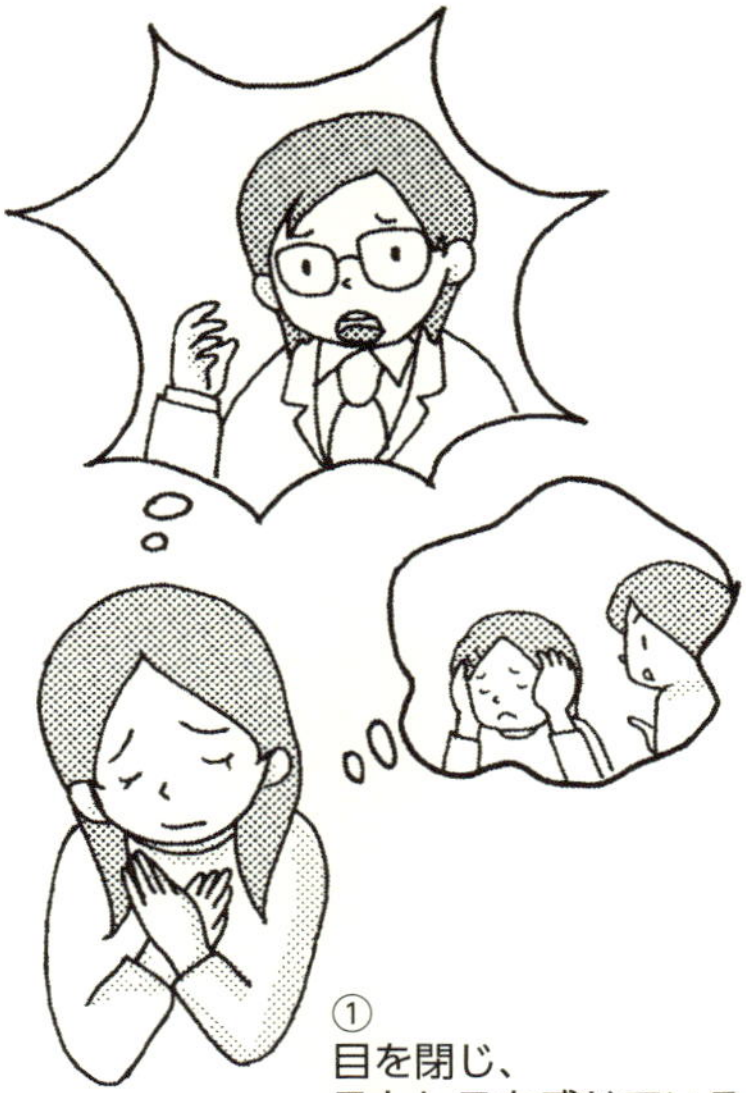

①
目を閉じ、
ストレスを感じている
場面をイメージする

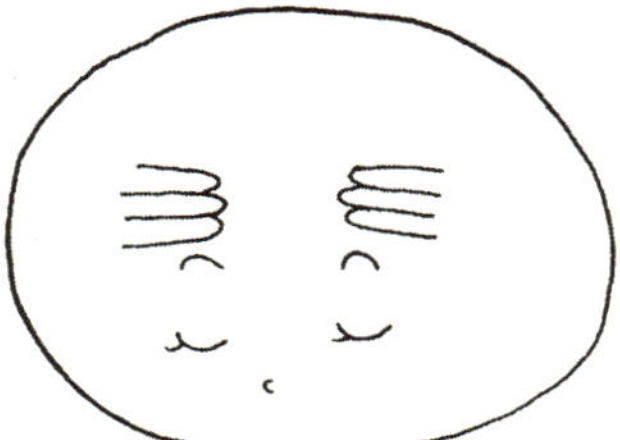

眉の中心から少し上の部分に指を３本そろえて軽く触れる
（ここが神経血管ポイント）

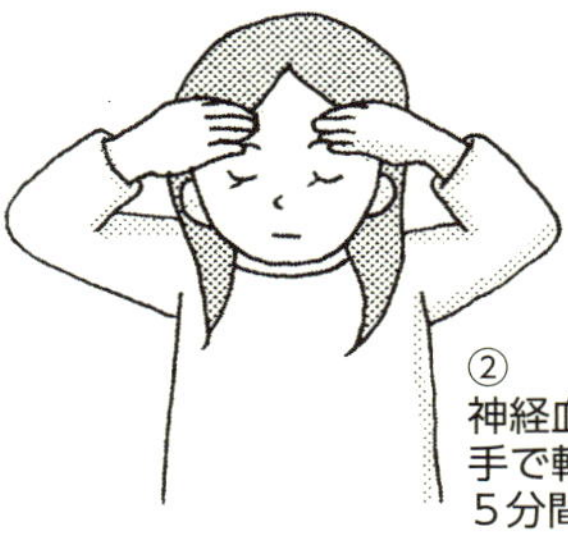

②
神経血管ポイントを
手で軽く押さえて、
５分間ボーッとする

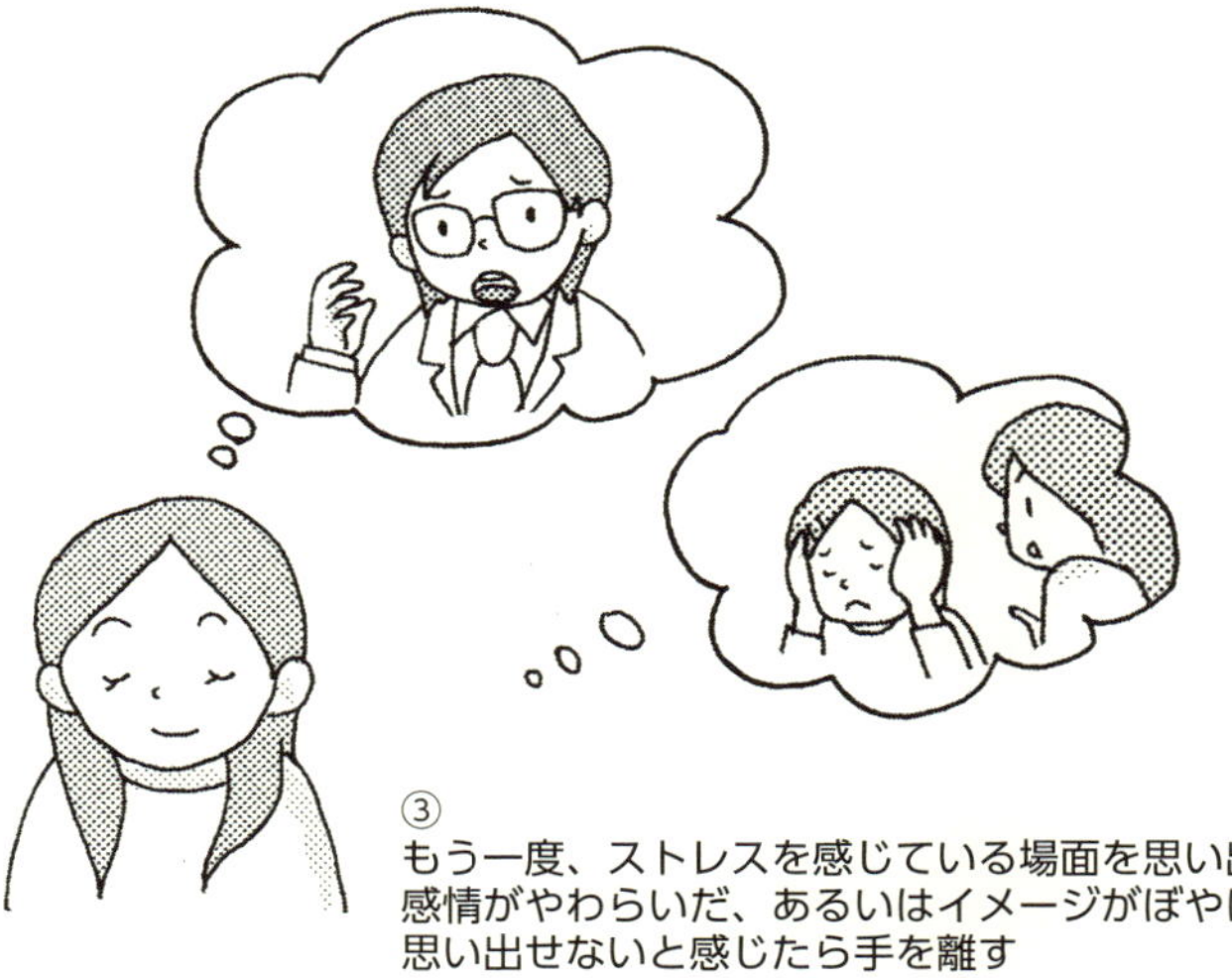

③
もう一度、ストレスを感じている場面を思い出す。
感情がやわらいだ、あるいはイメージがぼやけて
思い出せないと感じたら手を離す

ワーク29

不安・イライラ・落ち着かない・焦る・ストレス時②

――ツボとんとんセラピー（超簡易版EFT）

所要時間：10分（慣れてくると3分）
難易度：★★（練習が必要）
おすすめ度：★★★★★
いつでもどこでも度：★★★
準備するもの：ミネラルウォーター（500mL）

信じられないかもしれませんが、ツボを軽くとんとんと叩くことで、うつ気分（不安・イライラ・怒りなど）を軽くする方法があります。ＥＦＴという新しい心理療法です。

ＥＦＴとは、Emotional Freedom Technique の略で、ひと言でいうと感情解放テクニックです。

不安・悲しみ・怒り・ショックなどの感情がそのままエネルギーとして潜在意識下や身体の中に滞り、その滞りから病気を発症するという考えのもと、同じ手順でタッピングすることで、身体の中や潜在意識下のエネルギーの滞りを取り除き、トラウマやさまざまな感情を解放することができます。

アメリカ心理学会というアメリカ最古で最大規模の権威ある学会でトラウマの治療に効果があると認められている方法です。

①　うつ気分（不安・イライラ・怒り・悲しみなど）に意識を向け、その気分に0～10点の間で点数をつけます。今の気分がつらいほど点数を高くしてください。最悪ならば10点、ほとんど感じない状態ならば0点です。

②　次に、285ページのイラストのように、小指と手首のラインの真ん中のツボを確認します。これを空手チョップポイントといいます。

両手をクロスしてこの部分をとんとんと軽く連打してタッピングします。

※タッピングとは、力を入れないで軽くトントンと叩く動作のことです。

③　286ページのイラストのように、人差し指と中指を使って、Aの頭からHの脇まで順番に軽くタッピングしてきます。左右どちらの手を使ってもかまいません

（片手で行います）。B眉頭・C目尻・D目のすぐ下・G鎖骨付近・H脇の下付近は、左右両方タッピングする必要はなく、どちらか一方をタッピングすればOKです。この頭から脇までを1ターンとして、2ターン繰り返してください。

④ 深呼吸をして、ミネラルウォーターを飲みましょう。

⑤ ①で点数化したうつ気分（不安・イライラ・怒り・悲しみなど）に再度点数をつけてみてください。点数が低くなっていると思います。変化しない場合は、再度初めから試してください。

この方法は、トラウマ解消に大変有効で、私も実際にうつのときに試して何度救われたかわかりません。タッピングポイントを覚えてしまえばそんなに難しくはありませんので、気分がすぐれないときに繰り返しやってみてください。自律神経の乱れも修正します。

※文字だけではわかりにくいという方は、私のホームページ（巻末参照）に動画（薬を使わない精神科医の宮島賢也先生とコラボ講演時に実演）をアップしていますので、そちらを参考にしてください。

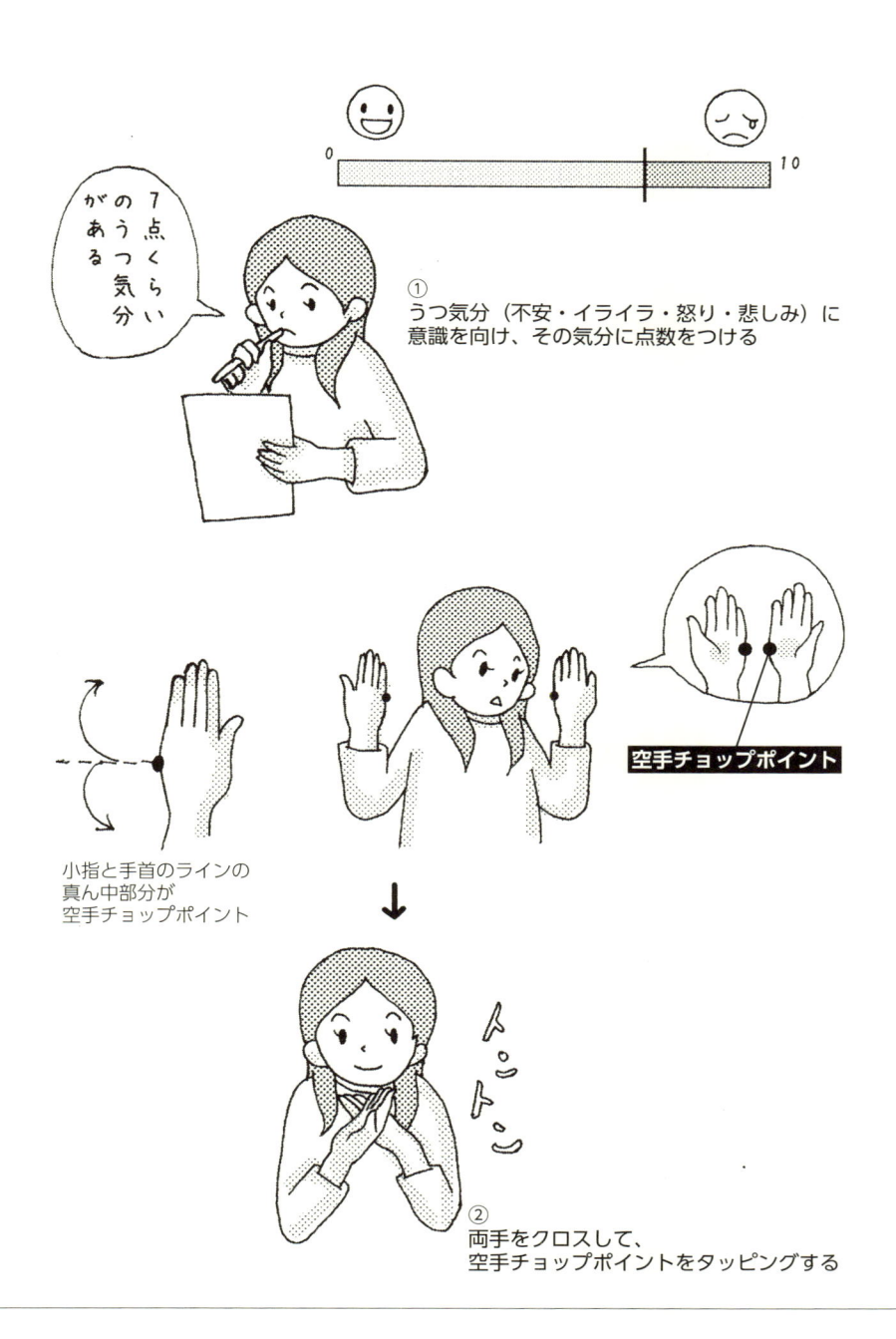

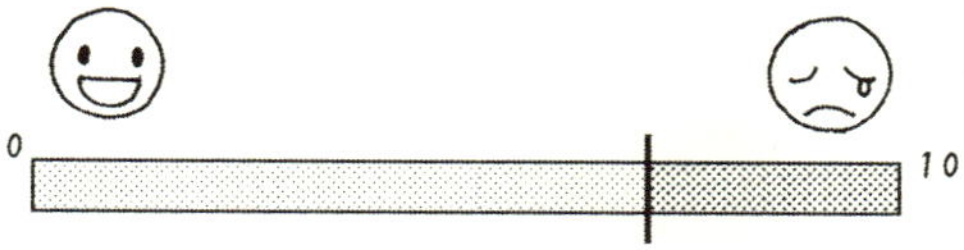

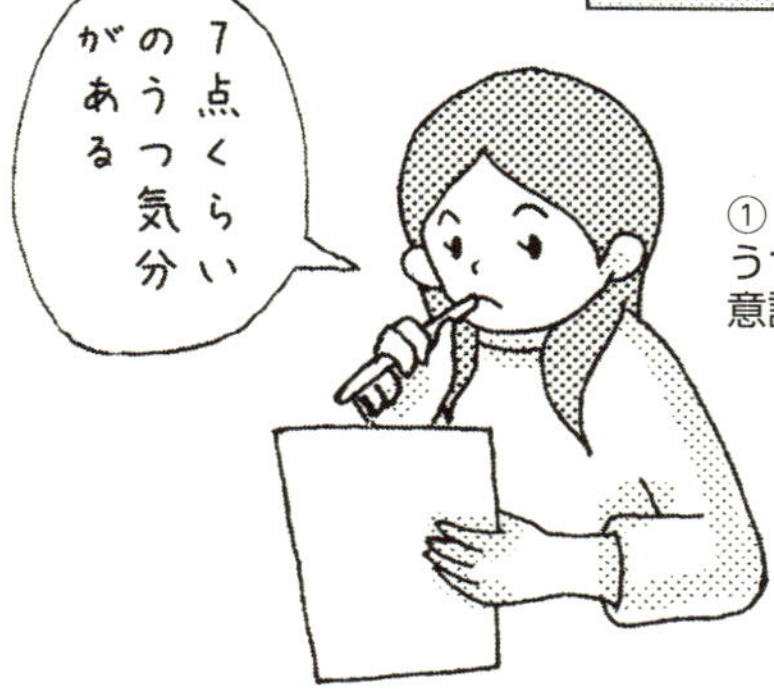

①
うつ気分（不安・イライラ・怒り・悲しみ）に
意識を向け、その気分に点数をつける

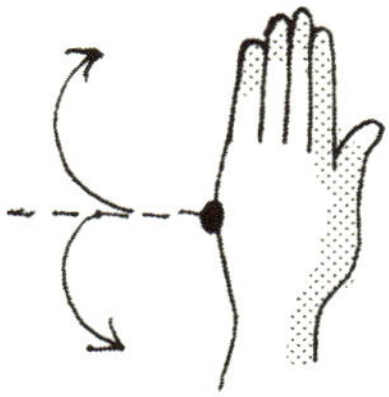

小指と手首のラインの
真ん中部分が
空手チョップポイント

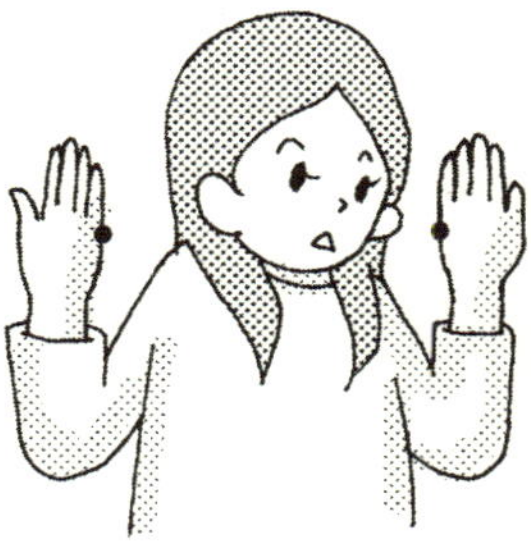

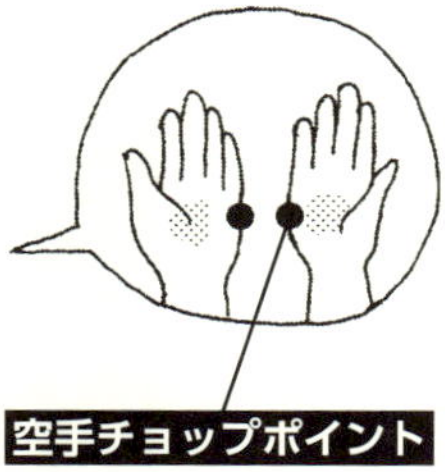

↓

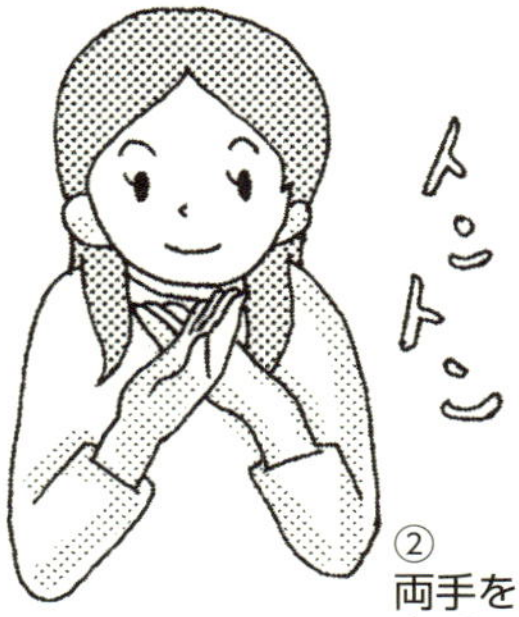

②
両手をクロスして、
空手チョップポイントをタッピングする

29

③
AからHまでのポイントを
順番に軽くタッピングする

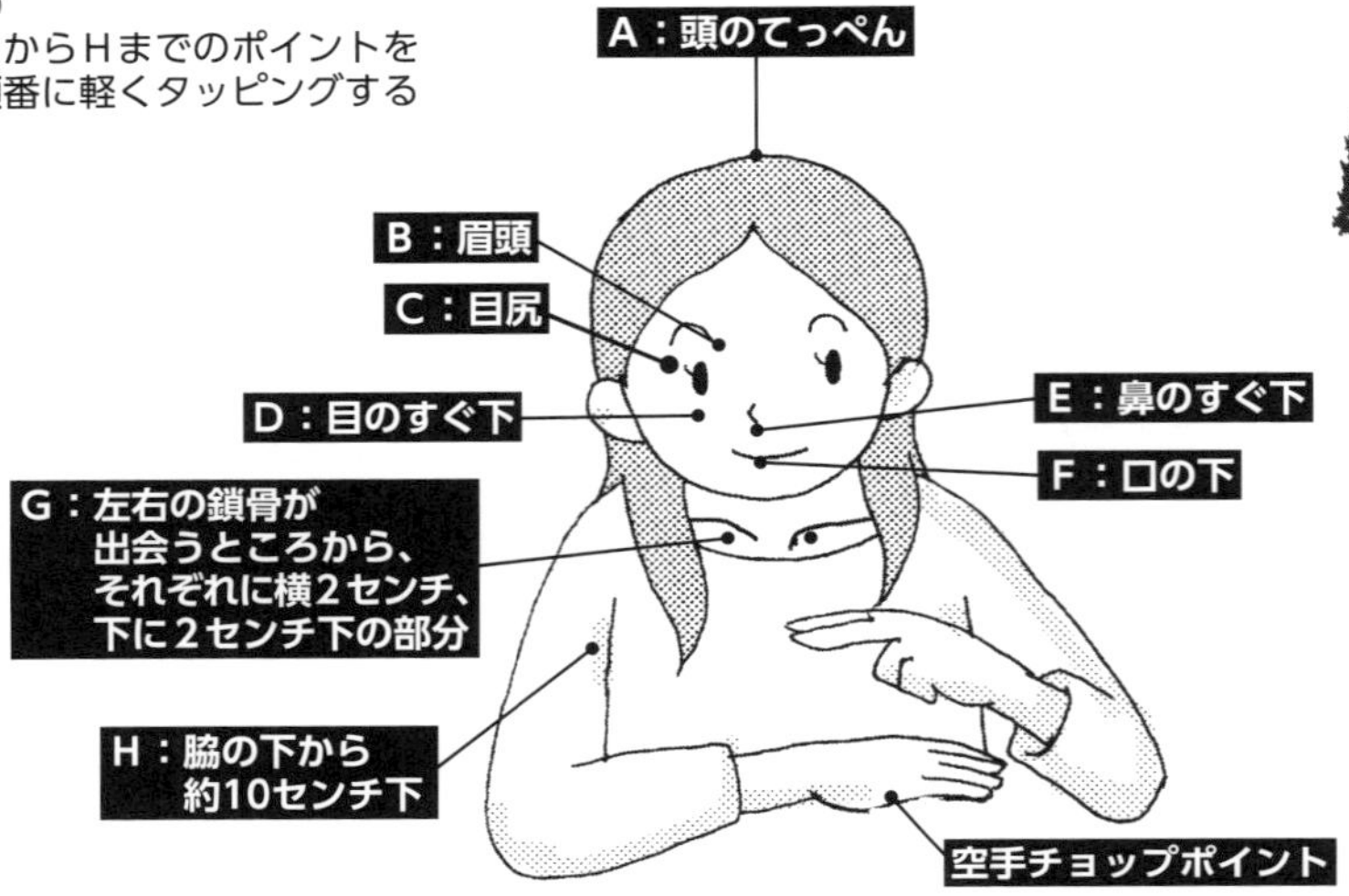

④
深呼吸して、水分補給

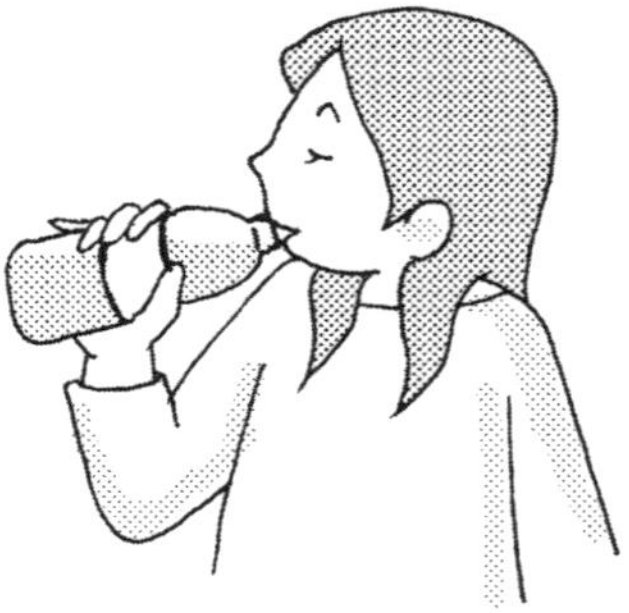

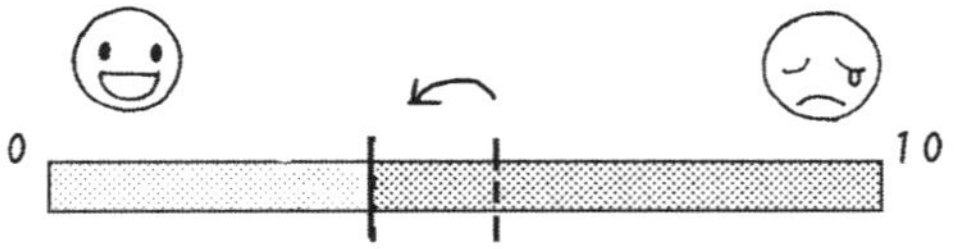

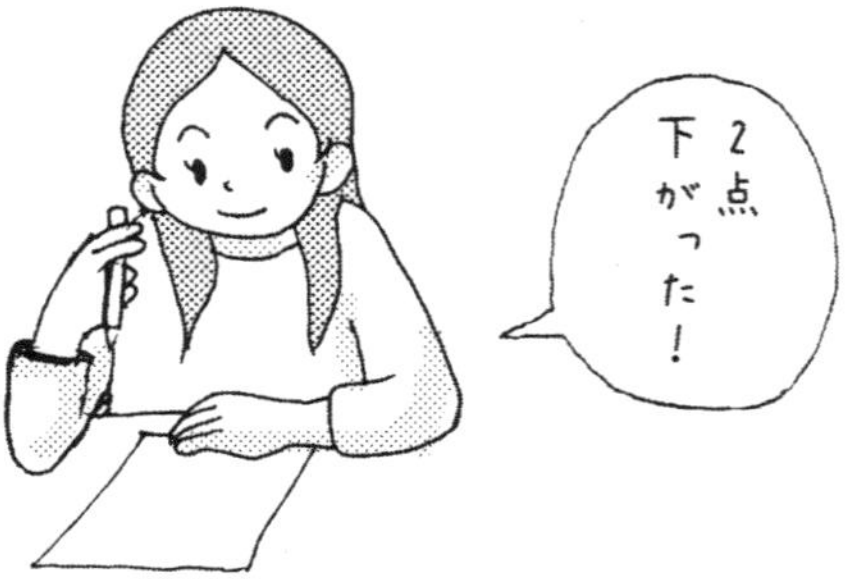

⑤
①で点数化した気分に
再度点数をつけて、
気分の変化を確認する

ワーク30

やる気・元気が出ないとき①

――ネガティブな氣を抜くセルフプチゆるゆる気功体操

所要時間：5分
難易度：★
おすすめ度：★★★★
いつでもどこでも度：★★★★
準備するもの：特にないが、あればベターなものは、ホワイトセージ・アロマ・チベタンベル・クリスタルチューナー・粗塩など
※ワーク31とセットで行うのをおすすめします

3章で紹介した「うつコア」のひとつである「氣」にアプローチする方法です。目に見えないものを信じない人からすれば、「怪しい」と思われたかもしれません。しかし、元気・やる気・負けん気・気合など、たくさんの言葉に「氣」が入っていますよね。愛も心も電気も大切なものは目に見えませんが、ちゃんと存在しています。「氣」は日本人にとってとても身近なものなんです。

30

誰でもそういう氣というものはもち合わせていて、氣が枯渇してしまうとやる気や元気がなくなります。

うつになるとこの氣が低下した状態になります。氣とエネルギーは同じと解釈していただいてかまいません。本来身体にある氣が低下していくことでうつの原因のひとつとなります。

うつのときは元気を補充してあげるのと同時に、身体にたまっている見えないネガティブな氣（エネルギー）を抜くことが大切になります。

私はそんなときに気功法やレイキ（靈氣）ヒーリングといった目に見えないヒーリングをクライアントさんにしています。

ここでは、霊能者や気功師・スピリチュアルカウンセラーでなくても誰でもできる、簡単な気功法をご紹介します。

① 部屋の窓を開けて、部屋をきれいに整理整頓します。

② 直立の状態で、「身体がゆるゆるになる」といいます。そしてゆっくりと腹式呼

吸で息を吐きます。そのまま腹式呼吸を2、3回繰り返します。

③　全身の力をだらーんと抜いてみてください。そして、その場で軽くぴょんぴょんとジャンプし続けます。そのとき、身体にへばりついていた黒いねばねばしたものがジャンプと一緒に、ドサッ、ドサッ、ドサッと地面へと剥がれ落ちていくイメージをします。悪いものが身体からどんどん抜けていくのをイメージしてください。楽になったらネガティブエネルギーは抜けています。

ホワイトセージという浄化作用の強いハーブに火をつけて煙をくゆらせたり（必ず窓を開けてください）、アロマを焚いたり、チベタンベルやクリスタルチューナーなどで空間の波動を音で浄化するのもいい方法です。また、可能であれば、この体操が終わった後、粗塩を入れたお風呂に入り、身体を浄化するのもおすすめです。

このセルフプチゆるゆる気功体操を行った後に、ワーク31で紹介するセルフ気功法で氣を高めるとさらに効果があります。

30

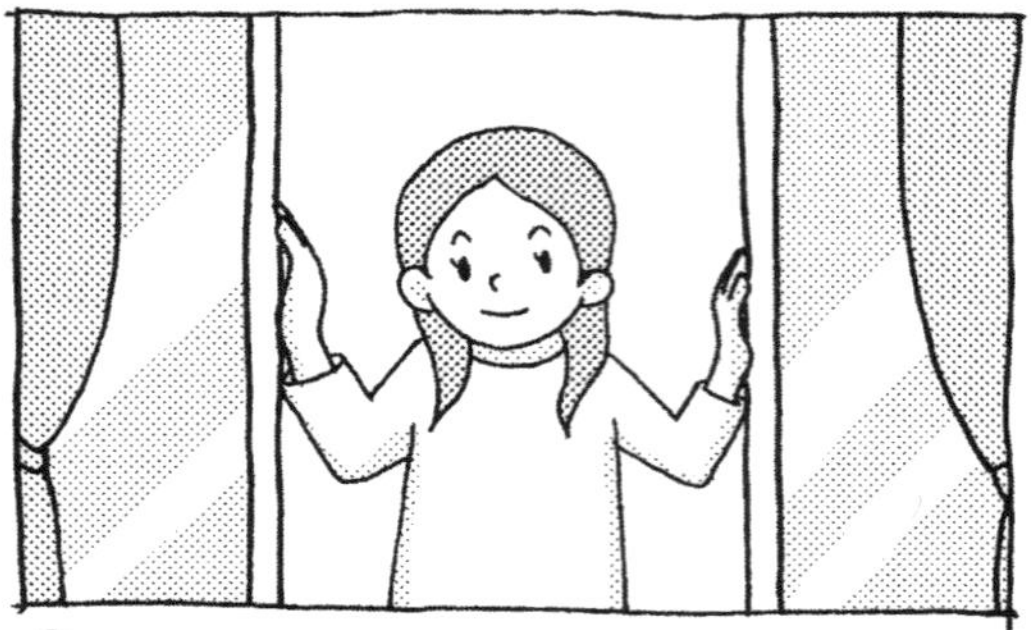

①
窓を開け、部屋を整理整頓する

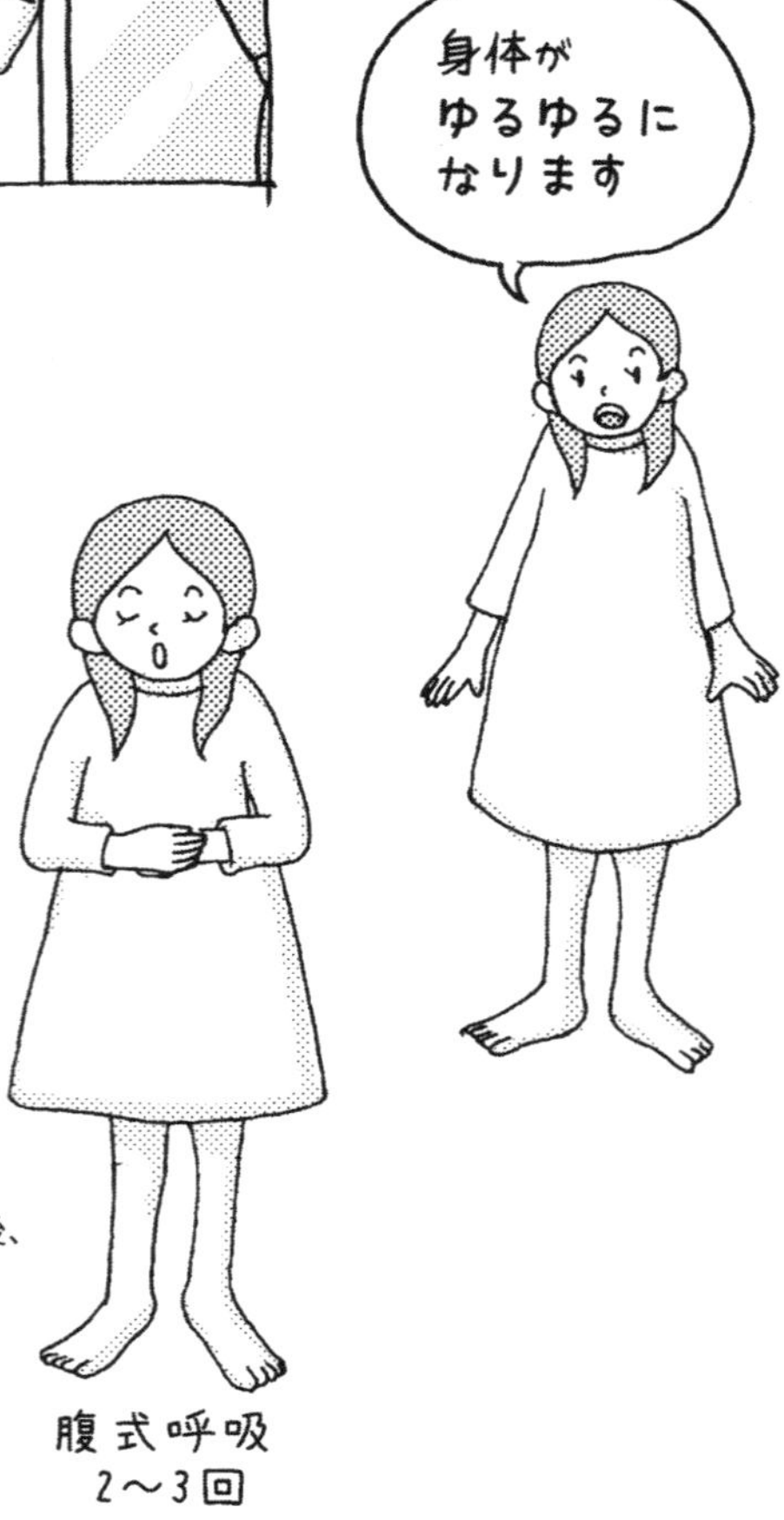

②
直立の状態で
「身体がゆるゆるになる」といった後、
腹式呼吸を２、３回繰り返す

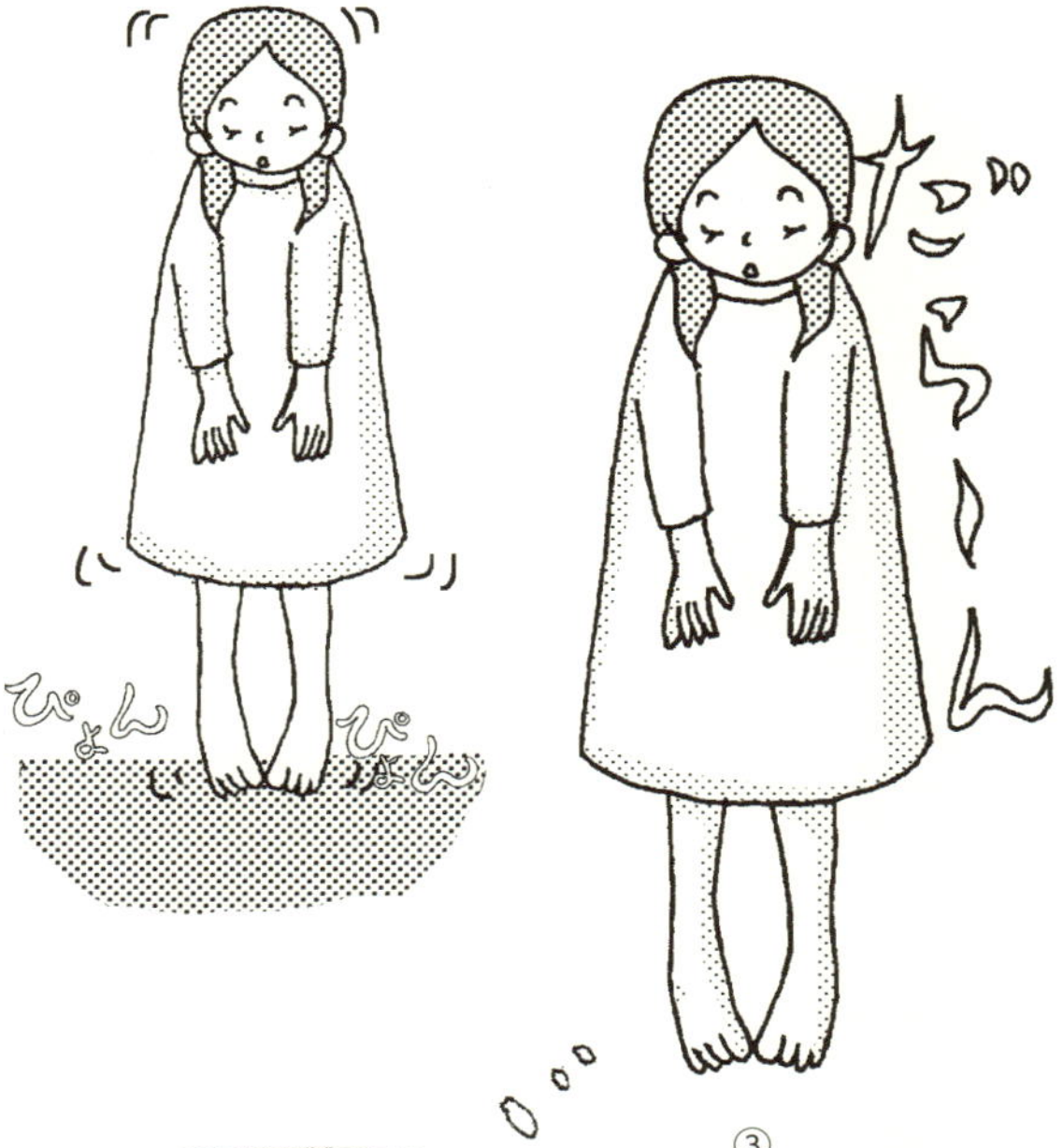

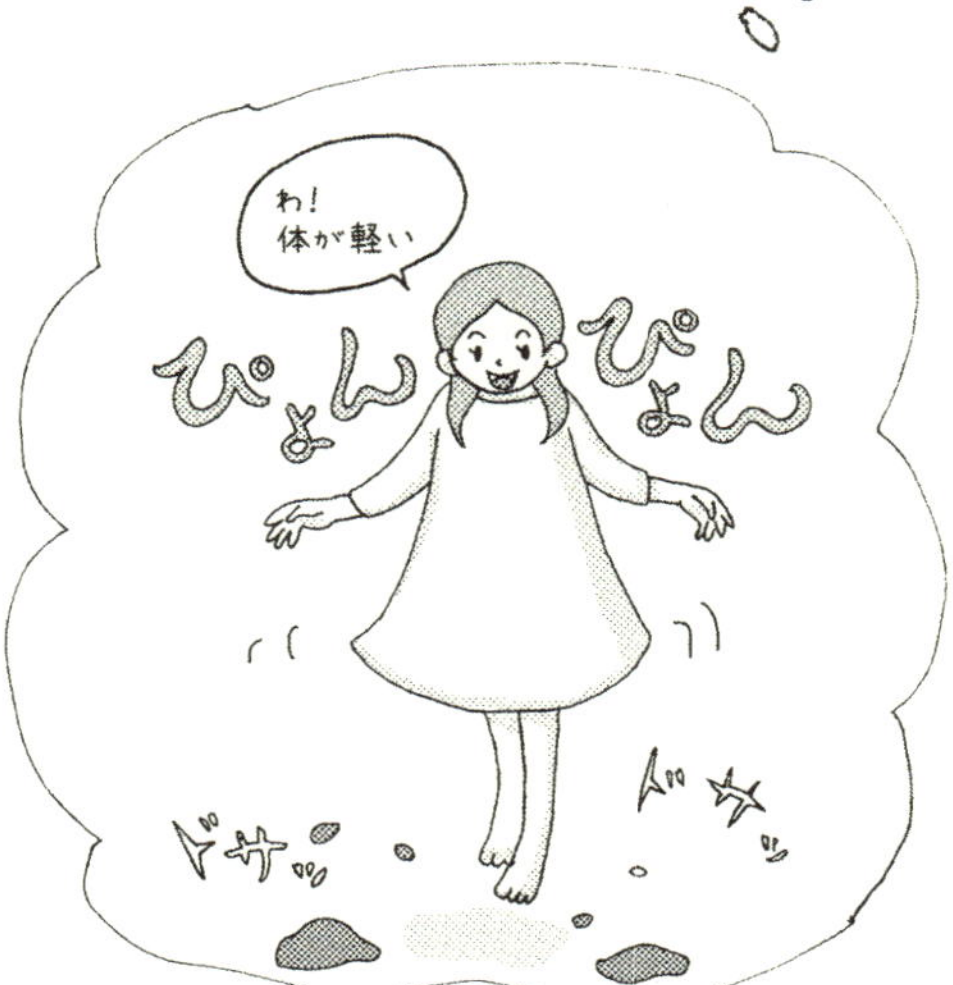

③
全身の力を抜き、
その場で軽くジャンプする。
身体にへばりついている
悪いものが剥がれ落ちていく
イメージをしながら行う

ワーク31

やる気・元気が出ないとき②

――元気を高めるセルフ気功法

所要時間：15分
難易度：★★（練習が必要）
おすすめ度：★★★★
いつでもどこでも度：★★★★
準備するもの：特になし
※ワーク30とセットで行うのをおすすめします

うつのときは氣（エネルギー）が低下・枯渇している状態です。これから紹介する方法で氣を高めましょう。

ワーク30と31はセットになっていて、ワーク30でネガティブな氣を抜いて、その後、ワーク31で氣の流れを整えていきます。氣が全身から立ち上ると、活気・元気・生命力がほとばしるようになります。考えは前向きになり、うつ気分が晴れます。心身ともに健康になっていきます。

① 直立の状態で目を閉じます。太陽を思い浮かべ、そのエネルギーが深く身体の細胞にまで染み込むようなイメージをしてください。太陽のエネルギーはもっとも強くあなたの身体に元気をくれます。

② 腹式呼吸を行います。吐くときはストローをくわえているかのように息を細くして、いつもより3～4倍ゆっくりと吐きます。これを6回程度繰り返します（腹式呼吸は最後まで続けてください）。

③ 両手のひらを広げ、その中心にいま身体の中に入り込んだエネルギーが手から出て、小さな氣のボールがあるとイメージします。

④ 両手を離したり、近づけたりします。手のひらに不思議な圧（氣のボールの圧）や温かさを感じるようになります（感じない方もいますが、その場合は氣のボールがあるとイメージして続けましょう）。

⑤ 氣のボールをイメージしたまま、両手を合わせます。今度は氣のボールを大きくしていきます。両手を円を描くように広げ、氣のボールも一緒に大きくなっていくイメージをして、全身を氣のボールで覆いましょう。氣のボールの中に自分が入っている感じです。

⑥ 肩幅程度に両足は開き、全身の力を抜いて、両足のつま先に力を入れて、かかとを床から15ミリほど浮かせたり、床につけたり、上下に身体全体を小刻みに振動させます（貧乏ゆすりをする感じ）。5分間振動させてみてください。やめた後、身体に力がみなぎるのを感じたらそのまま終わります。

うつのときは日内変動《にちないへんどう》といって、朝に体調が悪く、夕方から楽になるパターンもあります。その場合は、朝からやらないで、気分がよくなった夕方に行ってみましょう。

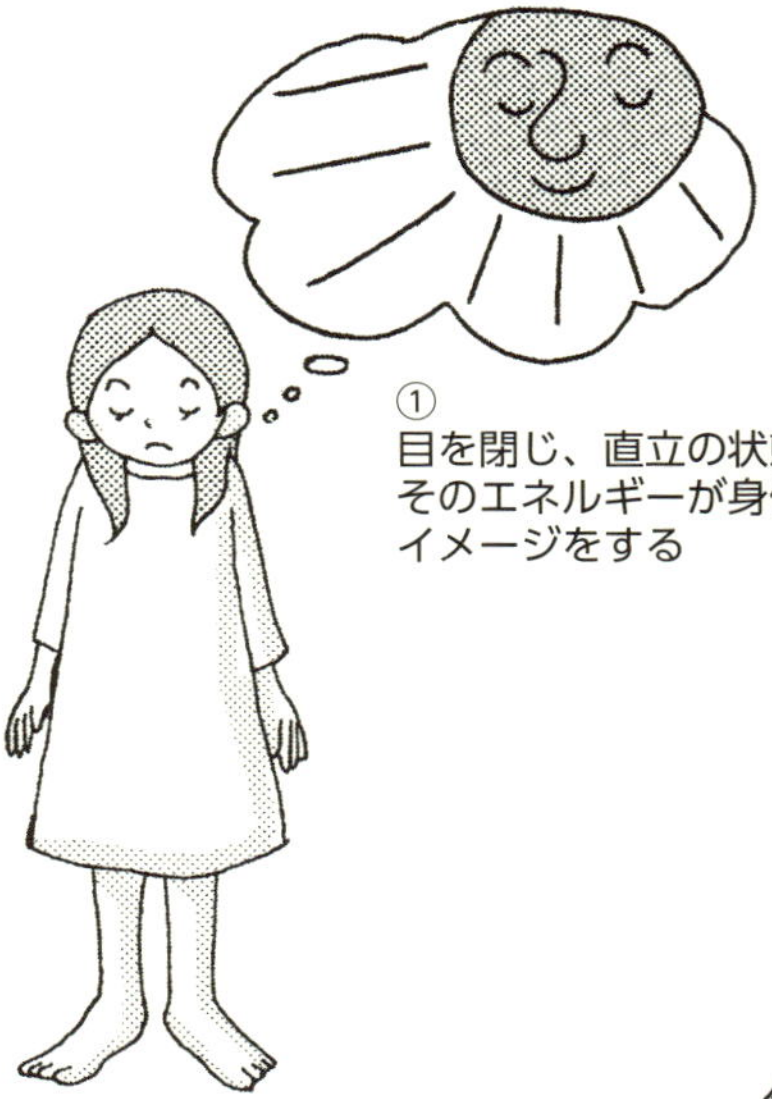

①
目を閉じ、直立の状態で太陽を思い浮かべ、
そのエネルギーが身体に染み込むような
イメージをする

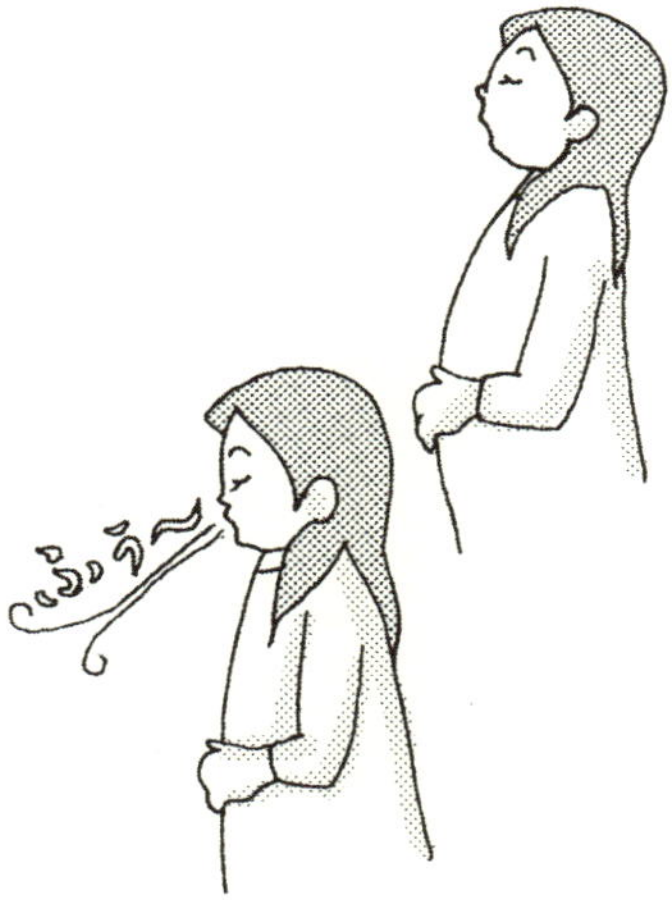

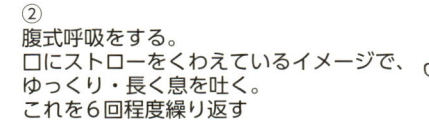

②
腹式呼吸をする。
口にストローをくわえているイメージで、
ゆっくり・長く息を吐く。
これを6回程度繰り返す

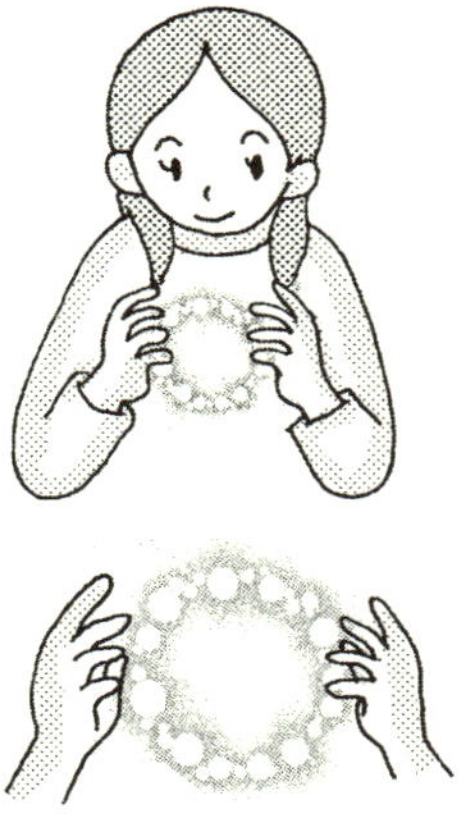

③・④
広げた両手から、①で身体に取り込んだ
エネルギーが出て、小さな氣のボールが
できたイメージをする。
両手を離したり近づけたりして、
氣のボールの圧を感じる。
（感じなくてもイメージでボールがある
と思い続ける）

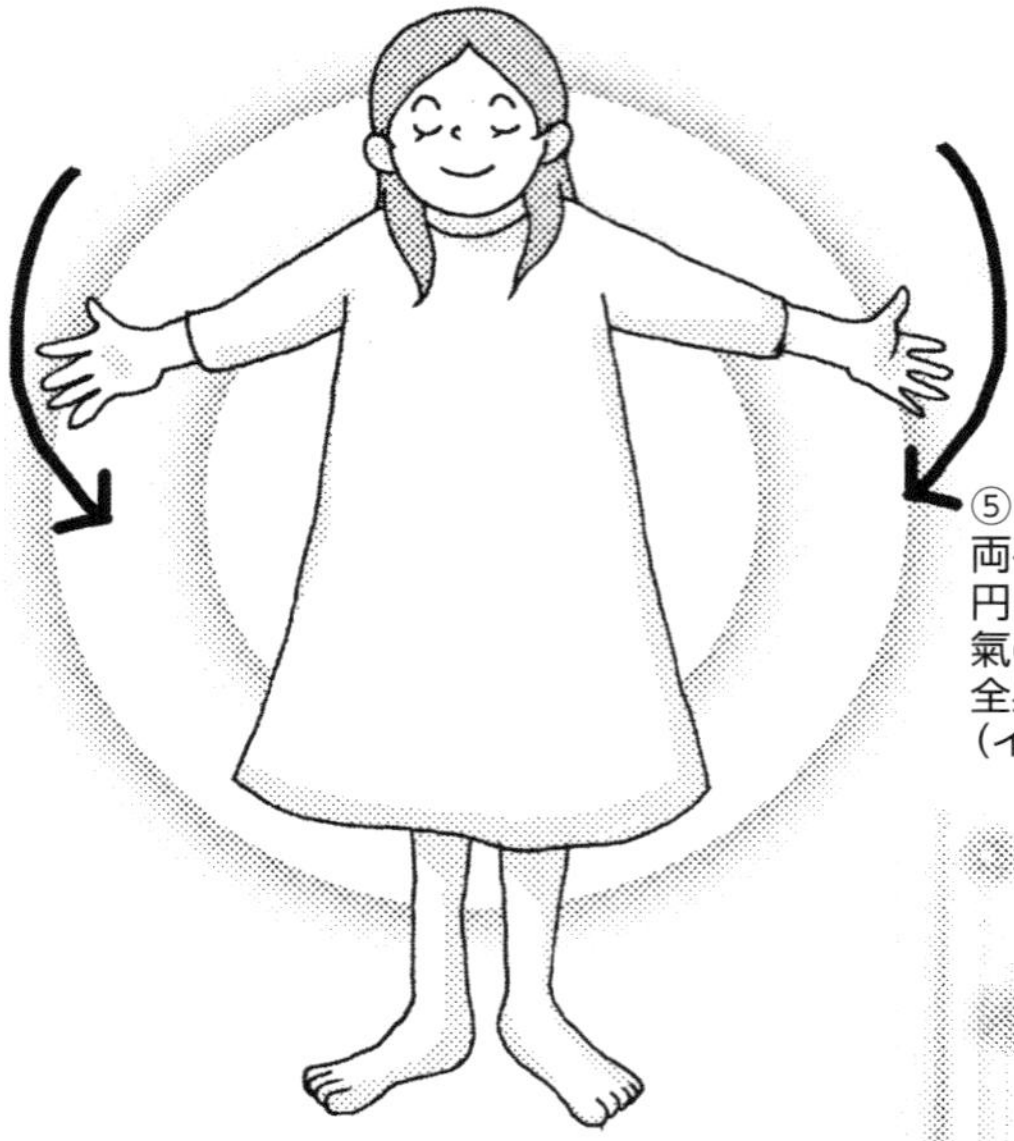

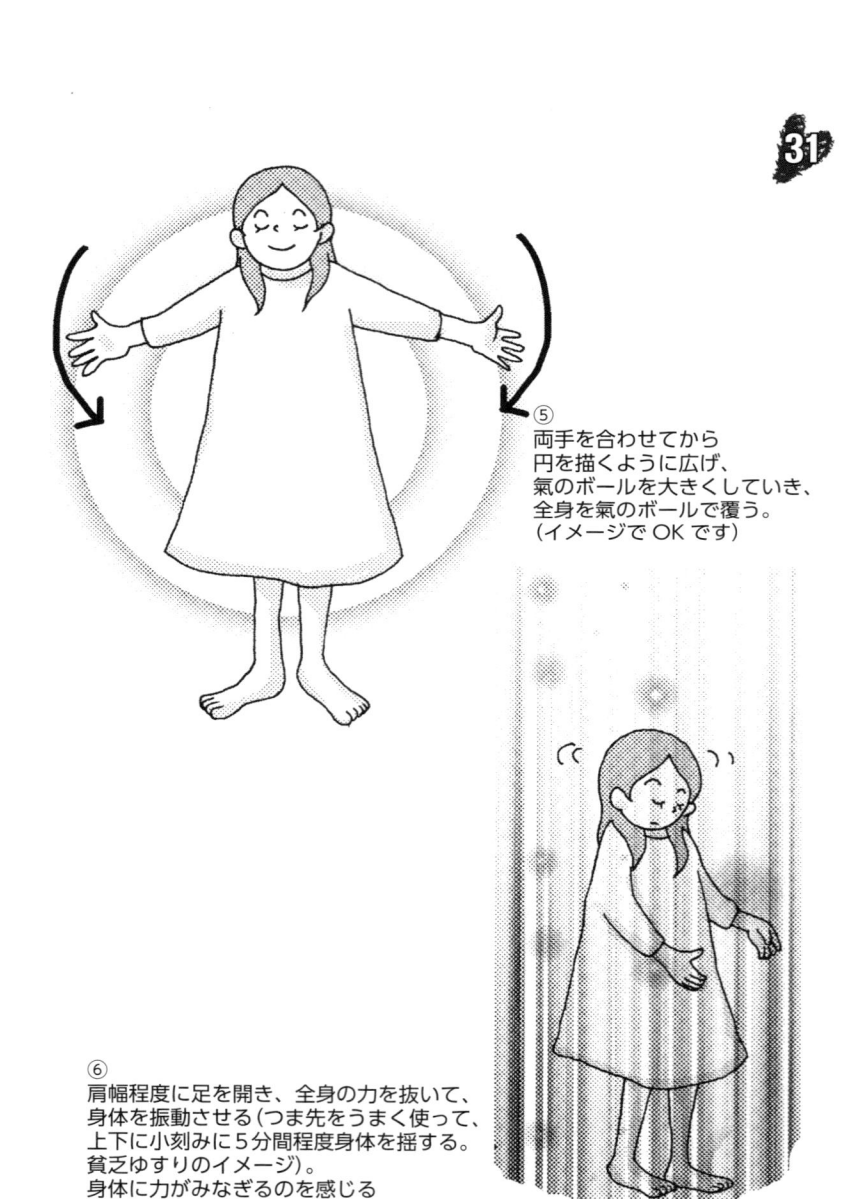

⑤
両手を合わせてから
円を描くように広げ、
氣のボールを大きくしていき、
全身を氣のボールで覆う。
(イメージで OK です)

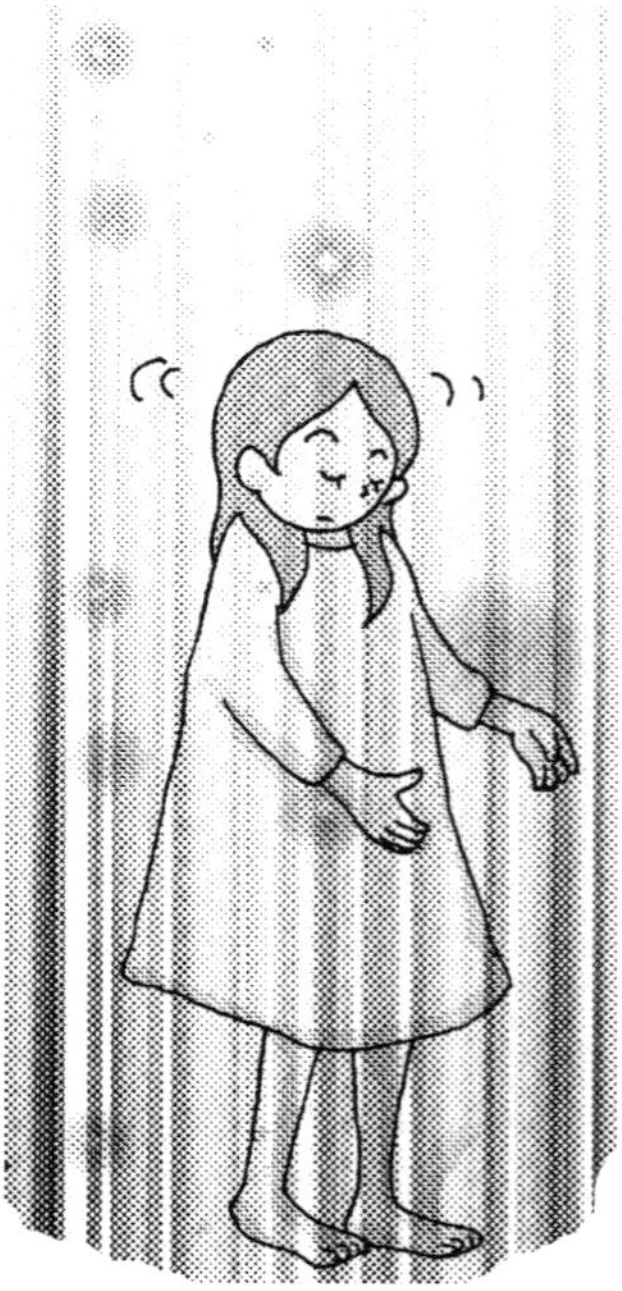

⑥
肩幅程度に足を開き、全身の力を抜いて、
身体を振動させる(つま先をうまく使って、
上下に小刻みに5分間程度身体を揺する。
貧乏ゆすりのイメージ)。
身体に力がみなぎるのを感じる

ワーク32

ぬくもりや温かさに触れたいとき

——アニマルセラピー

所要時間：人による
難易度：★★★
おすすめ度：★★★★
いつでもどこでも度：★★
準備するもの：触れ合える動物

うつのときに一番気軽にできて、癒されるのは、アニマルセラピーだと思います。

うつがよくなった状態とは、幸福感・気持ちよさ・愛情の3つを感じている状態ですが、この3つをうまく感じさせてくれるのがアニマルセラピーです。

動物を実際になでてあげたり、かわいらしい表情やしぐさを見るだけで心のトゲがスーッと抜けていきます。触れ合いの中で、人間の脳に変化が起こり、愛情ホルモンといわれているオキシトシンが出るのです。

32

馬との触れ合いや馬の手入れなどを通じて、心身の機能を回復させる乗馬療法というものもあります。ヨーロッパではポピュラーな治療手段で、保険適用が認められている国もあり、うつにも効果的です。筋肉や関節が柔軟になり、バランス感覚が向上し、不安がやわらぎ、心が癒されます。「地域名　ホースセラピー　乗馬療法」と検索するとそのようなプログラムを実施している施設がわかります。

もちろん、馬だけでなく、犬や猫、フェレットやハムスター・メダカ（メダカは触れられませんが、愛情を育てるという意味で同じです）・カメ・小鳥……どんな動物でもかまいません。あなたが愛情をもてると思う動物を飼うのがいいと思います。

私の場合は犬を飼っていました。シェリルという名前のカニンヘンダックスで、いつもシェリルには癒されていました。

犬や猫が身近にいないという人、ペットNGの部屋に住んでいる人は、猫カフェやペットショップ・動物園・水族館といった自分以外の命が生命力を出しているところへ触れに行くのもよいでしょう。

実際に触るのがよいのですが、難しい場合は映像や画像でも大丈夫です。

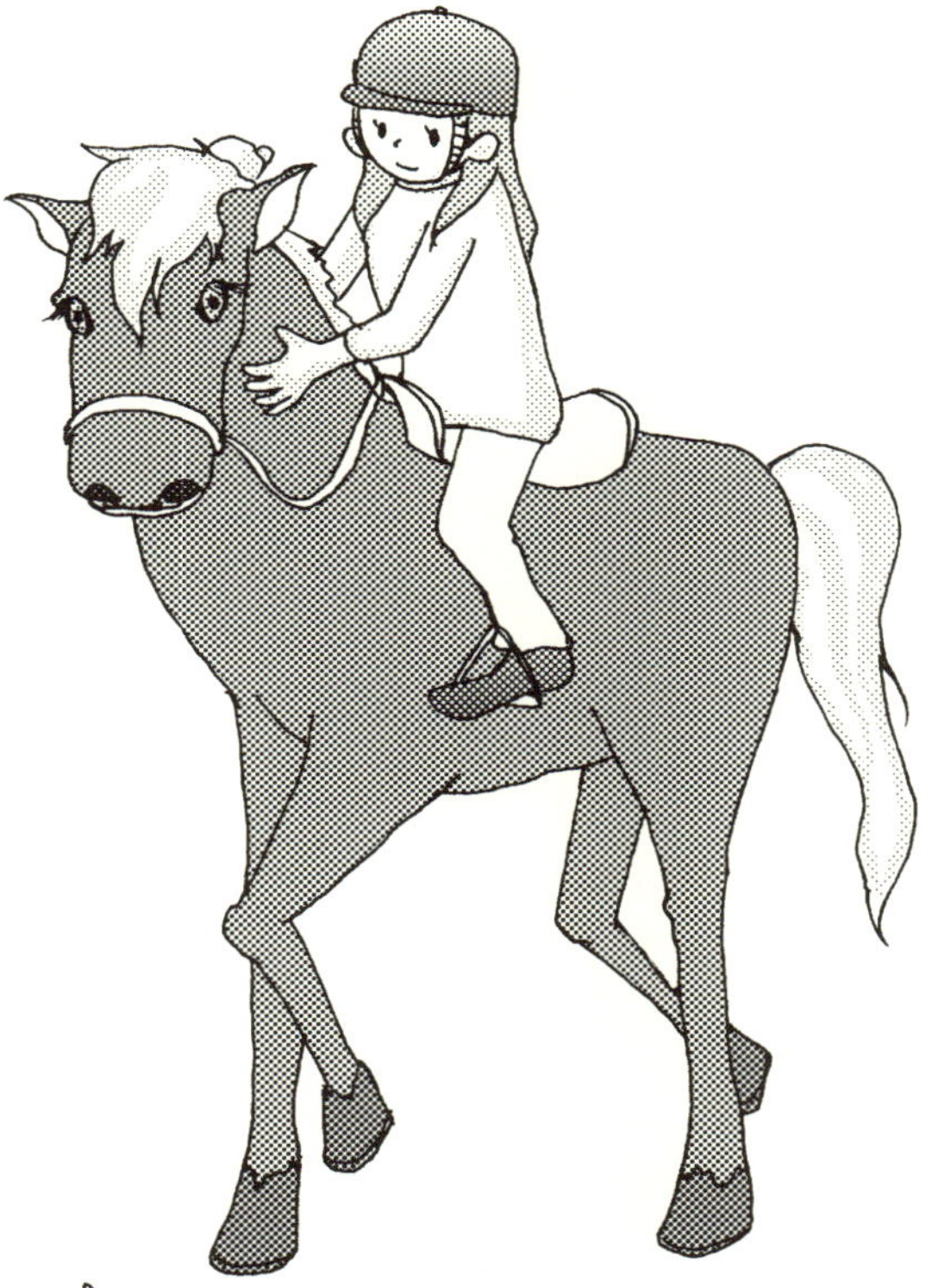

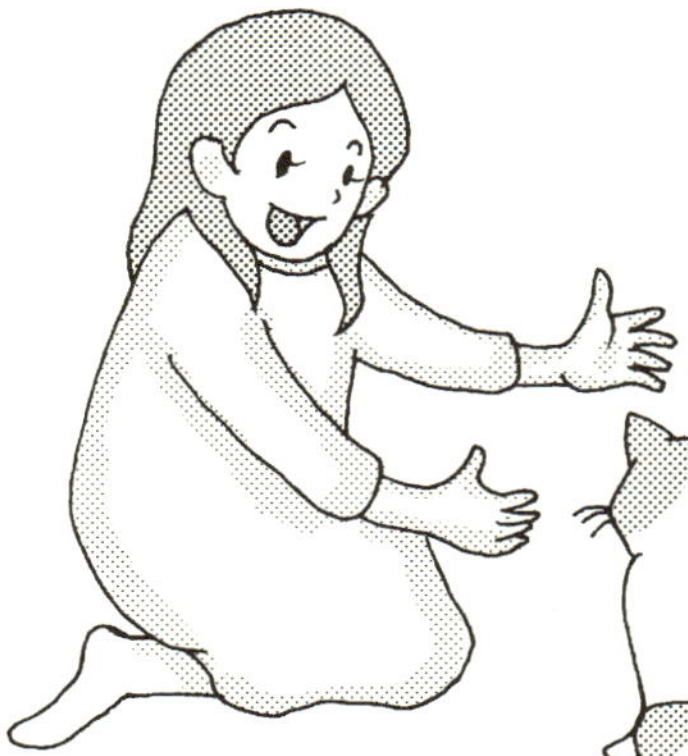

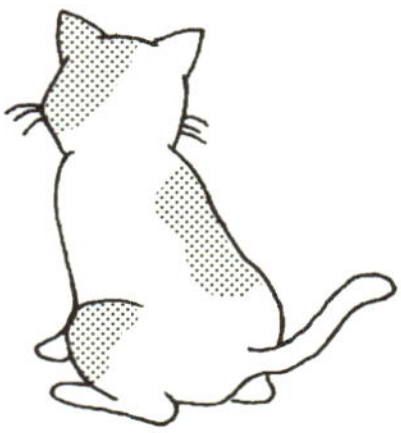

動物たちに直接触れて、癒される

ワーク33

「癒されたいな」と思ったとき

——自然ヒーリング

所要時間：人による
難易度：★★
おすすめ度：★★★★
いつでもどこでも度：★
準備するもの：外に出られない場合は、音楽・写真集・DVDなどを活用

海・湖・山・森林・夜空などの美しい大自然は、うつのときに一番力になってくれるスポットだと思います。一気に心と身体を鎮めて癒してくれます。「うつがよくなった状態」の幸福感・気持ちよさを感じさせてくれる自然は本当にヒーリングスポットだと思います。

私は海が浄化スポットであることを知っていたので、よく一人で海を見に行きました。

寄せては返す波を2時間でも3時間でもボーッと何も考えずに見ているだけで、気持ちが癒されたのを覚えています。

浜辺にあった貝殻を耳に当てると、波の音が聞こえてくるんですね。だから、貝殻を持ち帰って、自宅でも耳に当てて、海の音を思い出したりしていました。

家の近所にある水族館にもよく行きました。ネイチャースポットではありませんが、水族館の浄化力はものすごいです。

私は、「一人で外出するのがつらい時期でも、自然に触れてみたい、行ってみたいと思ったときは、家族や友人・恋人に連れて行ってもらってください」とアドバイスしています。

実際には行けない場合は、写真や本・DVDを眺めたり、流水の音や屋久島の音などの環境自然音楽を部屋に流すだけでも心が落ち着いてきます。

33

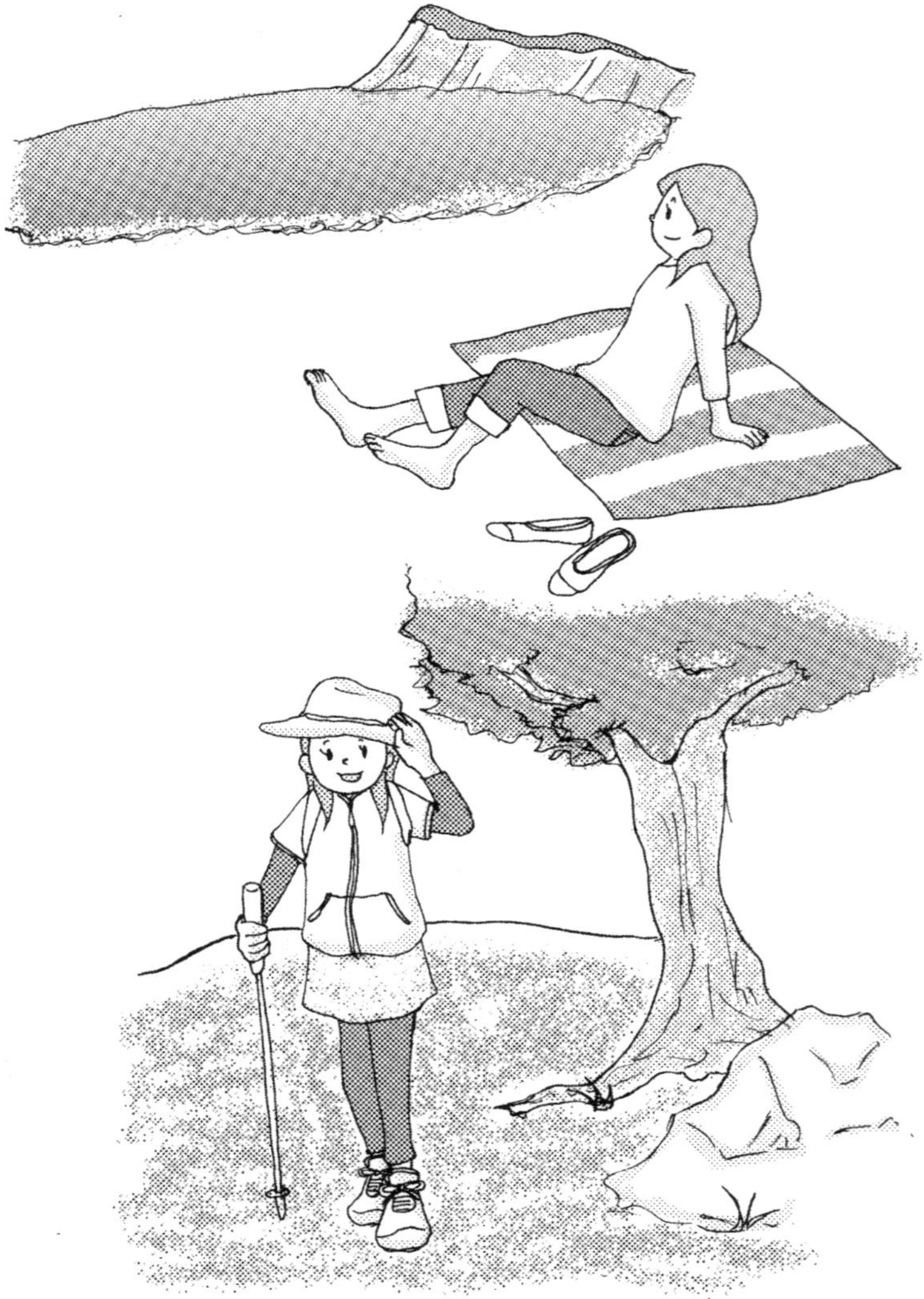

ネイチャースポットに出かけ、心と身体をヒーリングする

第5章

うつが再発しない生き方を選択しよう

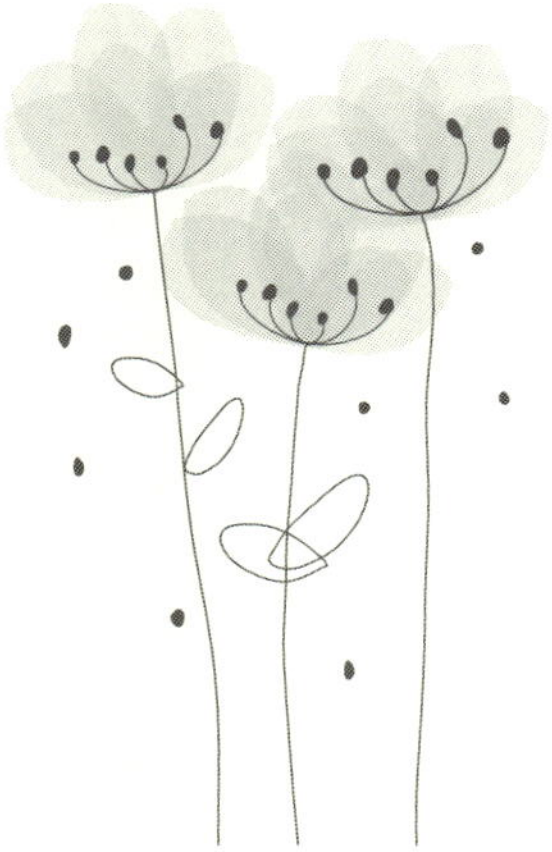

うつと無縁な人たちの秘密

この地球上には、うつにならない人たちが存在しています。「そんな人がいるの?」と思ったかもしれませんね。でも、ちゃんといるんですよ。医師の研究データが出ているんです。

どんな人たちだと思いますか?

私たちの近代社会からは遠く離れた、アフリカのタンザニア連合共和国、そのサバンナで狩猟採集生活を続けているハッザという種族の人たちです。

彼らはいまだに自給自足の生活をして暮らしています。ある医師が現地に入って調査したところ、この種族にはうつを示す人が一人もいなかったのです。

ハッザ族は、朝起きて生きていることに感謝することから一日が始まります。狩りに出かけ食べ物が採れることに感謝し、夜無事に眠れることに感謝して一日を締めくくります。誰も明日のことなど心配していないんです。医師はそんな彼らの中の一人と会話しました。

医師「将来をどう考えていますか?」

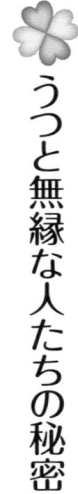

ハッザ族「朝起きて、それだけで幸せを感じるんです。明日の幸せは明日にならなきゃわかりませんよ」
医師「あなたは自分に自信をもっていますか？」
ハッザ族「私は家族にとって自信のある人間です」

このように答えられるのは、ものすごくセルフイメージが高い状態で自分を信頼できている状態です。

ハッザ族の人は、朝起きて幸せを感じるといっていますよね。私が3章でお伝えした「うつの振り子」が、①無感動、②不快感、③憎しみ・怒りへとシフトしていない状態、幸福感を感じる生活ができているということなんです。

繰り返しになりますが、**うつは心と身体が①無感動、②不快感、③憎しみ・怒りへとシフトしている状態です。これと対極にある、①幸福感、②気持ちよさ、③愛情がハッザ族の暮らしの中にあるんです。**うつでは幸福感は感じられません。だから、幸せを実感しているハッザ族の人たちにはうつは発生していないんです。うつとはまったく無縁な生き方をしているわけです。

また、彼らは食料さえあれば幸せといいます。毎日、必ず食料が手に入るわけではないので食べられることを感謝するんですね。幸福感に加え、感謝する心ももち合わせている生活です。

競争社会がトラウマをつくる

ハッザ族の人たちは、集めた食料をみんなで平等に分け合って食べるそうです。だから、高度文明社会に生きる私たちと違って、「不公平」や「優劣」という感情を感じずに毎日生きていられるのでしょう。相手を妬んだり、恨んだりもしない、お互いが助け合うコミュニティで生きています。

一方、私たちは学歴社会、競争社会に生きています。

勝ち組・負け組をつくり、負け組に入ったら苦労するから、もっと勉強しなさい、人よりもいいところに就職しなさいと、すべての基準が「勝つ」ことになっています。しかも、己に勝つというより、負けてはいけない相手が設定されます。

そのために幼少期にうつの根本原因になるトラウマがつくられてしまう子どもたちが多いんです。

ハッザ族の人たちには、「○○ができないと△△を買ってあげないよ」とか、「○○をしないと親の機嫌や態度が悪くなる」という「条件つきの愛」はありません。みな平等なんです。

だから、幼少期にトラウマも植えつけられにくいでしょうし、大人になってもストレスを感じない。私が提唱する潜在意識ストーム（嵐）といううつの発生要因がほぼない環境の中で過ごしています。日本の競争社会とはまったく違うしくみなんですね。

感謝と愛に満ちた生き方へシフトする

ここでひとつ私からあなたに提案したいことがあります。物事のとらえ方についてです。

○○しないと怒られる。

〇〇〇までに間に合わせるために徹夜してでもがんばって働く。

〇〇〇するべきだ。


これらの考え方には、どんな感情が隠れていると思いますか？

正解は「恐れ」です。人に怒られたり、嫌われたり、批判されたりすることを恐れ、それを避けるために行動しているわけです。

うつの方はほぼ１００％、このように物事をとらえて行動しています。


これからは、「must（しなければならない）」の考え方で生きるのではなく、自分がわくわくするからしたいという「want（したい）」の考え方で生きてほしいと思います。

行動の奥に隠れている感情が恐れではなく、愛や感謝に変わったときに、本当の意味でうつから抜け出せ、再発しない日々を生きられるのです。

あなたの胸に手を当てて、ハートからの声に耳を澄ませてみてください。

薬はやめる？　やめない？

「今、薬を飲んでいるけれど、どうすればいいの？」という方もいらっしゃると思います。私は「絶対に薬を飲んではいけません」とはいいません。しかし、「でも薬を飲まなくても改善するのなら、そのほうが身体にやさしいのではないかな？　そういう方法もあるよ」ということを本書でお伝えしてきたつもりです。

実際に、私のもとへカウンセリングにこられる方の8割は、心療内科や精神科で処方された薬を飲みながらも、心理セラピーを望まれる方です。しかし、不思議です。3か月もたてば薬の量を減らせたり、なかには薬をやめて回復する方も多くいます。

今、薬を飲まれていても、減らしていくことはできます。私は主治医の許可が下りた方の減薬のサポートもさせていただいていますが、まずはお医者さんに相談してみてください。ただし、自己判断で突然飲むのをやめるのは危険なので絶対にやめてください。向精神薬は、離脱症状という麻薬が切れたときのような禁断症状を起こす方もいます。

「心のケアに薬はいらない」と私は思っていますが、断薬するにはそれなりの知識が必要になってきますので、必ず専門医・専門カウンセラーに相談してください。

「心の声・サインを聞いて、今、身体が求めていることを知る」

この言葉をうつで苦しんでいるあなたへ贈りたいと思います。

これまでたくさんのワークを紹介してきましたが、すべてを行う必要はありません。**あなたが心地いいか否か、それだけが基準です。**無理をせず自分のペースで行ってみてください。

感謝や愛を生活の中心にして、今までの生き方や考え方を変えられたとき、もうあなたはうつから脱出できているはずです。

薬に頼るよりもどうかあなたの潜在意識をいっぱいの愛で満たしてください。

経験者の一人としてあなたをずっと応援しています。

おわりに

私が経験してきた苦しみをあなたには味わってほしくない

うつの本を書くことが決まって、私はその奇跡に感謝しました。涙が止まりませんでした。なぜなら、今まさにうつで苦しんでいる人たちに伝えたいことがたくさんあったからです。

今から13年前、私はうつの真っただ中で、薬を飲み続けながらフラフラの頭と身体を抱えていました。うつを治したくて毎日手探りの中、苦しんでいました。

もし、神様がいて、1つだけ願いを叶えてくれるというのならば、私はタイムマシンに乗って過去へ行き、うつで苦しんでいた当時の私自身に、この本を手渡して、「大丈夫だよ。いつもそばにいるよ。もう安心していいよ」と、毎日がんばり続けて不安と緊張でガチガチになっていたその身体をギュッと抱きしめてあげたいと思います。

私が、「うつの闇から抜けられないのではないか」という恐怖を胸に抱え、一筋の光を探して、歩き続けていたとき、いつも思っていたことがあります。

「たった一人でいいから、このつらい気持ちを理解してくれる人がほしかった。そしてそばにいてほしかった」

切実で強くはかない想いでした。

うつは苦しいものです。やりきれない気持ちや胸が押しつぶされそうなほどの孤独感、社会とつながりが断ち切られたような分離感を感じます。

うつは、心の風邪ではなく心の骨折です。ですから、回復までの道のりは険しく、年単位で時間がかかることもあります。風邪のようにすぐに治るわけではなく、長いリハビリが必要になるものです。

あなたも今、昔の私のように「この苦しみをわかってほしい。なんとかしたい」と思っているのだと思います。

私は、今、この本を読んでくれている、あなたのことを思ってこの本を書きました。今、あなたのうつがどんな状態であろうともお役に立てるように、寄り添いながら、精いっぱいの愛情を込めて書いたつもりです。

あなたの「苦しみをわかってもらえない」という救われなかった気持ちが、本書によって少しでも軽くなればうれしく思います。あなたの心にそっと触れさせてください。

心にたくさんの感謝と愛情を

２０１３年3月、厚生労働省が発表した「平成22年都道府県別生命表の概況」によると、日本人の平均寿命は、男性79・５９歳、女性86・３５歳です。

もし、生まれてから死ぬまでに、毎日一人ずつ新たな出会いがあるとしたら、３６５日×約80年＝２万９２００人、生涯に3万人近くの人と出会える計算になります。

「3万人と出会えるなんてすごい」と思うかもしれませんが、世界の総人口は約70億人、そのうちの3万人の割合は、たったの０・０００４％です。

新しく出会う人は０・０００４％のうちの一人。出会いと人とのつながりを大切にしたいと思える数字です。数値が小さすぎて実感が湧かないほどの奇跡が毎日この地球上で起こっています。

人は支え合って生きています。うつのときも一人では生きていけません。特に、うつの沈み期では、家族の助けを借りなければならないときもあるでしょうし、症状が重いときは入院するケースもあると思います。

あなたは、家族や病院のスタッフ——料理をつくってくれる人、洗濯してくれる人、あなたを心配して見守ってくれる人とかかわり合いながら生きています。誰のお世話にもならずに、赤ちゃんのときから一人でここまで育ったという方はいませんよね。それだけ人とのかかわりはとても大切なものなのです。

どうか人との出会いを大切にしてください。出会いに感謝しましょう。

そう考えてみると、この本とあなたが出会う確率もかなり低いはずですね。

この本と出会っていただいてありがとうございます。

私は、うつを生きたなかでの学びとして、自分を本当に愛して大切にできるようになりました。

誰にもわかってもらえないうつのつらさや苦しさの中、布団をかぶって声を押し殺して何度も泣きました。あなたもきっと幾度となく人知れず涙を流してきたと思います。

その涙の数だけ、うつを克服したとき、人として強くなれます。自分も人も愛することのできるやさしい人になれます。相手の心の痛みがわかる人になれます。うつは今までの生き方を見直すようにと、あなたに与えられた愛の贈り物（ギフト）です。これからあなたはどんどん変わっていきます。

私自身も家から出られないくらいのつらいうつを今は完全に克服して、楽に生きられるようになりました。

きっとあなたもこの本のワークを行っていくなかでそのことに気づくと思います。

うつは人のぬくもりと愛によって癒されます。それはあなたの心で感じることです。あなた自身があなたをいっぱい愛してあげてください。うつは幸福感と愛に満たされて回復していきます。

うつから解放されて幸せが訪れますように

私には夢があります。

この世からうつをなくしたい。心の病で自殺を選択する人をなくしたい。子どもも大人も心穏やかに、幸せで豊かに暮らせる国をつくりたい。そんな夢です。

これは、日本の復興と再生につながることだと思っています。人の精神性が豊かであれば国は栄えます。

私は心理カウンセラー・看護師として、延べ1万人のクライアントさん・患者さんとかかわらせていただきました。その中で思うのは、「あらゆる心の問題は、幼少期のトラウマ・親子間の問題に帰結する」ということです。

親から子へ、その子が大人になって自分の子に……トラウマの世代間を超えた負の連鎖は繰り返されています。

この部分を癒すことは、薬でもお医者様でもできません。しかし、この本ならできます。

これから生まれてくる無垢な子どもたちが、薬漬け医療やトラウマによってつらい人生を歩むことなく、豊かな人生を歩んでほしい。

一人の人間として、このような想いを強く抱いています。

ですから、私はこの本を世に出せたことに心から感謝しています。読んでくださってありがとうございます。

どうかあなたの心に明かりが灯りますように。

そして、これからの人生がすばらしいものでありますように。

あなたがうつから解放されて幸せになられることを心から祈っています。


最後に――。

本書を執筆・出版するにあたり、多くの方のご尽力とご縁をいただきました。心より感謝いたします。

私のこの想いに共感していただき、この本を世に出すきっかけとチャンスを与えてくださったパブラボ代表の菊池学社長、私のカウンセリングオフィスがある大分県までお越しいただき、温かい助言をいただきながら一緒にこの大切な本をつくってくださったパブラボ担当編集者の田中智絵さま。

お忙しい中、この本の推薦文をご寄稿いただいた、医学博士・医療法人石原クリニック理事長の石原均先生、1994年度日本レコード大賞新人賞・日本ゴールドディスク大賞新人賞受賞歌手のBe-B（和泉容）さま、船橋市市議会議員の高橋宏先生、株式会社Clover出版の了戒翔太社長と小川泰史さま、漫画家の宮咲ひろ美先生、BSセラピー／ライオンあくび健康法協会代表の駒川耕司先生、カウンセリング・オフィス「ひと息倶楽

部」代表／心理相談員・看護師の守口君子先生。

愛情溢れるカバーイラストを描いてくださったうえに、推薦文まで頂戴した一般社団法人日本アートセラピー協会代表理事の堀向勇希先生。わかりやすくて、やさしくなれるすてきなイラストを描いてくださった漫画家・イラストレーターの大根はじめ先生。すてきなプロフィール写真を撮ってくださった濱野恵理さん。

帯の推薦文と写真の掲載を快く引き受けてくださったタレント・モデルの安西ひろこさん。

『脱・引き寄せの法則ワークブック』の共著者で親友である河野桃子さん、株式会社花げしき代表取締役の小野利恵さん、私の家族、天国へ旅立った愛犬シェリル、私の魂のガイド。

かかわってくださったすべての方に心よりお礼申し上げます。

本当にありがとうございました。

心理オフィス　インナーボイス院長　弥永英晃

２０１４年晩秋

心身ともに健やかに生きるための最適な手引書です——推薦の言葉

医師・医学博士・ヒプノセラピスト　石原　均

病は気づきのメッセージともいわれます。なぜならば、病を克服した人たちは病気にかかる以前に増して、力強く、そして人生の意義に気づいて生きていかれるからです。うつも例外ではありません。「うつはあなたへのすばらしいプレゼントです」といわれたら、「何をばかな」と思われるかもしれません。もちろん、つらい心や身体の状態を抱えている間はとうていそのような気持ちになるものではありません。長い長いトンネルを抜け出したときに初めて、その経験がどれほど大きなものかに気づかれることになるでしょう。

しかし、簡単につらいうつの状態を克服できるものではありません。精神科医や心療内科医を訪ね、薬を内服したりあるいはカウンセリングを受けたりしても、長引く症状に「もう治らないのでは」という不安感がつきまといます。そして、そうした治療によっていったん治ったかのように思えても、同じ社会生活を続けている間に多くの方がふたたびつらい思いに苛まれてしまいます。

なぜでしょうか。この本に書かれているように、そうした治療はあくまでも対症療法であり、根本原因を解決する治療ではないからです。

私自身、内科医として診療しながら数多くのうつの人々のヒプノセラピー（催眠療法）を行ってまいりました。催眠状態で長い過去の人生を振り返っていくと、大半の人々がすでに忘れてしまった幼いころの出来事で、傷ついた幼い自分の姿を思い出します。この本で弥永氏が説かれる幼少期のトラウマを発見することになります。そして、傷ついた幼い自分を癒すことによって心が軽くなり、楽になっていきます。

こうしたヒプノセラピーで、もう一つ大切なことは、セラピーが終わった後、日常生活の中で、心をリラックスさせ、自分自身を癒やすワークを自ら行っていただく方法をお教えすることです。

弥永氏は、この本の中で、専門家や薬に頼ることなく、自ら自分自身を癒す方法を、さまざまな心と身体の変調にひとつひとつフォーカスをあて、やさしく実行できるセルフワークを紹介しています。ここに書かれた方法はまさに私たちヒプノセラピスト（催眠療法士）がセラピーの間に行っている癒やしの技法そのものに他なりません。つまり、ご自身で催眠療法を行っていただく手引書になっています。

自己催眠というと、何か難しいことのように思えます。ところが実は催眠は特別な技術ではなく、誰もが日常の中で何度も自然に経験していることです。

驚かれるかもしれませんが、たとえば映画を夢中になって見ているとき、リラックスしながらも非常に集中力が高まって、物語の中に入り込み、感動したり、驚いたり、逆に恐怖を覚えたりした経験はありませんか。そのとき、とても映画のストーリーから強く暗示を受けやすい心理状態になっています。それが、日常で経験する催眠状態なのです。

さらに弥永氏は、日常生活の中で行う、うつにならない、あるいはうつを再発させない生活習慣や食生活についてもとてもわかりやすく説明をされています。

この本は、うつの人々だけでなく、つらい思いを抱える人に寄り添う人々、ひいてはすべての人々に心身ともに健やかに生活していただくためにおすすめしたいと思います。

もし、今、あなたがつらい気持ちを抱えているのであれば、ゆっくりとこの本を読み進めてみてください。もつれた糸がほぐれるように、心がだんだん軽く、楽になっていくことでしょう。

石原均（いしはら　ひとし）

医師、医学博士、ヒプノセラピスト。内科専門医、循環器専門医として20年間、救命救急医療に携わった後、患者数増加に疑問をもち開業。米国催眠療法協会、米国催眠士協会、国際催眠連盟、日本臨床ヒプノセラピスト協会各トレーナーとして診療の傍ら心のケアを行っている。

参考文献

以下の書籍を参考にさせていただきました。著者様および出版社様に心より感謝いたします。

●宮島賢也著『医者なし薬なしでいつの間にか「うつ」が消える本』ＫＫベストセラーズ

●宇多川久美子著『薬が病気をつくる』あさ出版

●宇多川久美子著『薬剤師は薬を飲まない』廣済堂出版

●船瀬俊介著『病院で殺される前に　３日食べなきゃ、７割治る！』三五館

●ロバート・メンデルソン著／弓場隆訳『医者が患者をだますとき』ＰＨＰ文庫

●ハーヴィー・ダイアモンド、マリリン・ダイアモンド共著／松田麻美子訳『フィット・フォー・ライフ――健康長寿には「不滅の原則」があった！』グスコー出版

●安保徹著『「薬をやめる」と病気は治る』マキノ出版

●池川明著『胎内記憶――命の起源にトラウマが潜んでいる』角川ＳＳＣ新書

●福田稔著／安保徹協力『「自律神経免疫療法」入門』三和書籍

●駒川耕司著『奇跡のライオンあくび健康法――脳幹活性率100%になる本』コスモトゥーワン

●ＮＨＫ取材班著『ＮＨＫスペシャル　病の起源　うつ病と心臓病』宝島社

●アンドリュー・ソロモン著／堤理華訳『真昼の悪魔――うつの解剖学』上・下　原書房

●國分康孝編『カウンセリング辞典』誠信書房

著者プロフィール

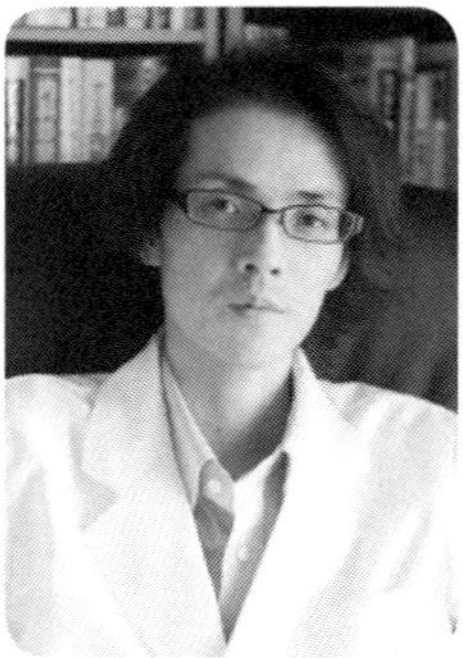

弥永英晃（やながひであき）

■心理オフィス　インナーボイス　ホームページ
http://www.innervolce.com/
■ブログ
http://ameblo.jp/ok7good/
■14Days 無料ステップメルマガ
http://www.reservestock.jp/subscribe/20635
（本書では書けなかったうつに役立つ情報が配信されます）

脱うつ　薬に頼らない14Daysステップメール講座　検索

日本初の「薬に頼らないカウンセラー看護師」。カウンセリング学博士。Amazon 1 位（部門）作家。心理オフィス　インナーボイス院長。日本心理セラピーマネージメント協会理事長。

大学看護学部卒業後、心理学を学び、病院カウンセラー・心理士として、心療内科・神経科・精神科・思春期外来のカウンセリングを経験、看護師として救急救命・外科・内科・整形外科・脳外科・終末期医療・訪問看護の豊富な医療経験をもつ。

心療内科・精神科・思春期外来で心理カウンセラー・精神科看護師として勤務後に、パニック症を発症し、その後うつになる。学術理論重視のカウンセリングや薬を出すだけの精神医学に疑問を感じるようになり、日本国内外の著名な心理士・博士に師事し、薬を使わないでうつ・パニック症を克服する。

自身の経験から、薬に頼らずにうつを回復する潜在意識からの視点でみた「弥永式潜在意識うつ理論」を体系化し、独自にスキルを開発。西洋医学や薬で心の症状がよくならない人たちの心と身体の施術を行う。

医療・心理カウンセリングの経験は16年。日本全国からクライアントが来院し、現在までに 1 万人以上の人と向き合う。心理セラピーによる症状改善率は88％を誇る。

クライアントに芸能人・医師・大学教員などをもつ人気カウンセラー。
専門は、慢性うつ・パニック症・PTSD・トラウマ・フラッシュバック・恐怖症・不安・依存症・アダルトチルドレン（機能不全家族）の根本改善。

アメリカ・カリフォルニア州の催眠療法専門大学院にて臨床催眠課程修了。催眠療法カウンセリング専攻にて「カウンセリング学博士号（Doctor of philosophy in counselling）」取得。
催眠療法の分野で日本初のタイトルを６つ保持する医療催眠のスペシャリスト。医師・看護師・臨床心理士・医療者・大学教員・教師などの指導にもあたっている。また、カウンセラーの養成やクライアント自らが癒していくセルフケア講座を開設、後進の育成にも励んでいる。

2014年６月７日、累計10万部のベストセラー作家・薬を使わない精神科医の宮島賢也先生と「薬を使わない医師・看護師の医療者」としてコラボ講演会を大分にて開催。新聞にも取り上げられ話題となる。

【資　格】

心理カウンセラー／精神科看護師／医療ヒプノセラピスト／健康医療コンサルタント／米国（IHF®：International Hypnosis Federation®）国際催眠連盟公認トレーナー／米国（ITTO：International Therapy Training Organization）国際セラピートレーニング協会公認トレーナー／日本心理セラピーマネージメント協会マスターEFTインストラクター

【主な著書など】

『脱・引き寄せの法則ワークブック～引き寄せの法則難民を脱出するための７つの秘密』（共著）デザインエッグ
『改訂版「薬を使わない心の病気の治し方」～あなたの自然治癒力を輝かす心身学』
『あなたを癒す心の治療家に出会う本』（現代書林）で紹介されている

薬に頼らずラクになる
やさしいうつの治しかた

発　行　日	2015年1月31日　第1刷発行
著　　　者	弥永英晃
発　行　人	菊池 学
発　　　行	株式会社パブラボ 〒101-0043　東京都千代田区神田富山町8番地 TEL 03-5298-2280　FAX 03-5298-2285
発　　　売	株式会社星雲社 〒112-0012　東京都文京区大塚3-21-10 TEL 03-3947-1021
Special Thanks	安西ひろこ
編　　　集	田中智絵
ブックデザイン	牛尾英則（ウシオデザイン）
カバーイラスト	堀向勇希
本文イラスト	大根はじめ
ス タ ッ フ	齊藤史朗　伊藤宣晃　三澤　豊　木村　馨　後藤梨香　薗部寛明 久田敦子　佐藤賢一　中山浩之　白岩俊明　西室　桂　佐藤　晶
印 刷・製 本	中央精版印刷株式会社

ISBN 978-4-434-19966-0

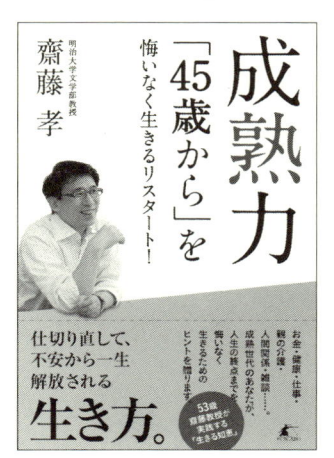

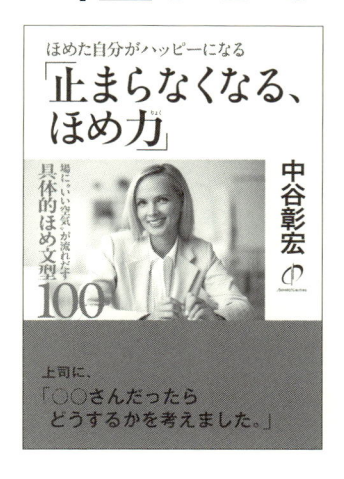